ACTA NEUROCHIRURGICA / SUPPLEMENTUM VI

DAS GLIOBLASTOMA MULTIFORME

PATHOLOGIE, KLINIK, DIAGNOSTIK UND THERAPIE

REFERATE UND VORTRÄGE ZUM THEMA „GLIOBLASTOM"
ANLÄSSLICH DER ZEHNTEN JAHRESTAGUNG DER
DEUTSCHEN GESELLSCHAFT FÜR NEUROCHIRURGIE
GEMEINSAM MIT DER VEREINIGUNG DER SCHWEIZER NEUROCHIRURGEN
ZÜRICH, 24. BIS 26. JULI 1958

IM AUFTRAG DER
DEUTSCHEN GESELLSCHAFT FÜR NEUROCHIRURGIE
HERAUSGEGEBEN VON
F. LOEW-KÖLN UND G. WEBER-ZÜRICH

MIT 112 TEXTABBILDUNGEN

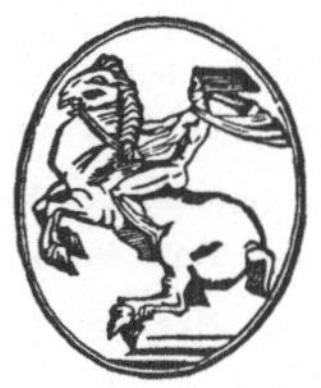

SPRINGER-VERLAG WIEN GMBH 1959

ISBN 978-3-662-27730-0   ISBN 978-3-662-29220-4 (eBook)
DOI 10.1007/978-3-662-29220-4

Inhaltsverzeichnis

Seite

Lüthy, F. Pathologische Anatomie des Glioblastoms 1

Diskussion: *Kersting, G.* (Mit 2 Textabbildungen) 1

Zülch, K. J. Das Glioblastom, morphologisch und biologisch gesehen (mit Betrachtungen über die Entstehung der Hirngeschwülste). (Mit 15 Textabbildungen) 2

Krayenbühl, H. Anamnese und Klinik des Glioblastoma multiforme. (Mit 6 Textabbildungen) 31

Tönnis, W., und **W. Walter.** Das Glioblastoma multiforme (Bericht über 2611 Fälle). (Mit 8 Textabbildungen) 40

Cocchi, U. Die Radiotherapie des Glioblastoma multiforme unter Berücksichtigung des malignen Glioms 63

Diskussion: *Schiefer, W.* Zur Nahbestrahlung operativ freigelegter Hirn-Tumoren. (Mit 3 Textabbildungen) 74

Kautzky, R. Zur Frage der Röntgentherapie bei Glioblastomen 76

Finkemeyer, H. Die Erscheinungsformen der Glioblastome in den verschiedenen Hirnregionen 76

Grote, W., und **W. Schiefer.** Zur angiographischen Diagnostik der Glioblastome. (Mit 12 Textabbildungen) 78

Gerlach, J., und **H. P. Jensen.** Zur Differentialdiagnose des Glioblastoma multiforme bei Jugendlichen. (Mit 2 Textabbildungen) 95

Decker, K. Die pathologische Vaskularisation des Glioblastoms im Röntgenkinofilm 100

Perria, L., R. Crudeli und **A. Carpino.** Weitere Beobachtungen über Pathologie und Klinik der multiformen Glioblastome 101

Crudeli, R. Mengenmäßige cytostromale Veränderungen bei bösartigen Rückfallgliomen 106

Schmidt, K. Untersuchungen zur Hämodynamik bei neurochirurgischen Eingriffen unter besonderer Berücksichtigung der malignen Tumoren. (Mit 3 Textabbildungen) 112

Barcia-Goyanes, J. J., und **J. L. Barcia-Salorio.** Die Palencephalographie in der Diagnose der Glioblastome des Großhirns. (Mit 6 Textabbildungen) 119

Steinke, H. J., und **W. Buchholz.** Operative Leitfähigkeitsbestimmungen des Hirngewebes zur Ortsdiagnostik raumfordernder Prozesse. (Mit 6 Textabbildungen) 129

Kautzky, R. Gedanken zur Altersdisposition der Gliome 139

Seite

Mundinger, F. Radio-Wismut (Bi $^{206}_{83}$) als neues, spezifisches Hirntumordiagnostikum. (Mit 9 Textabbildungen) 140

Entzian, W. Zur Diagnostik von Hirntumoren mit markiertem Albumin. (Mit 9 Textabbildungen) 155

Klar, E. Zur Technik der kombinierten chirurgisch-radiologischen Behandlung beim Glioblastoma multiforme. (Mit 4 Textabbildungen) 165

Mundinger, F., H. Noetzel und **T. Riechert.** Erfahrungen mit der lokalisierten Bestrahlung von malignen Hirngeschwülsten mit Radio-Isotopen. (Mit 5 Textabbildungen) 171

Mundinger, F., T. Riechert, A. Schulz und **E. Zysno.** Die Applikation von Radio-Isotopen zur Strahlenbehandlung intracranieller Tumoren. (Film) 183

Simon, G. Chemotherapeutische Versuche beim Glioblastom 187

    Diskussion: *Heppner, F.* Über lokale und allgemeine Anwendung von Cytostaticis bei Malignen Gliomen 192

Kersting, G. Cytostatische Effekte in der Glioblastomkultur. (Mit 9 Textabbildungen) 195

Kraus, H. Der klinische Wert der Einteilung der Astrocytome und Glioblastome nach Kernohan 203

Vogt, G. Katamnesen bei 250 Glioblastomen 204

Hemmer, R. Freie Aminosäuren, Peptide und Amine bei Hirntumoren. (Mit 1 Textabbildung) 205

Müller, W., und **G. Scarlato.** Quantitative histochemische Untersuchungen an den Zellkernen bösartiger Hirngeschwülste 210

Weber, G. Atmung und aerobe Glycolyse von menschlichen Hirntumoren und darüber liegendem Cortex in vitro. (Mit 9 Textabbildungen) 211

Schulze, A. Histologisch differente multiple Hirntumoren. (Mit 2 Textabbildungen) 219

Werner, A. Über multiple Gliome 227

Hensell, V. Das Verhalten der Blutkörperchensenkungsreaktion bei Gliomen. (Mit 1 Textabbildung) 230

F. Lüthy (Zürich): **Pathologische Anatomie des Glioblastoms.** Manuskript nicht eingegangen.

Diskussion zum Referat von Herrn *Lüthy:*

G. Kersting (Bonn): Die von Herrn *Lüthy* vorgetragenen Bedenken gegen eine Abtrennung der monstrozellulären adventitiellen Sarkome von der Gruppe der polymorphzelligen Glioblastome können wir nicht mehr teilen, seit wir uns von dem grundsätzlich verschiedenen Wachstum dieser beiden Geschwulstarten als Gewebskultur überzeugen konnten.

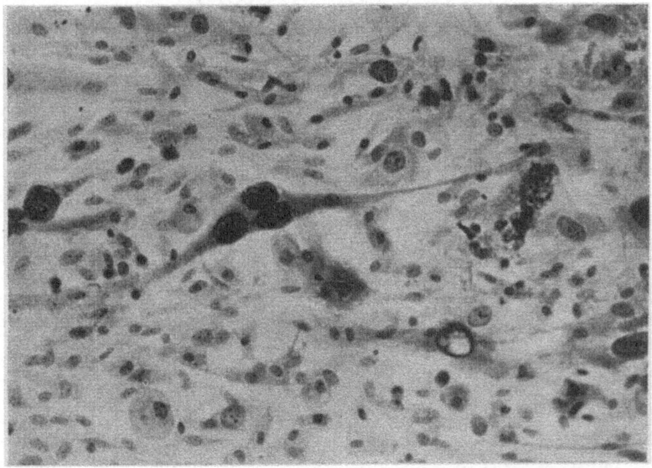

Abb. 1. Ausschnitt aus der Proliferationszone der Kultur eines monstrozellulären Sarkoms: Man erkennt den für diese Geschwulstart charakteristischen, dichten Rasen endothelartiger Zellen, der zahlreiche mehr- und riesenkernige Zellen unscharfer Begrenzung einschließt. H.-E., 120 : 1.

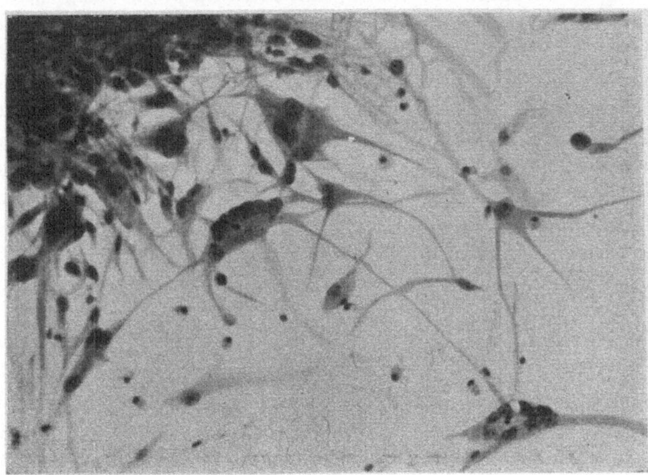

Abb. 2. Gewebskultur eines polymorphzelligen Glioblastoms. Lockere Proliferation mehrkerniger, gut voneinander abgegrenzter gliöser Zellen mit zahlreichen Fortsätzen ohne Ausbildung eines geschlossenen Zellrasens. H.-E., 120 : 1.

Aus dem Max-Planck-Institut für Hirnforschung, Abteilung für Allgemeine Neurologie, Köln (Direktor: Prof. Dr. *K. J. Zülch*)

Das Glioblastom, morphologisch und biologisch gesehen

(mit Betrachtungen über die Entstehung der Hirngeschwülste)

Von

K. J. Zülch*

Mit 15 Textabbildungen

Das Glioblastom ist von den Hirngeschwülsten am ehesten vergleichbar dem *„Krebs" der Körperorgane.* Es entsteht im *Krebsalter,* es wächst in raschem *Tempo,* es infiltriert und *zerstört* das Nachbargewebe. Aber es gibt einen großen *Unterschied:* es hält sich innerhalb des Organ*systems,* es dringt *nicht* in das *mesodermale* Gewebe ein — nur als Ausnahme verklebt es mit der Dura — und es *metastasiert nicht* in den Körper, sondern nur im Liquorraum, in seinem eigenen Organsystem. Die *Lebensbedrohung* durch das Glioblastom jedoch kann sich mit der der *malignensten Krebse* messen. Anteilsmäßig ist es einer der wichtigsten Hirntumoren. Wenn man die verschiedenen Statistiken korreliert, stellt es sicher ein Sechstel aller Hirngeschwülste (siehe auch kürzlich *E. Kahn* an Hand der *Peet*schen Statistik).

Am Anfang jeder Diskussion über eine Tumorgruppe muß eine *exakte Definition* ihrer Art stehen. Viele werden sich sicherlich wundern, mit welcher Penetranz das Thema der Klassifikation der Hirngeschwülste noch immer diskutiert wird. Aber es hat seine Bedeutung, weil die Klassifikation das Fundament der Sprache und der Begriffe ist. *Die Kliniker sind sich dieses Wertes und dieses Fortschrittes gar nicht mehr bewußt.* Sie sollten nur daran denken, daß ohne diese Klassifikation eine Diskussion wie die heutige über „das" Glioblastom nicht möglich wäre, sondern unter dem Thema „Die Großhirngliome" stehen müßte.

Die Definition des Glioblastoms ist bis heute nur *morphologisch* genau möglich.

In seiner heutigen Definition war dieser Tumor schon in der *Virchow-Zeit* bekannt unter dem Namen des Gliosarkoms. In diesem Namen mit dem Bezug auf zwei Gewebsanteile kommt das Zwittrige dieser Art schon gut zum Ausdruck.

---

* Referat, gehalten auf dem Kongreß der Deutschen Gesellschaft für Neurochirurgie in Zürich, Juli 1958.

Dies *Zwiespältige* können wir auch heute mit *Bailey* durch das Wort „*multiforme*" recht charakteristisch herausstellen, nämlich durch die Vielfalt des *bunten Aussehens,* die wieder auf den mesodermalen Anteil zurückgeht. Bunt sind die *Farben* für das bloße Auge: *gelb* die Verfettung, *grau* die Nekrose, *rot* und *braun* die Blutungen. Oft sind die Glioblastome zwar scharf abgegrenzt von der Umgebung (siehe *Zülch,* 1956, Abb. 166)*, sie sind in diesem Falle meist kugelig oder eiförmig. Auf diese scharfe Begrenzung hat schon *Scherer* hingewiesen.

Oft sind sie aber auch landkartenartig gezackt begrenzt (Abb. 174, 178, l. c.); manchmal sehen sie auch unscharf begrenzt aus, wie eine *hämorrhagische* Entzündung des Markes (Abb. 160, 167, 172), insbesondere haben sie eine gewisse Ähnlichkeit mit den hämorrhagischen Encephalitiden nach Salvarsanbzw. Arsengaben. Histologisch aber zeigt uns die Untersuchung an großen Hirnschnitten oft in erschreckend weiter *Entfernung,* viele Zentimeter vom Haupttumor entfernt, noch blastomatöse Infiltrate, die makroskopisch gar nicht erkennbar waren (Abb. 1). Meist ist die Umgebungsreaktion im Sinne einer Hirnschwellung sehr erheblich (Abb. 171, l. c.). Ja diese kann das Volumen des Primärtumors gelegentlich so überdecken, daß eine exakte pneumographische Lokaldiagnose erschwert wird.

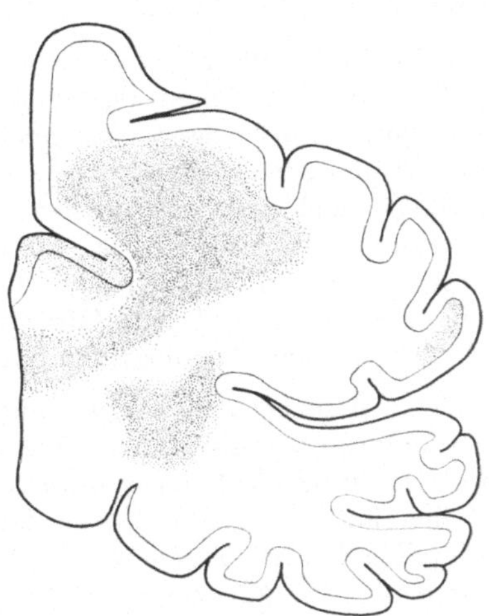

Abb. 1. Die Schattierung ergibt die Ausbreitung eines makroskopisch ganz scharf umschriebenen parieto-dorsalen Glioblastoms im mikroskopischen Schnitt 1 cm jenseits des makroskopisch noch erkennbaren Tumorbefalls. Man erkennt das Wachstum durch den Balken zur Gegenseite sowie den Befall des Thalamus und des Hirnschenkelgebietes (vgl. Abb. 164 und 165, l. c.).

Wie diese Hirnschwellung beim malignen Tumor entsteht, ist noch unbekannt. Wir glauben, daß es sich um eine Reaktion des Markes auf den malignen Stoffwechsel des Blastoms handelt und daß die Volumenvermehrung durch Hirnschwellung von der durch Ödem grundsätzlich verschieden ist (siehe *Zülch,* 1953). *Hirnödem* finden wir mit den entsprechenden Färbemethoden beim Glioblastom nur dann, wenn gleichzeitig zur Nekrose im Tumor auch frische *Blutungen* entstanden sind. Sicher ist jedenfalls die Hirnschwellung nicht Folge einer durch intracranielle Drucksteigerung entstandenen Durchblutungsstörung. Sonst müßte sie beim Hydrocephalus occlusus ebenfalls zu beobachten sein, wo sie aber fehlt.

Wir vervollständigen jetzt den Katalog der Eigenschaften des Glioblastoms in histologischer Beschreibung. Gewöhnlich stellen wir generali-

---

* Um die Zahl der Abbildungen möglichst gering zu halten, wurde auf die entsprechenden Textabbildungen in *Zülch,* 1956: Handbuch der Neurochirurgie, Teil III, Springer, verwiesen.

sierend fest, das Glioblastom sei durch *drei Zelltypen* charakterisiert: es gäbe die rundzellige — *globuliforme* —, die spindelzellige — *fusiforme* — und die multiforme (*polymorph*zellige) Variante (siehe Abb. 184 bis 187, l. c.). Das steht im Einklang mit den jüngst gewonnenen Ergebnissen *Kerstings* in der *Gewebskultur.* Aber das sind nur grobe Häufigkeitsmerkmale, da sich das „multiforme" auch der Zellgestalt eigentlich bei allen drei Typen durchsetzt.

Die *Zellen* dieser Glioblastome unterscheiden sich als Individuum in nichts von den Zellen des gleich malignen Medulloblastoms, wenigstens mit unseren bisherigen Färbemethoden. Und doch gibt es zwischen beiden Tumorarten offensichtlich einen grundlegenden Unterschied: beide *schließen* sich praktisch im *Sitz* und im *Alter* aus. Das Glioblastom ist der Tumor des Krebsalters, das Medulloblastom ein Tumor des Jugendalters. Das Glioblastom kommt praktisch nur im *Großhirn* vor, das Medulloblastom nur in *Kleinhirn* und *Mittelhirn* bzw. *Retina* (oder Sympathicus), d. h. überall dort, wo eine histologische Spezialisierung des Neuralepithels erfolgt ist.

Die Besonderheiten des Zellchemismus „maligner" Tumorzellen sind bisher histochemisch noch nicht genügend aufgeklärt, es ist nicht einmal untersucht, ob dort der *Warburgsche Gärungsstoffwechsel* vorherrscht. Die Zellen im Glioblastom bilden im allgemeinen keine Gliafasern, aber mit Metallmethoden können wir die Vielgestaltigkeit ihrer Form und ihrer Fortsätze oft sehr gut zeigen (*Calvo*, siehe Abb. 2 a und b). Wir sehen fast immer eine starke mitotische Teilung, auch unter Bildung atypischer Formen. Die Zelldichte des Glioblastoms ist, etwa verglichen mit der des Oligodendroglioms, eher geringer. Besondere Architekturen kennen wir im Glioblastom nicht.

Soviel zum Aufbau des Geschwulstgewebes, dessen Leben begrenzt ist. Denn der Zell- und Gewebsabbau ist sehr erheblich und das Wachstum ist daher durch das Bunte, das *Vielfältige,* charakterisiert: so schnell wie die Zellen *entstehen,* so *vergehen* sie auch wieder. Kleine straßenförmige *Nekrosen* und große massive Zerstörungsbezirke im Zentrum wechseln sich ab und die *Randzone* wird eingefaßt von langsam *nekrobiotisch* — durch *Verfettung* — untergehenden Zellen. Nur selten herrscht eine Tendenz zur *Verflüssigung* vor und die Glioblastome zeigen dann mehrere kleinere oder eine größere *Cyste.* Häufiger bilden diese Cysten aber das monstrozelluläre Sarkom (Abb. 341 bis 343, l. c.).

Die Nekrosen entstehen natürlich aus der *mangelnden Blutversorgung* infolge der völlig *ungeordneten* Bildung des *Stromas.* Die Erklärung dieser eigenartigen defekten Blutversorgung ist also für uns ein Hauptpunkt des morphologischen Interesses, zumal das Gefäßsystem auch eine so große Bedeutung für die klinische Differentialdiagnose hat.

Daß das Bindegewebe ein *integrierender* Bestandteil des Glioblastoms ist, hat der alte Name „*Gliosarkom*" schon angedeutet. Aber *gefäßfreies Bindegewebe* ist im ganzen selten und meist beschränkt auf die fibroblastische *Organisation* der Nekrosen. Sonst ist es auf die Gefäßwand beschränkt. Das ist erst kürzlich wieder durch *Cervos* bestätigt worden. Die Gefäße fallen auf durch *Zahl* und bunten *Wechsel* der Form .(siehe *Zülch*, 1938; *Zülch*, 1951; *Schiefer*, *Udvarhelyi*, *Walter*, 1955). An erster Stelle sind immer herausgehoben worden die *Glomeruli (Scherer)*, die meiner Meinung nach un-

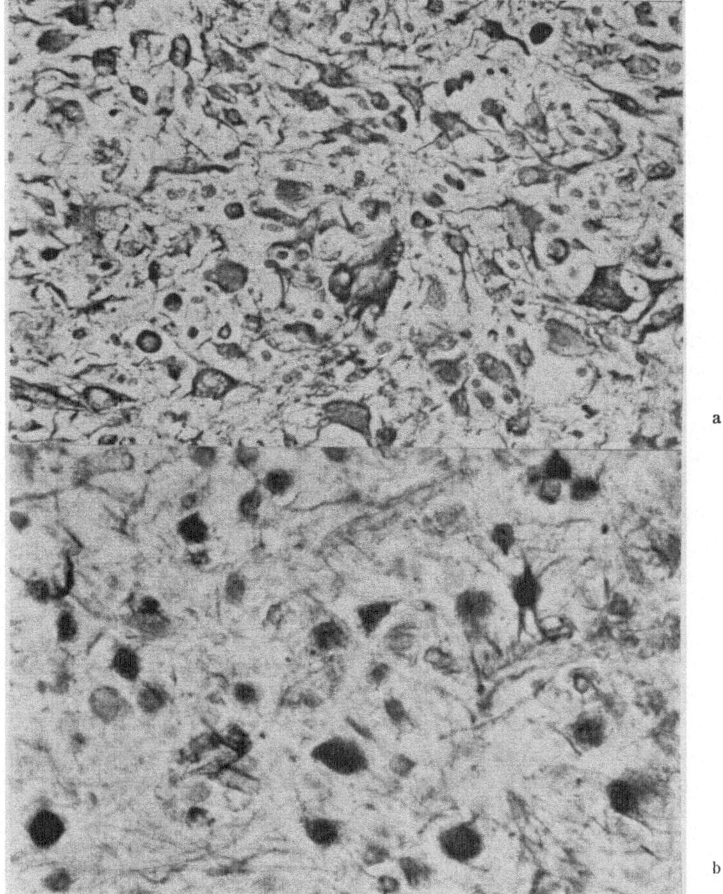

Abb. 2. a Versilberung. Polymorphe Geschwulstzellen in einem Glioblastom. Man sieht deutlich die zahlreichen Fortsätze. Silber-Carbonat-Methode *Hortega*. Vergrößerung 120fach. b Bei der Goldsublimat-Methode *Cajals* hingegen erscheinen die meisten Geschwulstzellen als große plumpe Elemente. Goldsublimat. Vergrößerung 240fach.

spezifisch sind, auf die *Penfield* aber für die Diagnose des Glioblastoms so großen Wert legte. Sodann sehen wir eine Fülle verschiedener Formen, *Kapillarnetze*, *Gefäßwälle*, *cavernomartige* Systeme, doldenartige *Einzelgefäße*, große *neugebildete* oder *dilatierte ortsständige* Lumina, durchgängig oder in *Thrombose* oder gar in *Organisation* der Thrombose befindlich. Von diesen interessieren uns die großen Gefäße, die sogenannten *sinusoiden* und *fistulösen* Gefäße der Randzone am meisten, weil hauptsächlich sie die *arteriographische* Diagnose ermöglichen (siehe Abb. 188 bis 197, l. c.).

Warum diese eigenartige Mesenchymierung nicht auch bei den ebenso malignen Medulloblastomen, wohl aber bei vielen Metastasen zu finden ist, wissen wir nicht. Vielleicht sind die undifferenzierten malignen Gewächse der Vorkrebs-Krebs-Periode — d. h. des Jugendalters — doch etwas von den übrigen Körperkrebsen grundsätzlich Verschiedenes, bei denen *Goldmann* übrigens (1911 — Magencarcinome) ganz ähnliche Gefäßsysteme durch Farbinjektion abbilden konnte, ähnlich wie sie angiographisch nachweisbar sein können (Osteosarkome, *Dos Santos*).

Klinisch ist die Ausbildung dieser *Gefäßmäntel* beim Glioblastom ein wichtiges Hilfsmittel für die *artspezifische Diagnose*. Dieses Merkmal kann den Ausfall der durch die recht regelmäßig vorhandene hochgradige peritumoröse Hirnschwellung in der Sicherheit der pneumographischen Lokaldiagnose entsteht, weitgehend kompensieren. Dieses Merkmal der großen, angiographisch sicher abgebildeten Gefäße gilt uns also als ein *Zeichen malignen Wachstums*, wenn es positiv ausfällt. Der negative Ausfall kann ein malignes Gewächs jedoch nicht ausschließen. (Wohl aber gibt hier die verlangsamte Durchblutung — Serienangiographie — Hinweise auf den malignen Tumor, *Tönnis* und Mitarbeiter.) Die morphologischen Grundlagen dieses „negativen" Merkmals sind bisher auch unbekannt. Warum die angiomatöse Mesenchymierung hier fehlt, wissen wir nicht. Zudem finden wir heute immer häufiger auch bei anderen Gewächsarten Gefäßbildungen, die sich in ähnlicher Richtung entwickeln. Wir kommen darauf sogleich bei der Differentialdiagnose zurück.

Es wurde oben darauf hingewiesen, daß wir die Entstehung dieser eigenartigen Gefäße nur *formal-genetisch, nicht causal-genetisch*, kennen. Das Beispiel einer kleinen Metastase (Abb. 196, l. c.) zeigt uns, wie das ortsständige Gefäßsystem der Nachbarschaft — aber auch neugebildeter Kapillaren — unter dem Einfluß der Geschwulst sich offensichtlich dilatiert und dann möglicherweise auch unter arteriellen Druck kommt, wodurch die arterio-venösen Kurzschlüsse entstehen.

Es wird also ein großer Teil der abartigen Gefäße neu gebildet. Es scheint also im „malignen Gewebe" ein größerer Blutbedarf da zu sein. Tatsächlich aber entspricht das später ausgebildete Gefäßsystem mit seinen kurzgeschlossenen arterio-venösen Randanastomosen diesem Bedarf nicht. Ein etwa höhergestellter oxydativer Stoffwechsel könnte nur befriedigt werden, wenn tatsächlich ein *Kapillarsystem* zwischen den großen Fisteln läge. Das ist aber, wie sich angiographisch und durch „Aufhellung" von Präparaten erkennen läßt, meist nicht der Fall und die zahlreichen Nekrosen beweisen zudem die tatsächlich unzureichende Versorgung des Gewebes.

Läßt sich also dieses großkalibrige fistulöse arterio-venöse Gefäßnetz des Tumormantels bisher noch nicht richtig deuten, so kann man wohl die kleineren Gefäßwälle und die Glomeruli — nämlich im Rahmen einer Organisation der Randzone des untergehenden Gewebes — wenn auch vielleicht zu teleologisch — erklären. Das geht sehr schön aus Abb. 190 (l. c.) hervor, wo man sieht, daß die Nekrose am Rande durch diese mesodermalen Wälle gegen das übrige Geschwulstgewebe „abgedichtet" wird.

Diese großen arterio-venösen Randsysteme haben also eine recht große Spezifität für Glioblastom und Metastase, sie finden sich bei Astrocytomen, Spongioblastomen oder Oligodendrogliomen nur in *abgeschwächter ange-*

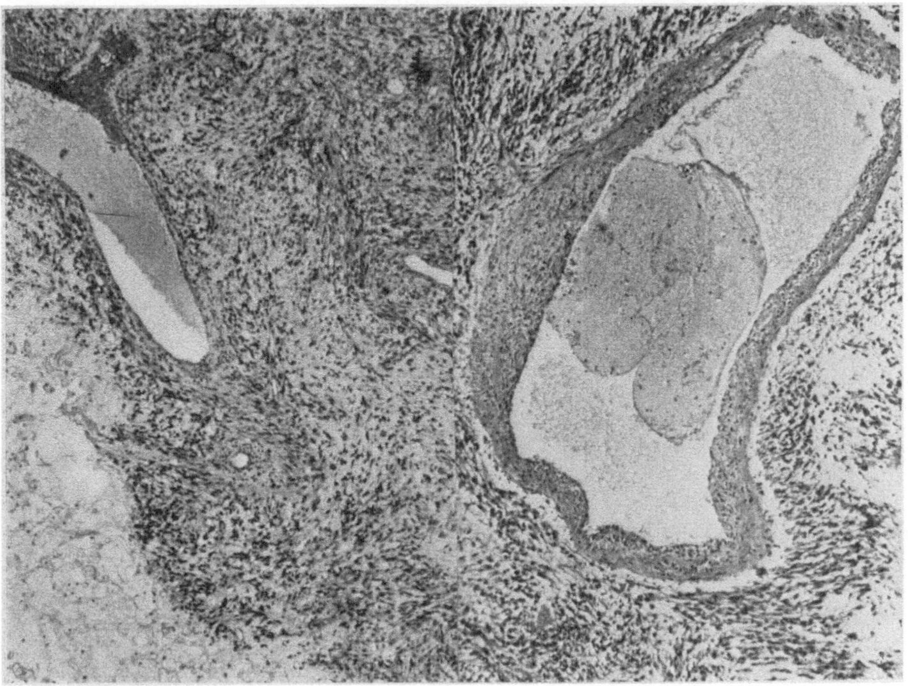

Abb. 3. Große Gefäße in einem polaren Spongioblastom des Großhirns. H.-E.-Färbung. Vergrößerung 40fach.

deuteter Form (Abb. 3 und 4). Histologisch ändert sich das Bild aber doch meist und neben einigen großen dickwandigen Gefäßen (Abb. 3) finden wir hier kapilläre Wände, auch wenn das Lumen sehr groß ist (Abb. 4 a und b).

Metastasen der Glioblastome sind bisher sicher (l. c., S. 106 ff.) nur im Liquorraum nachgewiesen. Sie erscheinen in Knopfform (l. c., Abb. 201 bis 203) oder als körnchenförmige Ventrikelaussaat. Es ist sicher eine Überschätzung, wenn man eine Liquormetastasierung als häufig annehmen würde, nur bei Fällen mit breiter Infiltration der Ventrikelwand kommt sie tatsächlich nicht so selten vor (*Hasenjäger*, 1938).

Um die biologische Wertigkeit der hirneigenen Tumoren zu bestimmen, wird heute gelegentlich auch die Transplantation in die vordere Augenkammer und das Hirn von Laboratoriumstieren benutzt (*H. Greene, Zimmerman*).

Zusammenfassend muß man also feststellen: Es gibt kaum *ein einzelnes* sicheres morphologisches Merkmal für die Diagnose des Glioblastoms in der Mikromorphologie. Es ist vielmehr das *Gesamtbild,* das *Vielfältige* und *Bunte* der abartigen Formen von Zellen und Gefäßen, von *Parenchym* und

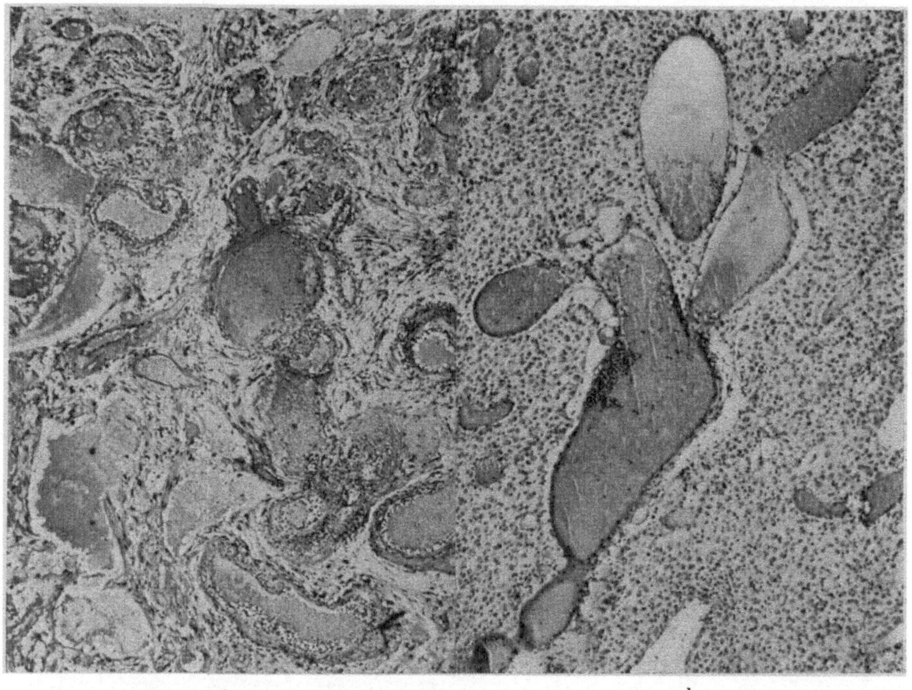

a   b

Abb. 4. a Zahlreiche große, meist sinusoide Gefäße in einem polaren Spongioblastom. H.-E.-Färbung. Vergrößerung 40fach. b Große, mit dünner Wand ausgekleidete sinusoide Gefäße in einem giganto-cellulären Astrocytom. H.-E.-Färbung. Vergrößerung 40fach.

Stroma, der rasche Wechsel von *Wachstum* und *Untergang,* also das Abartige des Wachstums, welches das Wesen dieser eigenartigen Geschwulst ausmacht. Aber diese vielfältigen Formen sind *als Ganzes* denn doch wieder so spezifisch, daß wir die Glioblastome etwa von den *Metastasen verwilderter Körpertumoren,* von *undifferenzierten Krebsen* oder *Sarkomen* oder den *Leucoformen von Melanoblastomen* recht sicher abgrenzen können.

Es ist interessant, daß nach den eigenen Erfahrungen hier der Allgemeinpathologe viel weniger sicher in seiner Beurteilung der Glioblastome ist. Es werden uns immer wieder Gewächse als „hirneigene Glioblastome" präsentiert, von denen wir mit großer Sicherheit sagen können, daß sie Sekundärgewächse sein *müssen,* auch wenn wir keinen Hinweis auf das primäre Körperorgan geben können, von dem das Gewächs seinen Ausgang genommen hat.

Die Differentialdiagnose

Um diese klinisch so wichtigen Glioblastome tatsächlich auf die Kerngruppe der *malignen hirneigenen Tumoren des Krebsalters* zu beschränken, müssen wir in unserer histologischen Differentialdiagnose sehr sorgfältig sein. Summieren wir die Merkmale und beginnen wir mit der *Polymorphie* der Zelle, finden wir auch bei manchen Oligodendrogliomen (Abb. 5 a und b), Astrocytomen (Abb. 6 a und b), ja bei manchen Spongioblastomen

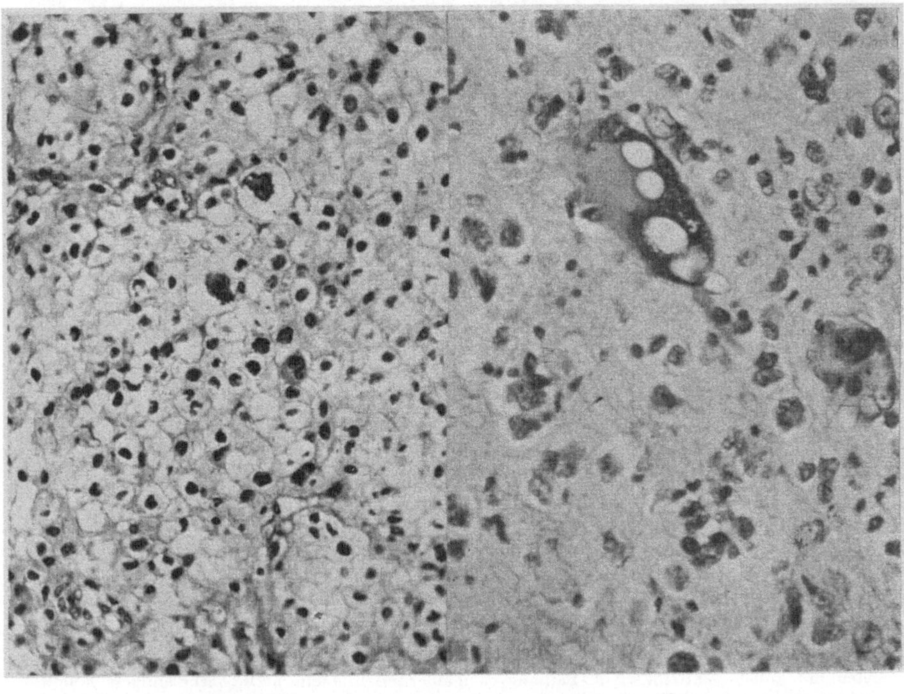

a   b

Abb. 5. a Typisches Oligodendrogliom mit Bildung einzelner hyperchromatischer, zum Teil mehrkerniger Riesenzellen. H.-E.-Färbung. Vergrößerung 240fach. b Zwei dysmorphe Riesenzellen in der Randzone eines Oligodendroglioms. H.-E.-Färbung. Vergrößerung 240fach.

(Abb. 8 a und b, 9 a und b) polymorphe und mehrkernige Formen. Es ist bekannt, daß gerade unter den Astrocytomen die *großzelligen* (gigantocellulären) eine besonders starke Polymorphie zeigen können (Abb. 6 a und b). Diese ist aber oft schon ein Zeichen der örtlich beginnenden malignen Entartung in Richtung auf das Glioblastom, zumindest wenn sie mit Nekrose und Verwilderung des Stromas vergesellschaftet ist. Diese örtliche Entartung fanden wir bei früheren Untersuchungen in rund *10% der Fälle* vertreten (*Teltscharow* und *Zülch*, 1949). Bei aller Reserve gegenüber der Feststellung der *Entdifferenzierung* von Geschwülsten (*Zülch*, 1956, S. 111 und 248) kann man diese in *Einzelfällen* doch mit Sicherheit nachweisen.

Wenn ich hier gerade die *gigantocellulären* Astrocytome herausgehoben habe, so unter Bezug auf die Gruppeneinteilung der Glioblastome von *Busch* und *Christensen*, in der die magnocelluläre Unterart des Glioblastoms doch wohl der dieser rasch wachsenden Gruppe der gigantocellulären Astrocytome entspricht und *nicht* recht eigentlich zu den *Glioblastomen* gehört. Das beweist auch die viel günstigere Überlebenszeit dieser Untergruppe!

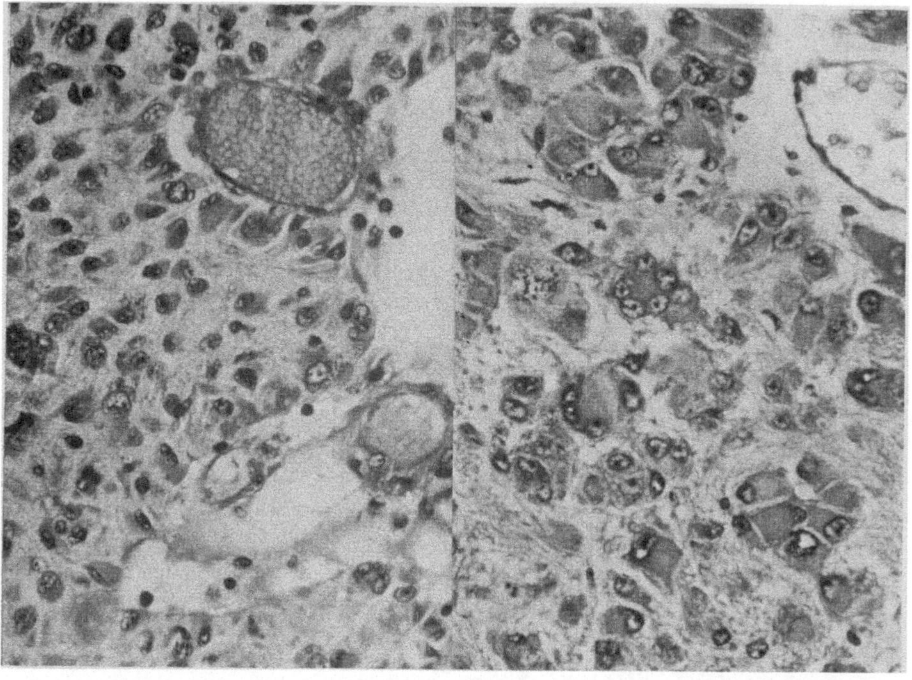

a   b

Abb. 6. a Vergrößerung von Abb. 4 a. Man erkennt die großen, zum Teil mehrkernigen Astrocyten mit großem Zelleib. H.-E.-Färbung. Vergrößerung 240fach. b Die mehrkernigen Zellen mit reichlichem Zelleib liegen in Ansammlungen zu mehreren verdichtet. An einer Stelle Anhäufung von Kernchromatin. Wahrscheinlich pathologische Mitose. H.-E.-Färbung. Vergrößerung 240fach.

Relativ *jung* sind unsere *Erfahrungen* über die Schwierigkeiten der Differentialdiagnose der Glioblastome von manchen *pleomorphen Oligodendrogliomen* (*Zülch*, 1955). Die Möglichkeit zur Fehldiagnose wurde schon lange nahegelegt durch die immer wieder vorkommenden Fälle von

Abb. 7. Es sind die isomorphen und polymorphen Oligodendrogliome in ihrer präoperativen Vorgeschichte und postoperativen Überlebensdauer gegenübergestellt. Bei den gestrichelten Fällen handelt es sich um Patienten, die am Ende ihrer postoperativen Linie verstarben, die ausgezogenen waren zur Zeit der Beobachtung noch am Leben. Es ergibt sich kein wesentlicher Unterschied in dem biologischen Verhalten der isomorphen und polymorphen Tumoren (siehe *Zülch*, London 1955).

Abb. 8. In den Spongioblastomen des Großhirns findet man oft große Gefäße (siehe Abb. 3 a und b) und neben typisch spindelzelligen auch riesenzellige Partien. a H.-E.-Färbung. Vergrößerung 120fach. b H.-E.-Färbung. Vergrößerung 240fach.

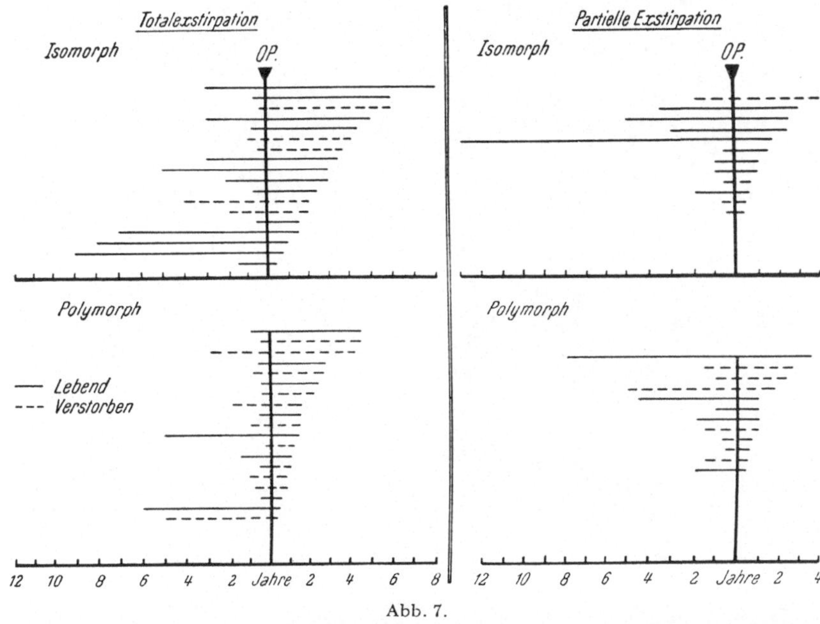

Abb. 7.

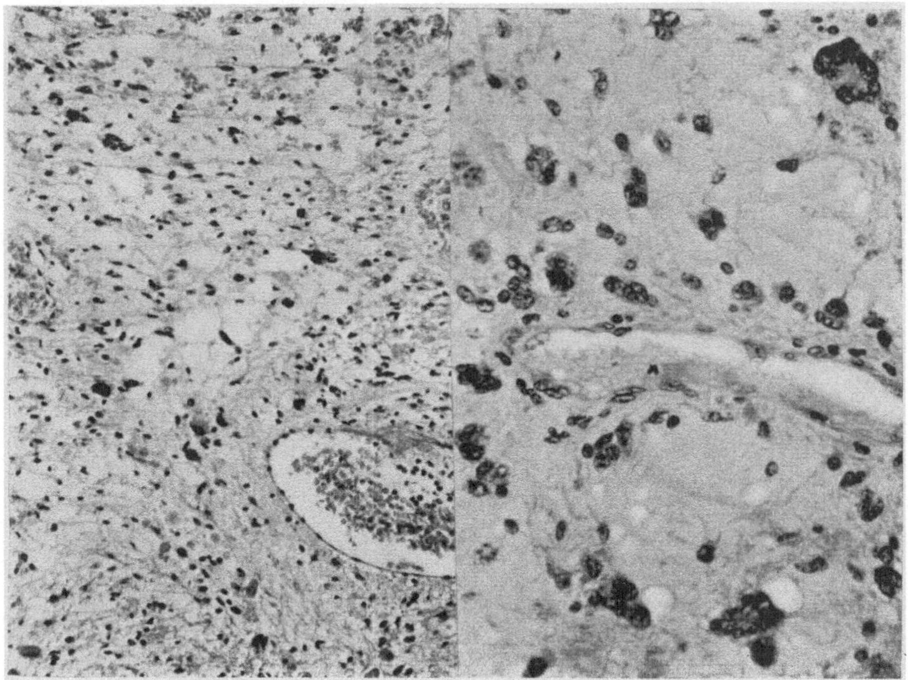

Abb. 8 a.   Abb. 8 b.

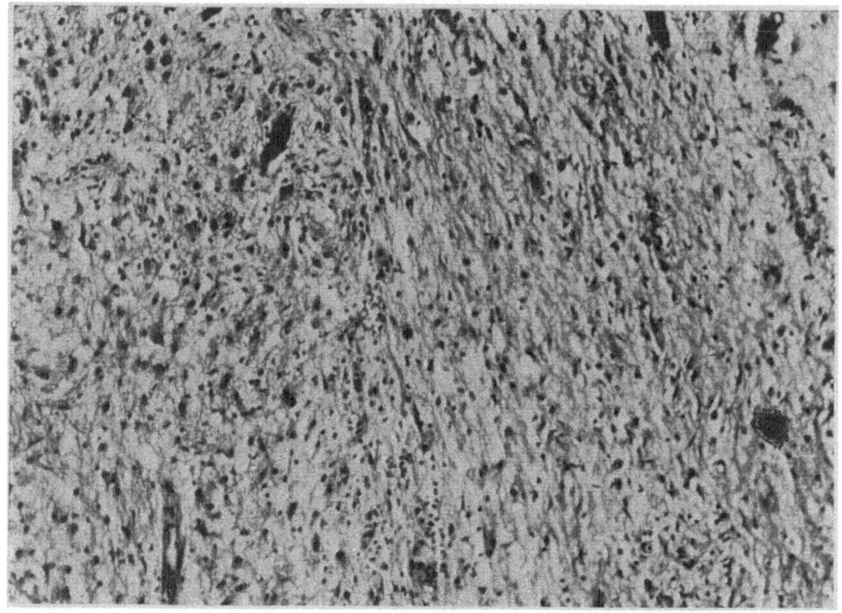

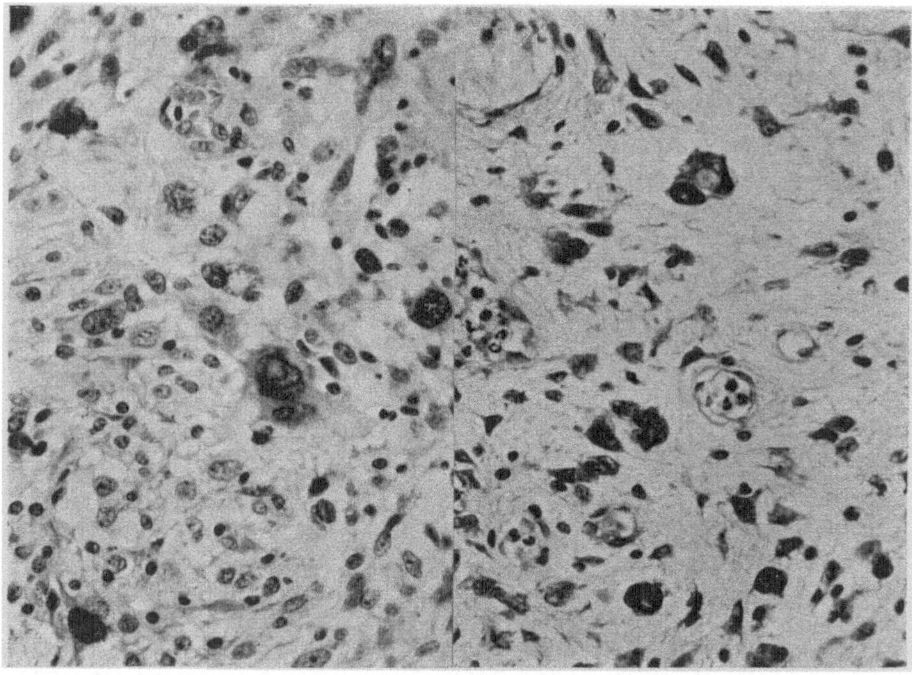

Abb. 9. Besonders auffällige Bildung hyperchromatischer Riesenzellen in einem Spongioblastom. a Typisch spindelzellige Partien. H.-E.-Färbung. Vergrößerung 120fach. b Bildung von hyperchromatischen Riesenzellen in zwei polaren Spongioblastomen. H.-E.-Färbung. Vergrößerung 240fach.

sogenannten „Glioblastomen mit atypisch langer Überlebensdauer". Die Beobachtung eines Oligodendroglioms mit grotesken vielkernigen Riesenzellen, ähnlich dem *Langhans*-Typ eigener Beobachtung, zeigte uns die Schwierigkeiten bei einer solchen morphologischen Unterscheidung. Oft liegt neben einem solchen polymorphzelligen Bezirk noch ein Teil mit einer typischen Honigwabenarchitektur und sichert damit die Diagnose (Abb. 5 a und b).

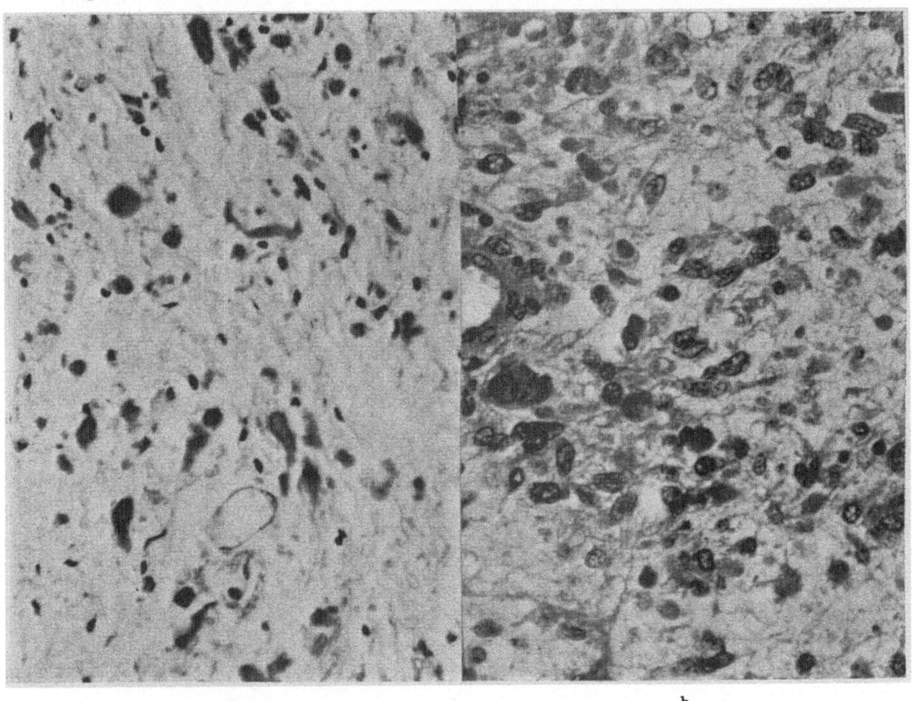

a   b

Abb. 10. Bei der Erkennung der polaren Spongioblastome helfen die *Rosenthal*schen Fasern, die entweder a Wurst- und Kolbenform haben oder b als flache eosinophile Scheiben im Gewebe erscheinen. Hier sieht man auch eines der „granulierten Körperchen". H.-E.-Färbung. Vergrößerung 240fach (vgl. Abb. 11).

Gelegentlich hilft uns auch die *Versilberung*, wie mir *Calvo* (Valencia) gezeigt hat, die auch bei polymorphen Oligodendrogliazellen noch die charakteristischen feinen Zellfüße erkennen läßt. Auch die Zellkultur läßt natürlich durch Form und Bewegung die Oligodendroglianatur der Geschwulstzellen erkennen. Als Zellmerkmal möchte ich schließlich noch erwähnen, daß wir „rasen"-artige Ansammlungen (Abb. 117 c, 118 a und b, l. c.) *nur* beim Oligodendrogliom, niemals aber beim Glioblastom gesehen haben.

Immerhin können nach eigenen Beobachtungen auch derartige polymorphe Oligodendrogliome lange Vorgeschichten und vieljährige Überlebensdauern zeigen (*Zülch*, 1955, Abb. 7). Anderseits gibt es auch rasch wachsende Oligodendrogliome mit pleomorphen Merkmalen, bei denen nun auch das *Gefäßstroma* beginnt, die ungeordneten, *überstürzt gebauten* Formen zu zeigen, wie sie für das Glioblastom charakteristisch sind. Dann werden wir argwöhnisch sein müssen.

Auch bei den sonst so gutartigen *echten Spongioblastomen* des Großhirns haben wir vereinzelt große Gefäße gefunden (Abb. 3 a und b) und wir glauben uns berechtigt, aus diesen auf eine beginnende Wachstumssteige-

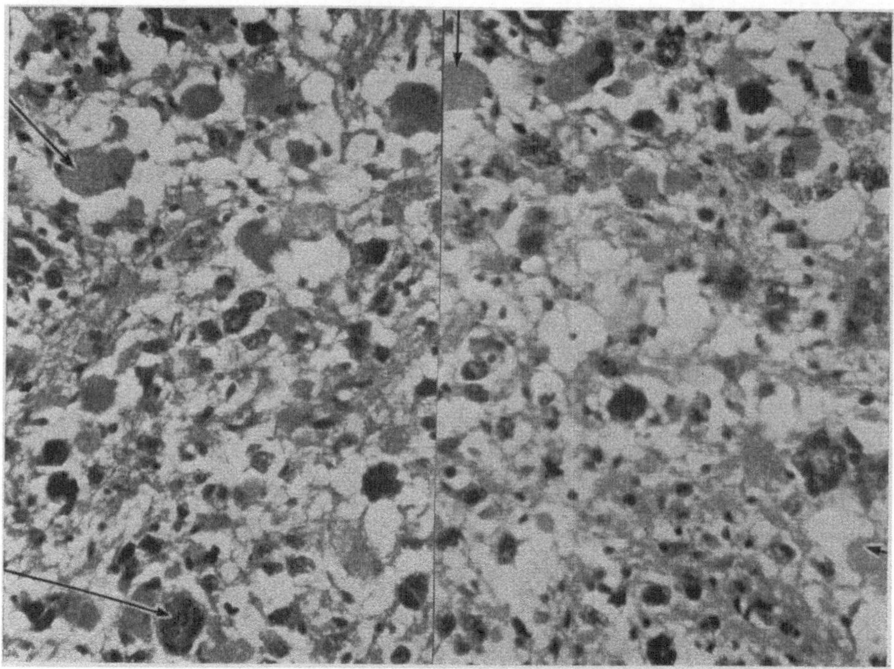

Abb. 11. Riesenzellen und „granulierte Körperchen" (siehe Text). Der Tumor ist ein klinisch typisches Spongioblastom des Kleinhirns, ein sogenanntes Kleinhirnastrocytom. H.-E.-Färbung. Vergrößerung 240fach.

rung schließen zu dürfen, wenn sie auch niemals das Tempo des Glioblastoms erreichen wird. Wenn hier dann aber Mitosen und eine gewisse Pleomorphie dazukommen, kann es schwer sein, sie morphologisch vom Glioblastom zu unterscheiden (Abb. 8 a und b, 9 a und b, 10 a und b), wenn nicht in irgendeiner Ecke das Vorkommen der *Rosenthal*schen Fasern (Abb. 10 a und b) uns noch mit Sicherheit die Diagnose des Spongioblastoms gestattet. Einen diagnostischen Hinweis geben neben den *Rosenthal*schen Fasern oft auch die von mir 1940 (S. 240) beschriebenen „granulierten Körperchen" (Abb. 11 und 12), die *Diezel* inzwischen histochemisch näher untersucht hat. Schließlich scheint die Hirnschwellung hier immer geringer zu sein, als wir sie je beim Glioblastom gesehen haben.

Als letztes differentialdiagnostisches Problem bleibt die Abgrenzung des Glioblastoms von den *Sarkomen*, obwohl das eher eine *akademische Frage* ist, da beide Formen fast gleich maligne sind. Das monstrocelluläre Sarkom scheint uns bereits durch die abstrusen Zellformen auf seinen wahren malignen Charakter hinweisen zu wollen. Scharfe Abgrenzung wie bei Metastasen, *asbestartige* gleichmäßige und einfarbige Oberfläche auf dem Schnitt und Neigung zur Cystenbildung (Abb. 34, l. c.) bei hochgradig vorhandener *Hirnschwellung* lassen eher an ein monstrocelluläres Sarkom

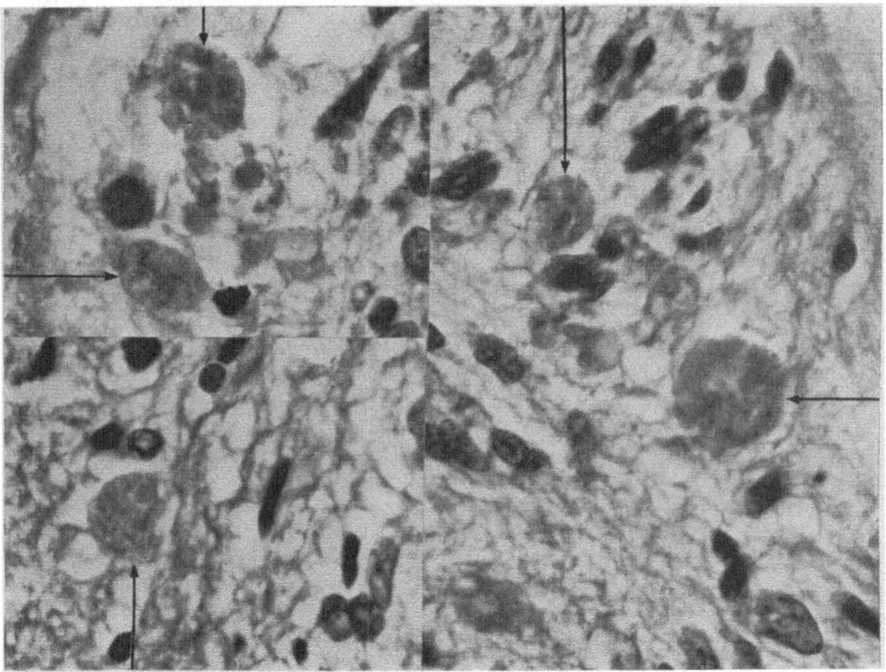

Abb. 12. Vergrößerung der „granulierten Körperchen". H.-E.-Färbung. Vergrößerung 640fach.

denken als an ein Glioblastom. Histologisch bilden dann die monstruösen Zellformen mit Größen bis zu $^1/_2$ mm (!), mit *Kerneinschlüssen* und *Vacuolen* bis zu 50 Stück in einer Zelle und die intercelluläre *Silberfaserung* das charakteristische Bild des monstrocellulären Sarkoms (Abb. 346 bis 351, l. c.). Damit möchte ich die Diskussion über die Differentialdiagnose des *Glioblastoms* von seinen *Nachbarn* abschließen.

Die Untergruppen des Glioblastoms und die Stellung des Glioblastoms im System der Geschwülste

Die Klassifikation der Glioblastome als Astrocytome III und IV nach *Kernohan* ergab sich *zwangsläufig* als Parallele zu dem *Brodersschen* System. Ich würde eine Einteilung der Hirngeschwulstgruppen nach den Stufen ihrer Malignität *als großen Fortschritt* begrüßen, wenn die Zuordnung morphologisch einwandfrei möglich wäre *und* ... wenn sie eine biologische Bedeutung hätte! Er würden dann die Stufen I bis III genügen, die uns ja aus der *Allgemeinpathologie* — etwa nach den *Rössleschen drei Stufen* der benignen, semimalignen und malignen Tumoren — geläufig ist.

Ich habe an anderer Stelle (1956) schon zu dem System von *Kernohan* Stellung genommen. Ich glaube, man kann zu einer derartigen Unterteilung nur dann raten, wenn man nur eine grobe Klassifikation der Hirngeschwülste beabsichtigt, ohne sich in ein genaueres Studium der einzelnen Arten hineinzuwagen. Dann ist sie sicher eine mögliche und vielleicht auch verläßliche Grundlage. Psychologisch halte ich eine Klassifikation der Glioblastome als „Astrocytome III und IV" für gefährlich. Denn das hieße doch schließlich, daß *beide Geschwülste* aus der topisch *gleichen Matrix* kämen, nur von *verschiedener Malignität* wären. Gegen einen solchen Schluß spricht neben vielem anderem mit einiger Sicherheit der recht verschiedene *Prädilektionssitz* von Astrocytomen und Glioblastomen (*Zülch*, Abb. 17 ff., 1951). Natürlich können einzelne Astrocytome auch maligne entarten — ich erwähnte das oben —, besonders im umgrenzten Bezirk, und es gibt auch ganz vereinzelt *glioblastomartige* Gewächse, die sich als sekundäre Glioblastome *aus* und *neben* einem *fibrillären Astrocytom* entwickeln. Ich habe einen solchen Fall in allen Einzelheiten beschrieben (Abb. 137, 138, 157, l. c.). Aber das sind *Ausnahmen* und auf diese kann man *nicht* eine *Einteilung stützen.* Auch *Scherer* (1940) hat sich seinerzeit sehr deutlich für eine Trennung dieser „sekundären" Glioblastome von den „primären" eingesetzt.

Die Einteilung von *Busch und Christensen* in angionekrotische — multicelluläre — und magnocelluläre Glioblastome ließ sich mit ihren, drei verschiedenen logischen Kategorien angehörigen, Einteilungsprinzipien an unserem Material nicht anwenden. Auch die Unterscheidung von *Davis* ergab in unserer Beobachtung keinen wesentlichen Fortschritt, da Gefäß*proliferation* und *Gefäßthrombose* ohne ursächliche Beziehung nebeneinander vorkommen, ja die Thrombose sekundär wieder durch „Angioproliferation" organisiert wird (siehe Abb. 188 a und d einerseits und 188 c andererseits, l. c.).

Abschließend möchte ich zur Frage der Klassifikation sagen, daß meiner Meinung nach die von Bailey und Cushing eingeführte und überprüfte Klassifikation am weitesten verbreitet ist und am besten angewendet werden kann. Ich bin allerdings der Ansicht, daß verschiedene Gruppennamen unzureichend, ja sogar irreführend sind und durch bessere ersetzt werden sollten. Das gilt besonders für die Gruppe der *Spongioblastome*, die von den einen *(Bailey, Penfield, Zülch)* als „polare Spongioblastome" definiert, für das gutartigste Gliom gehalten wird, von anderen *(D. Russell)* für ein sehr bösartiges, medulloblastomähnliches Gewächs, von wieder anderen *(Ostertag* und Mitarbeiter) noch für unser Glioblastom verwandt wird. Das gilt weiter auch für die „Astroblastome", bei denen ebenfalls zwei Definitionen gelten, von denen die eine sie mit den Astrocytomen *(Bergstrand, Zülch),* die andere mit den Glioblastomen bzw. verschiedenen Gewächstypen *(Hortega)* gleichsetzt.
Diese Fragen werden wir im folgenden noch zu untersuchen haben.

Zur Frage der Spongioblastome:

Ich habe diskutiert, ob man die Spongioblastome nicht in Subependymome umbenennen sollte — doch ist dieser Name von *Scheinker* bereits einer anderen Gruppe von regressiv veränderten Ependymomen gegeben worden (l. c., S. 18 und Abb. 229 d). Auch wäre der Ausdruck „Ependymogliom" in Frage gekommen, der aber von den Franzosen ebenfalls bereits für ein anderes Gewächs verwendet wird (siehe *Roussy-Oberling*, 1931).

Die Anatomen bezeichnen die subependymäre Zone, die nach unseren Erfahrungen als Matrix in Frage kommt (l. c., S. 147), als „Hypendym", Der Ausdruck „Hypendymome" wäre also angemessen. Ob er sich einführen wird, muß die Zukunft erweisen. Einigt man sich aber international darauf, mit „Spongioblastom" nur die „polare" Gruppe zu bezeichnen, dann ist man auch seiner morphologischen und biologischen Definition recht sicher. Über die polymorphen Formen haben wir auf S. 4 berichtet.

Anders beim *Astroblastom.* Hier ist nicht einmal die Existenz einer einheitlichen Gruppe der Astroblastome gesichert! Man sollte daher zunächst auf die Urbeschreibung von *Bailey* und *Bucy* zurückgehen. Lesen wir diese durch, so betonen die Verfasser dort, daß es sich nicht um einen Tumor handelt, der aus *einem einzigen* Zelltyp zusammengesetzt sei, sondern aus einer Masse von verschieden geformten Zellen, in der dieser astroblastische Zelltyp vorherrsche. Nach der gültigen Definition stellen sie fest, daß diese (embryonische) astroblastische Zelle mit Goldsublimat zu imprägnieren sei. Sie habe ein reichliches Cytoplasma, einen Fortsatz, der sich gegen ein Blutgefäß hin erstrecke und kleine Zellfortsätze von diesem Zelleib, die in allen Richtungen verliefen.

Sehen wir nun die vier repräsentativen Fälle der Originalarbeit von *Barley-Bury* an, so sind der erste, zweite und vierte Fall durch die mehrjährige präoperative Anamnese und die bis fünfjährige Überlebensdauer biologisch deutlich von der Glioblastomgruppe abgegrenzt und offensichtlich *mindestens* in die Nähe der Astrocytome zu stellen. Der dritte Fall ist — wenigstens meiner Meinung nach — sowohl der Beschreibung nach wie auch nach dem histologischen Bilde (Abb. VI, 1 und 2) ein Ependymom einer Großhirnhemisphäre im Jugendalter. Auch war der Patient 6 Jahre alt, also jünger als Patienten mit Astrocytomen zu sein pflegen.

Wir können damit feststellen, daß sowohl die drei repräsentativen eigenen Fälle der Verfasser wie auch die in der Tafelzusammenstellung enthaltenen sonstigen Beobachtungen *sich biologisch deutlich vom Glioblastom unterscheiden* (präoperative Anamnese, Überlebensdauer, Altersprädilektion). Sie unterscheiden sich aber auch im mikroskopischen Bild von diesem. Die von *Bailey* gebrachten Abbildungen zeigen längliche, perivasculär gelegene Zellen, wie wir sie im Rahmen der großzelligen Astrocytome als eine besondere Unterform wiederfinden und ausführlich (*Teltscharow* und *Zülch*, 1956, l. c., 240 ff.), zwar als Astroblastom — aber als eine Untergruppe der Astrocytome — beschrieben haben. Ich darf besonders auf die Abb. 2 der Verfasser verweisen, die absolut der von mir veröffentlichten Abb. 152 (l. c.) entspricht. Auch die übrigen von *Bailey* gebrachten histologischen Einzelheiten gliedern seine Gruppe der Astroblastome klar in den großen Bereich der Astrocytome ein, in dem sie also eine gewisse Sonderform bzw. Untergruppe darstellen. Es ist also festzuhalten, daß sowohl das klinisch-*biologische* Verhalten *eher zu den Astrocytomen* paßt wie auch die *Zelltypen eher in den Bereich des Astrocytoms* eingegliedert werden können.

Die Konfusion ist dadurch entstanden, daß natürlich außer im „Astroblastom" *unserer* Definition auch im Glioblastom (siehe Abb. 13 und 14) gelegentlich „astroblastische Formationen" gefunden werden können. Das wird meiner Forderung Nachdruck verleihen, daß *derartige Zellen und Architekturen allein nicht* geeignet sind, die Klassifikation eines Tumors zu leiten. Diese muß sich vielmehr auf das *biologische Gesamtbild,* das Ensemble des Tumors (Zellen, Architekturen, Stroma, regressive Vorgänge usw., l. c., S. 616), stützen. Es wäre im Falle des Astroblastoms danach zu urteilen, ob sich in dem Tumor eine hochgradige Polymorphie findet, ob die Zellen mit Goldsublimat nur mangelhaft dargestellt werden (Abb. 2 b) oder gut (l. c., Abb. 152), ob *Nekrosen* und *nekrobiotische* Vorgänge der Verfettung vorherrschen oder ob es eher zu Verschleimung und Cystenbildung kommt und ob die verschiedenen für die Glio-

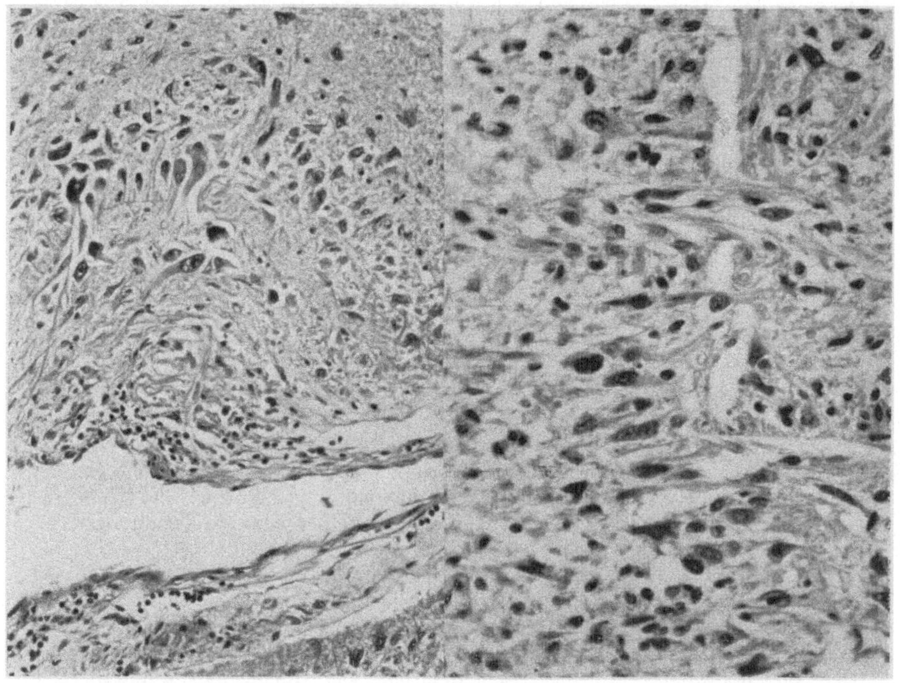

Abb. 13. „Astroblastische" Zellen finden sich nicht so selten auch in typischen Glioblastomen, z. B. subependymär bzw. subpial. H.-E.-Färbung. Vergrößerung 200fach.

blastome (siehe *Zülch,* 1956) beschriebenen *Typen der Gefäße* zu erkennen sind oder eine geordnete Gefäßarchitektur vorherrscht (l. c., Abb. 152). Dann aber ist die so von uns definierte Sonderform des Astroblastoms — ähnlich wie sie von *Bailey* und *Bucy* beschrieben wurde — klar eine *Unterform der Astrocytome* und nicht der Glioblastome.

Keinesfalls sollte jedoch die Klassifikation der Hirngeschwülste nach System und Namen ständig gewechselt werden, da wir uns dann jeder Verständigungsgrundlage berauben. Ich habe darauf immer wieder hingewiesen und halte dies für einen der wichtigsten Punkte, für den besonders die Kliniker nachdrücklich bei den Morphologen eintreten sollten. Denn die Bedeutung der derzeitigen Klassifikation liegt ja darin, daß die biologische Wertigkeit der morphologisch definierten Gruppen einigermaßen bekannt ist. Es sind darüber hinaus eine Reihe von Merkmalen klinischer Bedeutung bekannt, die für die *Diagnose außerordentlich wichtig* sind. Ich verweise auf den bekannten *Vorzugssitz* der Gruppen, auf das *Vorzugsalter* und auf die *Geschlechtsprädilektion*. Jede neue Umgliederung ist daher insofern ein Rückschritt, weil dann erst diese Beziehungen (siehe z. B. *Finkemeyer, Pia, Schürmann*) neu erarbeitet werden müssen. Ich komme gleich darauf zu sprechen.

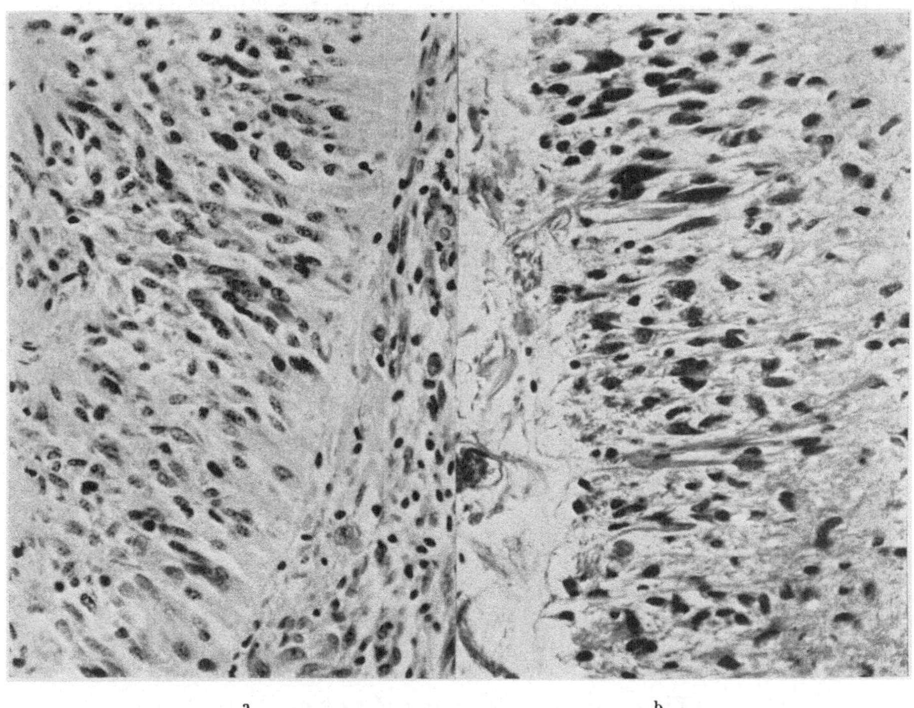

a   b

Abb. 14. Typische subpiale astroblastische Zellen, die mitten im Tumorgewebe lagen. Ihre subpiale Entstehung konnte nur an Silberbildern mit Sicherheit erkannt werden. a Kresylviolett-Färbung. Vergrößerung 240fach. b H.-E.-Färbung. Vergrößerung 200fach.

Es scheint notwendig, diese Frage einer *einheitlichen Klassifikation* der Hirngeschwülste hier noch weiter zu diskutieren. *H. J. Scherer* hat sich seinerzeit in einer heftigen Polemik gegen die — vielleicht anfangs wirklich zu starre, weil histogenetisch so streng gebundene — „amerikanische Einteilung" gewandt. Die Zeit ist über seinen Angriff hinweggegangen. Doch möchte ich aus seinen Argumenten eine seiner Forderungen übernehmen, nämlich, daß sich nicht immer wieder „Gelegenheitshistologen" an neuen Klassifikationsversuchen beweisen sollten. Es gehört schon eine gewisse Erfahrung und eine sehr enge Zusammenarbeit mit der Klinik dazu, um Wert und Unwert eines Einteilungsschemas beurteilen zu können. Die Kliniker sind sich des Wertes der heutigen vereinfachten Einteilung gar nicht mehr recht bewußt. So selbstverständlich

2*

erfolgt heute eine Klassifikation eines Tumors, daß es ein Kopfschütteln erregt, wenn etwa „Glioblastome" des Kleinhirns oder der Cauda equina in einer Sammlung auftauchen. Sofort erfolgt die berechtigte Frage nach der morphologischen Definition und der biologischen Wertigkeit einer solchen Tumorgruppe. Würde man der Klinik die heute angewandte, auf *Bailey* zurückgehende Einteilung nehmen, sie stünde morgen wieder vor dem gleichen „Chaos", das *Bailey* und *Cushing* seinerzeit zu ihrer grundlegenden Arbeit veranlaßte. Dem Kliniker wäre damit das Verständigungsmittel entzogen, er hätte keine Nomenklatur für seine Artdiagnose, er müßte seine präoperative Beurteilung der Arten fallenlassen, er wüßte nicht, ob er die Tumoren operieren soll oder nicht, und trotz technischer Beherrschung des operativen Problems wäre er in seiner Indikationsstellung in die Unsicherheit von drei Jahrzehnten zurückversetzt.

Statt dessen verfügen wir über ein Klassifikation, die brauchbar ist, auch wenn es noch offene Fragen gibt. Aber das dürfte bei jeder biologischen Klassifikation der Fall sein. Selbst der Vorschlag zu der neuen internationalen histologischen Nomenklatur der Tumoren (Unio Internationalis contra Cancrum) übernimmt das abgeänderte Einteilungsschema von *Bailey* und *Cushing* weitgehend. Die Abkömmlinge der Glia unter den Tumoren sind dort schon nach einem sehr vernünftigen Schema geordnet, das eine günstige Aufnahme verspricht (fibrilläre und protoplasmatische Astrocytome, Oligodendrogliome, Spongioblastome, multiforme Glioblastome). Nur das Schema der „neuroepithelialen Tumoren" bedarf noch einiger Verbesserung (Ependymome, Plexuspapillome, Neuroepitheliome, olfactorische Neuroepitheliome, Ependymoblastome).

Auch in einer von *Obrador* und *Sanz Ibañez* angeregten Diskussion mit den spanischen Allgemein- und Neuropathologen — meist aus der Schule *Hortegas* — gelang es, zu einer einheitlichen Klassifikation und Nomenklatur zu kommen, die als einzige Frage die Benennung der Spongioblastome offen ließ. Provisorisch wurden diese als „isomorphe Gliome" bezeichnet.

Eine Klassifikation der Tumoren werden wir brauchen, solange es eine chirurgische Behandlung gibt. Gelingt es uns später einmal, mit den Cytostatika bzw. der Bestrahlung *ohne Operation* der Tumoren Herr zu werden, dann wird man vermutlich auch auf eine Klassifikation verzichten können. Aber das sind Zukunftsträume!

Die biologischen Merkmale

Nehmen wir nun die Gruppe der Glioblastome in der oben gegebenen Definition, so finden wir in der *Klinik vier Fakten*, die uns auffallen. Das erste ist das *Prädilektionsalter* der Patienten mit Glioblastomen: es entspricht dem *Krebsalter* (l. c., Abb. 7, 11). Es gibt aber auch ganz vereinzelt Tumoren bis hin ins *Jugendalter*, die wir nach der eben gegebenen Definition *als Glioblastome* klassifizieren müssen (l. c., Abb. 198). Ein zweites Merkmal ist für den Kliniker fast noch wichtiger: die *Prädilektion des Sitzes*, die sich gerade beim Glioblastom sehr ausgeprägt verwirklicht findet. Ich verweise auf den „Katalog" der Tumoren, den ich 1951 (Abb. 18 bis 29) veröffentlicht habe, und stelle fest, daß sich diese Kenntnis des Vorzugssitzes (l. c., S. 253 ff.) heute bereits als wesentliche Erleichterung für die *Lokal-* und *Differentialdiagnose* in der Klinik erweist.

Ich habe 1949 postuliert, daß diese Gruppen mit einem Sondersitz auch *ihre eigenen klinischen Syndrome* haben müssen, und habe diese für den Frontal-

lappen durch *Esslen* veröffentlichen lassen (Dissertation, Hamburg 1951). Dort
stehen die Syndrome der frontodorsalen — medialen — lateralen Glioblastome,
denen der frontodorsalen — medialen — lateralen Astrocytome und Meningeome (Dissertationen von *Engels* und *Wolff*) gegenübergestellt (siehe *Zülch*,
1951). Ausführliche Arbeiten über dieses Thema von *Schürmann* (1951), *Pia*
(1953), *Schürmann* (1958) gründen auf dieser Tatsache des Vorzugssitzes der
Gliome. Und auch die von Herrn *Finkemeyer* auf diesem Kongreß vorgetragene
Differentialdiagnose der Prädilektionssitze des Glioblastoms auf Grund der
Angiogramme wäre ohne diese anatomische Grundlage nicht denkbar.

Begriffe wie das *fronto-laterale Glioblastom,* das *Schmetterlingsglio-
blastom des vorderen Balkens,* das Glioblastom der *Balkenstrahlung* beginnen sich in der Sprache der Klinik ebenso durchzusetzen wie die Be-
zeichnung „Olfactorius-" und „Keilbeinmeningeom" seit langem im Alltag
gebraucht werden.

Als drittes Merkmal weise ich darauf hin, daß die Glioblastome in einer
bestimmten *relativen Häufigkeit* (Abb. 8 a bis f, l. c.) zu den *anderen Geschwulstarten* vorkommen, daß aber auch die *Glioblastome der verschiedenen Regionen zueinander* in einer bestimmten relativen Häufigkeit stehen.
Das haben die Arbeiten von *Krause* und *Zülch* und kürzlich auch von
Hodges und Mitarbeitern gezeigt.

Das vierte Merkmal der Prädilektion der *Männer* für eine Erkrankung
am Glioblastom steht in Parallele zu den Fakten beim anderen malignen
neuroepithelialen Tumor, dem Medulloblastom. Männer erkranken mindestens doppelt so häufig wie Frauen, während ja die Frauen bekanntlich als
Patienten bei den gutartigen Tumoren der Hüllen des Nervensystems überwiegen (l. c., Abb. 12 a bis f).

Die *Überlebenszeit* der Glioblastome ist inzwischen für die operierten
Fälle bestimmt worden. Sie hängt natürlich von dem Sitz des Tumors und
von der Art und dem Ausmaß der Operation ab. Grundsätzlich wird man
sagen können, daß ohne energische Nachbestrahlung eine Überlebenszeit
von $^1/_2$ bis 1 Jahr nicht überschritten wird. Wo sich längere Überlebenszeiten ergeben, lag meistens eine Fehlklassifikation vor, besonders häufig
die Verkennung eines polymorphen Oligodendroglioms. Durch die Radio-
Kobalt-Bestrahlung nach Operation sind allerdings sehr viel längere Überlebenszeiten gegeben, wie *Klar* erstmalig gezeigt hat (3 bis 4 Jahre). Seine
Fälle sind — wie ich mich selbst histologisch überzeugen konnte — klassi-
sche Glioblastome.

Das Glioblastom vom allgemein-cancerologischem Standpunkt

Das Glioblastom ist ein *hochmaligner* Tumor, dessen *Therapie* auch
durch die Einführung modernster chirurgischer Methoden und Bestrahlungen mit Radio-Kobalt noch immer eine *sehr zweifelhafte* Prognose hat.

Damit steht das Glioblastom in der vordersten Reihe *echter Krebs-
probleme.* Welche Sonderstellung hat dieser Tumor in der Sicht der allgemeinen Cancerologie? Was hebt das Glioblastom neben der *Pleomorphie
der Zelle* aus allen *anderen Hirngeschwülsten* heraus? Es ist die *Eigenart
des Stromas,* die Vascularisierung mit einem nahezu *angiomatös* gebauten

Gefäßsystem. Wenn auch in Tumoren anderer Organsysteme (siehe oben, *Goldmann*, 1911, mikromorphologisch am Magenkrebs, *Dos Santos* angiographisch am Osteosarkom) ähnlich *auffällige Gefäßnetze* gezeigt wurden, so findet sich diese fast ans „Angiomartige" grenzende Beimischung von Gefäßen nur beim Glioblastom in so extraorbitanter Weise. Schon die *alte Pathologie* hatte diesem Befund durch den Namen des „Glio-Sarkoms" Rechnung tragen wollen. Man wird eine solche Deutung als Zwitterblastom zweier Keimblätter heute wie früher *ablehnen*.

Das Wachstum gibt uns keinen causal-genetischen Aufschluß über die Eigenart der Vascularisation, obwohl wir sie formal-genetisch erklären können (siehe oben und l. c., Abb. 196). Wir wissen aber nicht, warum ein beträchtlicher Anteil (ein Viertel bis ein Fünftel) der Glioblastome diese mesodermale Komponente (trotz gleicher Cytologie) weder histologisch noch angiographisch zeigt. Auch das makroskopische Wachstum gibt uns keinen Aufschluß, wenn auch die Einbeziehung großer corticaler Gefäße (*Kautzkys* parietale gefäßreiche Glioblastome) manches erklärt. Das Glioblastom der Balkenstrahlung wächst aus der Tiefe, breitet sich aber oft in Richtung der ortsständigen Gefäße (Abb. 202, l. c., vgl. mit *Fischer*, 1941, Abb. 6 b) aus, gelegentlich geradezu wie eine Phlegmone. In der Kriegspathologie war immer wieder zu sehen, daß topisch ähnliche Prozesse, etwa eine *phlegmonöse Encephalitis* im Fronto-Lateral-Gebiet, ein an *gleicher Stelle gelegenes Glioblastom* (l. c., Abb. 174) und eine *Metastase*, denselben topischen Wachstumsgesetzen folgten. Sie alle aber unterscheiden sich in der *Topik vom Infarkt*. Sie folgen also wahrscheinlich zwar den Gefäßen wachstumsmäßig, aber gehorchen nicht rein *hämodynamischen* Regeln.

Wenn wir also auch wissen, daß zum Teil ortsständige Gefäße, zum Teil neugebildete Gefäße zu dieser Vascularisierung verwandt werden, so können es nicht allein topische Gesichtspunkte sein, die diese Gefäßarchitektur erklären, obwohl natürlich im Parietallappen durch die Einbeziehung der zahlreichen corticalen Gefäße die besonders „gefäßreichen" Typen (*Kautzky*) entstehen können (zwischen den ortsständigen Gefäßen und der Ausbreitung besteht also eine gewisse Beziehung). Anderseits ist wieder das Mark als richtunggebender Faktor für die Ausbreitung des Glioblastoms sehr auffällig, wie etwa die Abb. 181 (l. c.) zeigt, wo bei völliger Zerstörung des Markes die Rindengirlande stehenbleibt.

Wenn also ein echtes koordiniertes, selbständiges Wachstum des Mesoderms (im Sinne eines Gliosarkoms) für den Spontantumor abgelehnt werden kann, so findet sich doch experimentell ein geradezu „blastomatöses" Verhalten des Mesoderms. Unter dem Reiz eines chemischen Carcinogens kann es zu einer mesodermalen Mitwucherung kommen, an den Gefäßen, die der des monstrocellulären Sarkoms gleicht und fast das Ausmaß eines selbständig wachsenden Gewebes hat. Es handelt sich hier aber natürlich um experimentelle Bedingungen (Abb. 15 a und b).

Stellen wir nun als zweites die Frage nach der spontanen Entstehung des Glioblastoms beim Menschen. Zunächst müssen wir hier das gleiche „Necimus" bekennen wie der Krebsforscher bei der Frage nach der spontanen *Entstehung des menschlichen Krebses* (siehe *Willis*, 1953). *Ansätze* zu einer *Diskussion* sind gerade bei den Hirngeschwülsten so interessant und fruchtbar, weil es sich um Blastome an einem Organsystem handelt, das *chronischer Irritation*, äußeren Reizen, vom mechanischen des *Traumas* angefangen bis hin zu den *physikalischen* der Strahlung (Licht, Temperatur), und den *chemischen* Einwirkungen der Außenwelt nahezu verschlossen bleibt. Praktisch ist es nur über den Blutstrom zu erreichen.

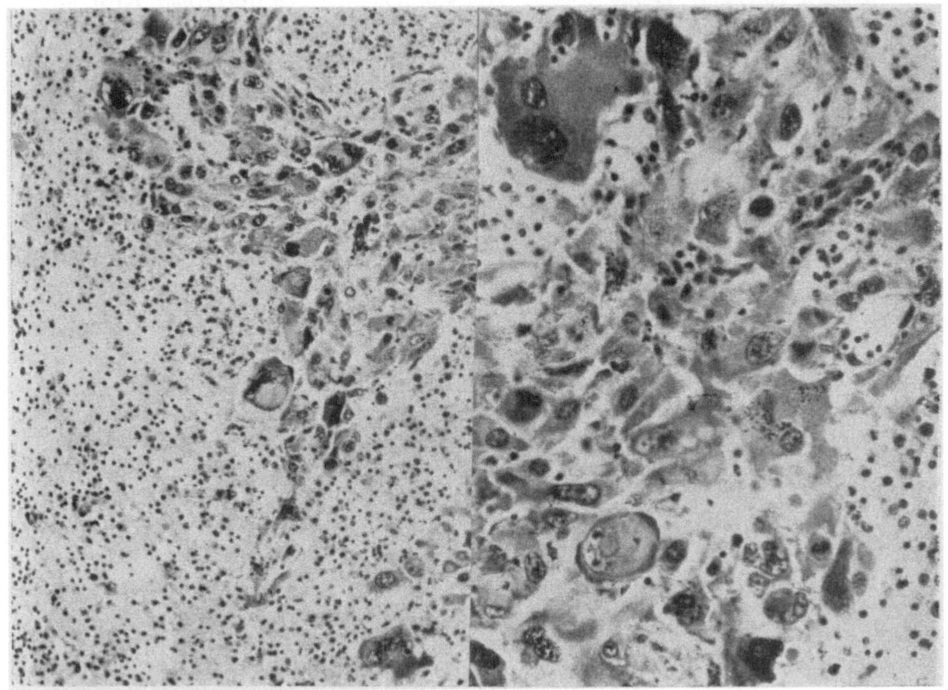

Abb. 15. Monstrocelluläre Elemente, die sich unter experimentell-carcinogenem Reiz (neben einem gliösen Tumor) koordiniert aus den Gefäßen gebildet haben (siehe *B. Schiefer*).

Chronische Irritation ist doch für viele Krebse als Ursache diskutiert worden und sie findet auch in der *Mutations*theorie ihren Platz, die neuerdings (*Burnet*, 1958) auch im angelsächsischen Ausland diskutiert wird, wo sie bisher denkbar unbeliebt war. Denn man weiß jetzt, daß carcinogene Reize aller Art die Häufigkeit der Mutation erheblich erhöhen können.

Untersuchen wir aber die Möglichkeit einer derartigen äußeren Irritation für das Glioblastom, um z. B. die topische Prädilektion des Sitzes zu erklären, so scheiden alle bisher diskutierten Faktoren aus. Eine *liquormechanische Entstehung* können wir von vornherein außerhalb aller Diskussion lassen. Ein „Strahlenglioblastom" ist noch niemals diskutiert oder beschrieben worden. Andere örtliche Einwirkungen auf das Hirn aber kennen wir bisher nicht.

Wie sollen wir nun den so auffälligen *Lieblingssitz* der Glioblastome erklären? Bleibt noch immer die alte *dysontogenetische* These der Geschwulstentstehung, die für lange Zeit in der pathologischen Anatomie fast *tabu* geworden war, mit Ausnahme der kleinen Gruppe *zugegeben dysgenetischer Entstehung:* der Craniopharyngeome, Teratome usw. Jetzt ist es in den letzten Jahren das Gewicht der *Warburgschen Untersuchungen* gewesen, das uns diese *These von neuem*, sozusagen auch für die Allgemeinheit, *gesellschaftsfähig* gemacht hat. Wir können die *Warburgschen* Anschauungen, daß die geschwulstige Abartung der Zelle auf eine *chronische Atmungsbehinderung* mit Übergang des oxydativen in den Gärungsstoffwechsel zurückgeht, offensichtlich so primitiv verstehen, daß eine Diskussion erlaubt ist, ob nicht *chronischer Sauerstoffmangel* des Gewebes eine solche Atmungsänderung herbeiführen kann. *Warburg* und *Büchner* haben in einer Diskussion selbst gefragt, ob etwa der *Sauerstoffmangel* durch *Anämie* oder die *Stauung* bei chronischem Herzfehler oder Cirrhose in den abhängigen Organen Krebs auslösen könnte. Oder, wie *Nothdurft* anläßlich dieser Diskussion meinte, ob nicht „Krebs eine örtlich begrenzte Kreislauferkrankung sei bzw. deren Folge".

Wir müssen also auch für das Glioblastom die Frage beantworten, ob etwa chronischer Sauerstoffmangel in *topischer Prädilektion* den Keim zur späteren Entstehung des malignen Tumors setzen könnte. Daß durch *Sauerstoffmangel* in der *Ontogenese Organmißbildungen* an Hirn und Rückenmark zu erzeugen sind, hat unter anderem die *Büchner*-Schule selbst beschrieben. Daß diese Mißbildungen nicht grob morphologischer Natur zu sein brauchen, sondern auch nur feinste Strukturverwerfungen darstellen können, ist in späteren Arbeiten ebenfalls gezeigt worden. Wir haben also tatsächlich die Frage zu stellen, ob nicht durch *chronische Hypoxie* in der embryonalen Genese *Gewebsbesonderheiten* zu erzeugen wären, die, mit dem *Mikroskop nicht zu erkennen*, etwa nur den *Ferment-* und *Enzym*chemismus des Gewebes betreffen. Sie würden also einen unsichtbaren *präcancerotischen* „Keim" darstellen. Denn, wären sie morphologisch erkennbar, so hätten wir sie doch einmal bei der Fülle der aus anderen Gründen untersuchten Hirne von Menschen jeder Altersklasse finden müssen.

Wir aber sahen durch Zufall nur ein einziges Mal ein kleinfingernagelgroßes monstrocelluläres Sarkom in statu nascendi bei einer Frau, die wegen Ovarialcarcinom gestorben war (l. c., S. 489).

Die Frage heißt also, ob nicht ein *Sauerstoffmangel mit topischer Prädilektion* in gewissen Regionen *„Initialveränderungen"* zünden könnte oder, wie man früher gesagt hätte, den *Keim* einer Geschwulst erzeugen könnte. Dann wäre wenigstens die *Initialveränderung dysontogenetisch* bedingt und wir hätten uns nur noch über die Auslösung der *Promotionsphase* — des eigentlichen krebsigen Wachstums also — zu unterhalten. Nun kennen wir die durch *Sauerstoffmangel gefährdeten* Zonen des Hirns durch die Untersuchungen der letzten Jahre sehr genau für das Neugeborene und sogar für den älteren Fetus. Wir wissen, daß sie in den *Endausbreitungen der Gefäße* bzw. in den *Grenzzonen* zweier Gefäßversorgungsgebiete liegen.

Vergleicht man die für den Frontal- und Temporallappen charakteristischen Zonen mit Gefährdung durch Mangeldurchblutung mit dem Sitz der typischen Glioblastome dieser Regionen, so wird man *keinerlei topischen Zusammenhang* entdecken können. Wäre also die *Initialphase* tatsächlich hypoxisch bedingt, dann würde ihre Lokalisation *einem bisher unbekannten topischen Prinzip* gehorchen.

Die Untersuchungen über die Entstehung der „Keime" sind deswegen so *schwierig*, weil wir bisher — abgesehen von Verwerfungen am *Ependym*, die wir gut kennen — *von präcancerösen Veränderungen* am Hirn überhaupt nichts wissen, wie sie etwa bei der Mamma, Prostata oder bei der Portio, mit der Epithelatypie beginnend, in allen Stadien über das Carcinoma in situ bis zur vollen Ausbildung des Carcinoms, gut bekannt sind. Läßt man also die seltenen Systemerkrankungen der Hamartoblastomatosen — Neurofibromatose und tuberöse Sklerose — fort, so fehlen Präcancerosen im Nervensystem, zum mindesten entziehen sie sich bisher unserer morphologischen Erkennung. (Auch *Arseni* und *Marcovici* haben hier neue Beiträge nicht liefern können.) Es wäre zu hoffen, daß uns hier eines Tages die Histochemie neue Gesichtspunkte liefert.

Die Bedeutung der Vererbung

Wäre nun das Wachstum des Glioblastoms tatsächlich dysontogenetisch eingeleitet, so müßte man wohl gelegentlich identische Tumoren bei eineiigen Zwillingen finden. Das trifft aber nur für die Medulloblastome zu. Für die verwandten Retinoblastome gibt es allerdings echte Vererbung (l. c., S. 30 bis 31). Für die übrigen Hirntumoren aber haben wir noch keine dahingehenden Beobachtungen.

Zwar haben wir gelegentlich familiäre Häufung gesehen, wie in unserer Beobachtung am Brüderpaar B., wo beide mit einem Unterschied von einigen Jahren in ihren Sechzigern an einem parietalen Glioblastom starben. Nach früheren ausgedehnten deutschen Untersuchungen (z. B. *Thums, Pass, Koch* u. a., l. c., S. 30) gibt es jetzt eine Zusammenstellung von *Harvell* und *Mauge*, die seit 1956 über rund 1700 Verwandte von Glioblastomträgern und eine gleich große normale Kontrollbevölkerung untersucht haben. Sie fanden bei beiden die gleiche Zahl von Hirntumorträgern, nämlich fünf. Auch hier ergibt sich also kein neuer Hinweis.

Kehren wir zu unserer Diskussion zurück. Unterstellen wir, daß ein Keim mit einem abartigen Ferment- und Enzymsystem dysontogenetisch entstanden wäre. Dann fehlte noch der *zweite auslösende Faktor*, der die Promotionsphase einleitete. Hinsichtlich dieses sind wir auf ähnlich vage Spekulationen angewiesen wie für den Beginn. Es fällt nur auf, daß Medulloblastom und Glioblastom als die beiden typischen malignen neuroepithelialen Geschwülste zur Zeit der großen *hormonalen Umstellungen* gehäuft auftreten, das Medulloblastom zur Zeit der Pubertät, das Glioblastom zur Alters- und Geschlechtsinvolution (l. c., Abb. 12 a und c). Es ist weiter auffällig, daß gerade diese beiden malignen Gruppen die *Prädilektion* für die *Männer* zeigen (Abb. 12 a und c, l. c.), übrigens in Parallele auch zu gewissen dysgenetischen Geschwülsten (Pinealistumoren, Craniopharyngeome). Die gutartigen Geschwülste der Hirnbedeckungen — Neurinom und Meningeom — hingegen kommen häufiger bei Frauen vor.

Nun könnte man sich vorstellen, daß während der Zeit der hormonalen Revolution eine Entgleisung in den Steroidsystemen auftritt, wie das *Butenandt* mit seiner Schule in den letzten Jahren immer wieder diskutiert hat. Derartig entgleiste Steroide von Carcinogencharakter könnten dann im Sinne von *Fischer-Wasels* einen allgemeinen Faktor zur Geschwulstauslösung darstellen, der den örtlich präcancerotisch vorbereiteten Bezirk zum malignen Wachstum brächte. Wär das so, dann müßten aber doch häufiger „Mehrfachtumoren" auch im Hirn entstehen, d. h. neben Krebsen der Körperorgane „gleichzeitig ausgelöste" Glioblastome. Mir ist das praktisch nicht bekannt (l. c., S. 291). Allenfalls wäre ein solches Zusammentreffen eine äußerste Seltenheit. Durch Beobachtung läßt sich also eine solche Arbeitshypothese bisher noch nicht stützen.

Diese Gedanken bleiben also weiter Spekulationen, über deren begrenzte Bedeutung man sich klar sein sollte. Aber ich halte es für wichtig, daß auch die Kliniker sich durch derartige Diskussionen zur Beobachtung anregen lassen, wie wir das bei den Biologen jetzt sehen (*Burnet*, 1958). Die allgemeine Cancerologie hat einen technischen Höhepunkt erreicht, der bewundernswert ist, aber sie ist in ihrer Arbeitsrichtung und ihren Gedanken ziemlich starr festgelegt. Sie führt heute eine Fülle feinster Untersuchungen über das Wachstum der Geschwülste in Zellkulturen, über feinste Zellformen und Organellen im Elektronenmikroskop, über die Steroide, über den Stoffwechsel der Geschwülste, die Enzyme und Fermente und über die Einwirkung verschiedenster Carcinogene auf Form und Bild der entstehenden Geschwülste durch. Es fehlen aber doch wohl die großen neuen Ideen, wie sie seinerzeit etwa die *Warburg*schen Untersuchungen darstellten. Anderseits besteht auch die Gefahr, daß von den Beobachtungen am „Krebs in der Flasche" Anschauungen abgeleitet werden, die denen des spontanen Wachstums beim Menschen nicht mehr entsprechen. Oft geht der wirkliche Fortschritt in der Biologie von *ganz einfachen Gedanken* und *schlichten Beobachtungen am Menschen* selbst aus, die es nur mit wachen Augen zu gewinnen gilt. Wenn Sie dazu veranlaßt werden, der allgemeinen Cancerologie neue Anregungen vom Krankenbett aus zu geben, so ist das Ziel meiner Ausführungen erreicht. Denn ich fürchte, mit dem Messer und auch mit der Strahlenbehandlung wird es Ihnen in naher Zukunft kaum gelingen, das Glioblastom zu meistern.

Zusammenfassung

Es wird über die heutigen Kenntnisse der morphologischen und biologischen Eigenschaften des Glioblastoma multiforme berichtet. Die Definition dieser Geschwulstgruppe gründet sich auf das Gesamt der morphologischen Kriterien, unter denen die Gefäßarchitektur besonders charakteristisch ist. Differentialdiagnostisch muß das Glioblastom besonders von den polymorphen Spongioblastomen, Oligodendrogliomen und Astrocytomen (einschließlich Astroblastom) abgegrenzt werden. Das Auftreten großer Gefäße in einer Geschwulst scheint hier eine Entwicklung zum raschen Wachstum einzuleiten. Nimmt man die obige Definition für das multiforme Glioblastom, so ergeben sich recht eng korrelierte biologische Eigenschaften: ein malignes Verhalten sowie eine Prädilektion im Sitz, im Alter des Auftretens und für das männliche Geschlecht. Die spontane Entstehung der Glioblastome kennen wir ebensowenig wie die der Mehrzahl der Krebse. Die typische Prädilektion weist am ehesten auf einen dysontogenetischen Faktor hin. Die Bedeutung eines hypoxämischen Faktors in der embryonalen Ontogenese ist aber für die Ätiologie der Geschwülste bisher ebensowenig gesichert wie die der äußeren Faktoren, z. B. mechanischer Art (Trauma). Auch Erbfaktoren scheinen keine Bedeutung zu haben. Eine genauere biologische Anamnese des Krankheitsablaufes sollte der experimentellen Krebsforschung noch wichtige Hinweise geben können.

Summary

Our knowledge of the morphologic and biologic qualities of the glioblastomas are presented. The definition of this group of tumors is based on the sum of the morphologic criteria, amongst which the angioarchitectonics are especially characteristic. In differential diagnosis the glioblastoma must be differentiated from the polimorph spongioblastomas, the oligodendrogliomas and the astrocytomas (including astroblastomas). The presence of enlarged vessels seems to indicate an evolution towards rapid growth. Accepting the above mentioned definition for the gliobastoma multiforme, several closely related biological characteristics become apparent: malignant growth and predilection for a special site, age and the masculine sex. The spontaneous evolution of these tumors is unknown, as for the majority of cancers. The typical predilection apparently indicates an dysontogenetic factor. The importance of a hypoxaemic factor in the embryonal ontogenesis cannot be assured to play a role in the etiology, same as external factors, as for instance trauma. Hereditary factors apparently are of no importance. An exact biological anamnesis of the illness should be able to give experimental cancerology some hints.

Résumé

L'auteur expose les connaissances actuelles sur les particularités morphologiques et biologiques du glioblastome multiforme. La définition de ce groupe de tumeurs est basée sur l'ensemble de ses critères morphologiques, parmi lesquels son architecture vasculaire est particulièrement caractéristique. Au point de vue du diagnostic différentiel, on doit spécialement distinguer le glioblastome des spongioblastomes polymorphes, des oligodendrogliomes et des astrocytomes (y compris l'astroblastome). La présence de gros vaisseaux dans une tumeur paraît entrainer dans ce cas une croissance rapide. Si on adopte pour le glioblastome multiforme la définition ci-dessus, il s'ensuit des propriétés biologiques qui sont en très étroite corrélation: une allure maligne, une prédilection pour son siège, pour l'âge d'apparition et pour le sexe masculin. Nous savons peu de chose sur l'apparition spontanée des glioblastomes, comme sur celle de la plupart des cancers. Ses caractères de prédilection typiques font plutôt penser à un facteur dysontogénique. L'influence d'un facteur hypoxémique au cours de l'ontogénèse embryonnaire sur l'étiologie de ces tumeurs est cependant encore aussi peu certaine que celle de facteurs externes, par exemple de nature mécanique (trauma). Les facteurs héréditaires, eux aussi, ne semblent pas avoir d'influence. Une anamnèse biologique plus précise de l'évolution de cette affection devrait encore pouvoir fournir des indications importantes pour la recherche cancérologique expérimentale.

Riassunto

Riferisce le cognizioni attuali sulle proprietà morfologiche e biologiche del glioblastoma multiforme. La definizione di questo gruppo di tumori deriva da un insieme di criteri morfologici, fa i quali l'architettura vascolare è specialmente caratteristica. La diagnosi differenziale va fatta con lo spongioblastoma polimorfo, l'oligodendroglioma, l'astrocitoma (compreso l'astroblastoma). La comparsa di grossi vasi in un tumore preludere ad una rapida crescita. A questa definizione del glioblastoma polimorfo si collegano delle proprietà biologiche, quali il comportamento maligno, la predilezione per determinate sedi, l'età ed il sesso (maschile). Ben poco sappiamo sulla sua origine. Si può ammettere un fattore disontogenetico. La importanza di ipossiemia embrionale o di agenti esterni (traumi) è del tutto ipotetica. Altrettanto può dirsi per quanto riguarda la ereditarietà. Una adeguata anamnesi biologica del decorso della malattia potrebbe costituire un contributo allo studio sperimentale de cancro.

Resumen

Se presentan los conocimientos actuales sobre las cualidades morfológicas y biológicas de los glioblastomas. La definición de este grupo de tumores se basa en el aspecto general de los criterios morfológicos, entre los cuales la angioarquitectura es particularmente característica. En el diagnostico diferencial es importante la diferenciación de los espongioblastomas polimorfos, oligodendrogliomas y astrocitomas, incluso los astroblastomas. La aparición de vasos grandes dentro de un tumor parece preceder la evolución hacia un crecimiento rapido. Aceptando esta definicion para el glioblastoma multiforme, resultan caracteristicas biologicas estrechamente correlacionadas: comportamiento maligno asi como lugares de evolución preferida, edad del paciente y para el sexo masculino. Conocemos tan poco de la evolución espontánea de los glioblastomas como de los demás canceres. La predilección típica de este tipo de tumores parece indicar la presencia de un factor disontogenético. Pero la importancia de un factor hipoxemico en la ontogenesis embrionaria no ha podido ser demostrado como responsable, tampoco factores externos, como por ejemplo el trauma. Tambien los factores hereditarios parecen no jugar un papel. Una anamnesis mas detallada de la biologia de la enfermedad podría proveer al estudio del cancer de factores de importancia para la aclaración de este problema.

Literatur

Arseni, C., und *N. Marcovici,* Contribution à l'étude des conditions qui déterminent l'apparition et le développment des tumeurs cérébrales. Neuro-Chirurgie, Paris, *4* (1958), 222—238. — *Büchner, F.,* Diskussion zu den Vorträgen *Warburg, Nothdurft* und *Siebert.* In: Sonderbände zur Strahlentherapie, Bd. 34: Krebsforschung und Krebsbekämpfung. Urban & Schwarzenberg, 1956. — *Burnet, F. M.,* Joint session of the Federation. The biology of the cancer cell. Opening remarks. Fed. Proc. *17* (1958), 687—690. — *Butenandt, A.,* Biochemische Untersuchungen zum Problem der Krebsentstehung. Verh. Dtsch. Ges. inn. Med. 55 (1949), 342 bis 364. — *Calvo, W.,* Tumores encefalomedulares estudio morfologico y biologico. Arch. españ. morph., Suppl. 5 (1954), 1—173. — *Cervos,* Über das Stroma der Glioblastome. S.ber. Dtsch. Ges. Neurochir. Zbl. Neurochir. *18* (1958), 20. — *Diezel, P. B.,* und *E. Rottmann,* Histochemische Untersuchungen an „Rosenthalschen Fasern" in Ependymgranulationen und im Spongioblastom. Dtsch. Zschr. Nervenhk. *177* (1958), 222—234. — *Dos Santos, R.,* Arteriography in bone tumors. J. Bone Surg. *32* (1950), 15—19. — *Finkemeyer, H.,* Die Erscheinungsformen der Glioblastome in verschiedenen Hirnregionen. S.ber. Dtsch. Ges.

Neurochir. Zbl. Neurochir. *18* (1958), 23. — *Fischer, E.*, Gefäßbedingte Schädigungen bei offenen Hirnverletzungen, Abb. 6 c. Zbl. Neurochir. *6* (1941), 243. — *Goldmann, E. E.*, Studien zur Biologie der bösartigen Neubildungen. Bruns' Beitr. klin. Chir. *72* (1911), 1. — *Greene, H. S. N.*, The transplantation of tumors of the brain of heterologous species. Cancer Res. *11* (1951), 529—534. — *Greene, H. S. N.*, The significance of the heterologous transplantability of human cancer. Cancer News, N. Y., *5* (1952), 24—44. — *Harvald, B.*, und *M. Hauge*, On heredity of glioblastoma. Yb. Neurol., Chicago, 1957/58, S. 511. — *Hasenjäger, Th.*, Über die Ausbreitung ventrikelnaher Gliosarkome. Z. Neurol. *161* (1938), 153—159. — *Hodges, F. J., J. F. Holt, R. C. Bassett* und *L. J. Lemmen*, Reliability of brain tumor localization by roentgen methods. Amer. J. Roentgenol. 1954. — *Kahn, E. A.*, Gliomas of the cerebral hemispheres. In: Correlative Neurosurgery, S. 63—104. Thomas, Springfield, 1955. — *Kautzky, R.*, Gedanken zur Altersdisposition der Hirntumoren. Zbl. Neurochir. (im Druck). — *Kersting, G.*, Über die Gewebszüchtung der Glioblastome. S.ber. Dtsch. Ges Neurochir., Zbl. Neurochir. *18* (1958), 20. — *Klar, E., J. Becker* und *K. E. Scheer*, Eine kombinierte chirurgisch-radiologische Behandlung beim Glioblastoma multiforme mit radioaktivem Kobalt Co^{60}. Langenbecks Arch. Klin. Chir. *280* (1954), 55—65. — *Krause, G.*, und *K. J. Zülch*, Über die Häufigkeit der Hirntumorarten in den verschiedenen Regionen. Zbl. Neurochir. *11* (1951), 221—230. — *Nothdurft, H.*, Experimentelle Sarkome durch reizlos einheilende Fremdkörper. In: Sonderbände zur Strahlentherapie, Bd. 34, S. 14—27: Krebsforschung und Krebsbekämpfung. Urban & Schwarzenberg, 1956. — *Obrador, S.*, Discusion. In: Tumores intracraniales, S. 163—165, Monografía del Instituto Nacional de Oncología, Madrid, 1955. — *Penfield, W.*, Principles of the pathology of neurosurgery, Kap. VI, S. 303—347, Loose leaf surgery. Nelson & Sons, 1927, Suppl. 1932. — *Pia, H. W.*, Klinik und Syndrome der Schläfenlappengeschwülste. Fortschr. Neurol. *21* (1953), 555—595. — *Rössle, R.*, Stufen der Malignität. S.ber. Dtsch. Akad. Wiss., Kl. med. Wiss. Akademie-Verlag, Berlin, 1950. — *Russell, D. S.*, Polar spongioblastomas: their place in the glioma series. Excerpta med., Neurol. Psychiatr. *8* (1955), 818. — *Sanz Ibanez*, Discusion. In: Tumores intracraniales, S. 167—171, Mongrafía del Instituto Nacional de Oncología. Madrid, 1955. — *Scheinker, J. M.*, Neurosurgical pathology, S. 1—370. Thomas, Springfield, 1948. — *Scherer, H. J.*, Gliomstudien I: Die Bedeutung des Mesenchyms in Gliomen. Virchows Arch. path. Anat. *291* (1933), 321—340. — *Scherer, H. J.*, Critical review: The pathology of cerebral gliomas. J. belge neurol. psychiatr. *3* (1940), 147—177. — *Schiefer, B.*, Untersuchungen über die experimentelle Erzeugung von Gehirntumoren mit Methylcholanthren an Mäusen und Ratten, unter besonderer Berücksichtigung der Bedeutung der Lokalisation des Carcinogens für die Art der entstehenden Geschwülste. Inaug.-Diss., München, 1957. — *Schürmann, K.*, Zbl. Neurochir. *11* (1951), 285. — *Schürmann, K.*, Die klinische Symptomatologie der raumfordernden Prozesse der Frontallappen. Zbl. Neurochir. *18* (1958), 5—6. — *Teltscharow, L.*, und *K. J. Zülch*, Das Astrocytom des Großhirns vom pathologisch-anatomischen Standpunkt aus. Arch. Psychiatr. *179* (1948), 691—722. — *Tönnis, W.*, und *W. Walter*, Das Glioblastoma multiforme. Acta Neurochir., Suppl. VI, 40. — *Warburg, O.*, Über die Entstehung der Krebszellen. In: Sonderbände zur Strahlentherapie, Bd. 34, S. 3—13: Krebsforschung und Krebsbekämpfung. Urban & Schwarzenberg, 1956. — *Udvarhelyi, J. B., W. Walter* und *W. Schiefer*, Die Gefäßstruktur des Glioblastoma multiforme in angiographischer und histologischer Darstellung. Acta neurochir., Wien, *4* (1955), 109—127. — *Willis, R. A.*, Pathology of tumours. Butterworths & Co., London, 1953. — *Zimmerman, H. M.*, The nature of gliomas as revealed by animal experimentation. Amer. J. Path. *31* (1955), 1—30. — *Zülch, K. J.*, Die

Gefäßversorgung der Gliome. Zschr. Neurol. *167* (1939), 585—592. — *Zülch, K. J.,* Über das „sog." Kleinhirnastrocytom. Virchows Arch. path. Anat. *307* (1940), 222 bis 252. — *Zülch, K. J.,* Diskussionsbemerkungen zu den Frontallappengeschwülsten. Zbl. Neurochir. *11* (1951), 286—287. — *Zülch, K. J.,* Die Hirngeschwülste. Barth, Leipzig, 1951. — *Zülch, K. J.,* Discusion. In: Tumores intracraniales, S. 166, Monografía del Instituto Nacional de Oncología, Madrid, 1955. — *Zülch, K. J.,* Problems in the diagnosis of oligodendrogliomas. Excerpta med., Neurol. Psychiatr. *8* (1955), 816. — *Zülch, K. J.,* Klassifikation und morphologisches Bild der Hirntumoren und ihre Bedeutung für die klinische Diagnose. Regensb. Jb. ärztl. Fortb. *6* (1957/58), 1—13. — *Zülch, K. J.,* Hirnschwellung und Hirnödem. Dtsch. Zschr. Nervenhk. *170* (1953), 179—208.

Aus der Neurochirurgischen Universitätsklinik Zürich
(Direktor: Prof. *H. Krayenbühl*)

Anamnese und Klinik des Glioblastoma multiforme

Von

H. Krayenbühl

Mit 6 Textabbildungen

Eine Bearbeitung der Anamnese und Klinik des Glioblastoma multiforme ohne Berücksichtigung der Neuroradiologie mag auf den ersten Blick ein müßiges Unterfangen darstellen, glaubt man sich doch in jene in nicht allzu großer Ferne liegende Zeit zurückversetzt, in welcher die ausschließlich auf neurologischen Untersuchungsmethoden beruhende Diagnostik im großen und ganzen nicht über Vermutungsdiagnosen mit Indikation zur Probetrepanation hinaus gelangte. Trotzdem habe ich es als reizvoll empfunden, an Hand des eigenen Krankengutes von 422 Fällen die Semiologie des bösartigsten Hirntumors zu analysieren, um Wert und Bedeutung der Symptome und Zeichen als Einzelerscheinungen zu erkennen und in ihrer Gesamtheit für die Diagnose und Prognose der Hirnerkrankung zu beurteilen. Dieses Studium hat mich erneut zur Überzeugung gebracht, daß die neurologische Untersuchung die Grundlage zur klinischen Beurteilung der vorliegenden Erkrankung abgibt und es uns ermöglicht, die Verhaltensweise der verschiedenen Kranken in phänomenologischer und funktioneller Hinsicht zu erahnen oder gar zu erfassen. Die klinisch-neurologischen Bemühungen ermöglichen erst eine kritische neuroradiologische Untersuchungstechnik und gewähren eine sinnvolle therapeutische Indikationsstellung und eine prognostische Beurteilung mit einem hohen Maß von Sicherheit. Es ist meine Absicht, an Hand des eigenen Krankengutes zu versuchen, auf gewisse Eigentümlichkeiten im Ablauf des Glioblastoms hinzuweisen und damit unsere Kenntnisse dieser heute noch so prekären Hirnerkrankung zu erweitern.

Tabelle 1. *422 bestätigte Fälle von Glioblastoma multiforme*

Geschlechtsverteilung:	Männer	256	=	60,6%
	Frauen	166	=	39,4%

In Tab. 1 ist ersichtlich, daß das männliche Geschlecht beinahe um ein Drittel häufiger betroffen wird als das weibliche. Abb. 1 zeigt, daß praktisch in jedem Lebensalter das Glioblastom vorkommt, daß aber die 5. und vor allem die 6. Lebensdekade den weitaus größten Befall zeigt. Sowohl in früher Jugend als auch im hohen Alter ist die Krankheit ein seltenes Ereignis. Es erstaunt deshalb nicht, daß gerade in solchen Situationen die richtige Diagnose nicht allzu selten verfehlt wird. So erinnere ich mich eines elfjährigen Knaben, welchen ich zu Beginn meiner neurochirurgischen Laufbahn im Konsilium gesehen habe und welcher kurz zusammengefaßt die folgende Krankengeschichte hatte:

Ein halbes Jahr vor Einweisung in das Kinderspital Zürich erkrankte der Knabe an plötzlich auftretenden, einige Sekunden dauernden absenceartigen Anfällen mit Erblassen des Gesichtes und nachfolgendem Erröten, schmatzenden Bewegungen des Mundes verbunden mit Speichelfluß, Hin- und Herneigen des Kopfes und Unansprechbarkeit für einige Sekunden. Diese Anfälle, heute zweifelsohne als temporale Anfälle zu deuten, ereigneten sich besonders häufig in der Schule und während Prüfungen, so daß von gewisser Seite das Krankheitsbild als hysterische Anfälle von Ptyalismus gedeutet wurde. Einige Monate später gesellten sich Kopfschmerzen, Schwindel, Erbrechen und schließlich Doppeltsehen hinzu. Während mehrwöchigem Spitalaufenthalt ließ sich nie eine Stauungspapille feststellen, hingegen entwickelten sich eine doppelseitige Abducensparese, doppelseitige periphere Facialisparese und eine ge-

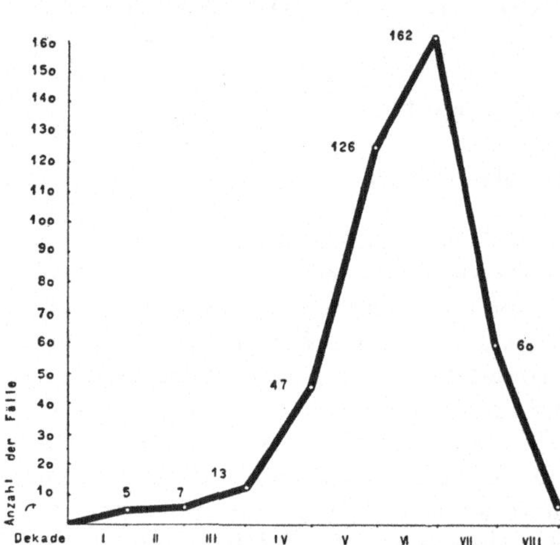

Abb. 1. Häufigkeit des Glioblastoma multiforme nach Lebensalter bei 422 Fällen.

wisse Unsicherheit im Gehen. Mehrfache Lumbalpunktionen ergaben normale bis leicht erhöhte Druckwerte bis zu 250 mm HO, xanthochromen Liquor mit einer Vermehrung des Gesamteiweißes auf 200 bis 1570 mg% ohne Pleocytose. Zeitweise stellten sich epileptiforme Anfälle ein, wurden aber schließlich seltener, und nach vierwöchigem Klinikaufenthalt wurde der Knabe in ausgezeichnetem Zustand nach Hause entlassen. Die Gesichts- und Augenmuskellähmungen bildeten sich ganz zurück. Die Wahrscheinlichkeitsdiagnose wurde auf eine besondere Form der *Guillain-Barré*schen Krankheit gestellt. Doch 3 Wochen später erkrankte der Knabe zu Hause plötzlich wiederum an heftigsten Kopfschmerzen, und nach wenigen Tagen starb er in einem epileptiformen Anfall.

Die Autopsie ergab wider Erwarten ein Glioblastoma multiforme des rechten Temporallappens, auf Centrum semiovale und rechten Seitenventrikel übergreifend.

Zweifellos würde heute diese Schläfenlappenepilepsie mit der Elektroencephalographie pathogenetisch erfaßt, und die verwirrenden neurologischen Symptome und Liquorveränderungen würden als Zeichen des schweren Hirndrucks und als Folge der ventrikelnahen Ausbreitung des malignen Tumors gedeutet.

Abb. 2 befaßt sich mit der topischen Lokalisation des Glioblastoms. Es zeigt sich, daß das Befallensein der linken, also dominanten Großhirnhemi-

sphäre deutlich überwiegt. Das Glioblastom des Balkens und der Stammganglien ist gegenüber dem Hemisphärenglioblastom sehr selten. Simultan
auftretende, multiple Glioblastome sind ebenfalls selten: in unserem
Krankengut finden sich einmal doppelseitige Occipitallappenglioblastome

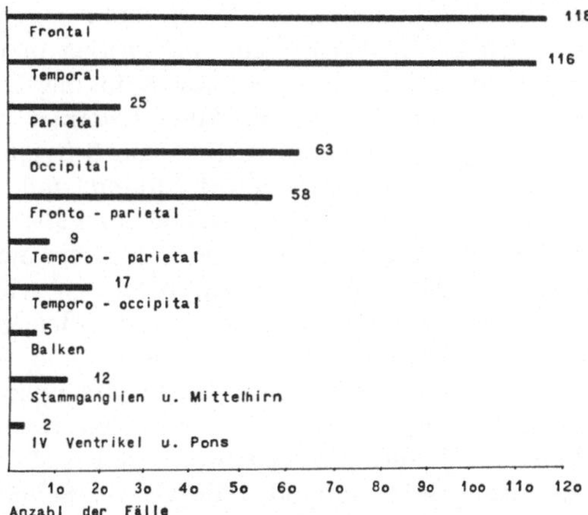

Abb. 2. Topische Lokalisation der Glioblastoma multiforme (422 Fälle bzw. 425 Tumoren). Seitenlokalisation: Rechts 192. Links 224. Mitte 8 = 424 Tumoren, wovon 2 doppelseitig. In 3 Fällen
multiple Tumoren, wovon 2 doppelseitig und 1 einseitig.

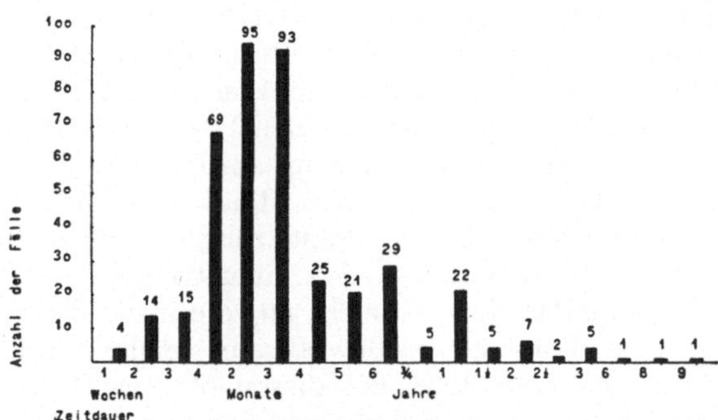

Abb. 3. Bis zur Klinikaufnahme errechnete Zeitdauer der anamnestisch feststellbaren Symptome
bei 422 Fällen von Glioblastoma multiforme.

und einmal ein occipitales und frontales Glioblastom ohne Mitbefallensein
des Balkens und einmal ein frontales und parietales Glioblastom der gleichen Hemisphäre ohne makroskopische Beziehung zueinander. Die Lieblingslokalisation des Glioblastoms ist das Stirnhirn und Schläfenhirn und
an dritter Stelle kommt das Occipitalhirn. Alle übrigen Lokalisationen sind
wesentlich seltener.

Über die Krankheitsentwicklung gibt Abb. 3 Aufschluß. Sie bestätigt
die bekannte Tatsache, daß sich die Krankheitserscheinungen innerhalb

einiger Monate rasch entwickeln; die große Mehrzahl der Kranken kommt nach 2 bis 3 Monaten in klinische Behandlung. Eine präklinische Krankheitsdauer bis zu einem Jahr ist schon wesentlich seltener und eine große Ausnahme bilden längere Krankheitsentwicklungen bis zu mehreren Jahren, in welchen Fällen die Möglichkeit der malignen Entartung eines primär gutartigen Glioms zur Diskussion stehen mag. Sehr kurze Anamnesen von einigen Tagen und 2 bis 3 Wochen sind im großen und ganzen ebenfalls seltene Vorkommnisse, müssen aber besonders in der Differentialdiagnose gegenüber einem Subduralhämatom im Auge behalten werden.

Die *Symptomatologie* wird gemäß Abb. 4 von 3 Symptomen beherrscht: den Kopfschmerzen, psychischen Veränderungen und Lähmungserscheinungen. In unserem Krankengut weisen 82,7% der Fälle mehr oder weniger schwere *motorische Lähmungserscheinungen* auf. Diese umfassen Intensitätsgrade von der latenten Hemiparese bis zur massiven schlaffen Hemiplegie und äußern sich einerseits im Absinken der Gliedmaßen im Positionsversuch und im Nachweis von Pyramidenbahnsymptomen und anderseits in mehr oder weniger schweren motorischen Prädilektionshemiparesen, meistens mit Überwiegen der Lähmung im Arm. Die sensiblen Hemiparesen sind seltener, währenddem die hemianopischen Störungen (siehe unten) wesentlich häufiger sind, entsprechend dem großen Befall der Sehbahn bei Temporal- und Occipitallappenglioblastomen. Die Gesichtsfeldstörungen dürften noch häufiger in Erscheinung treten, als dies aus unserer Tabelle ersichtlich ist, weil eine große Zahl der Kranken infolge schwerster psychischer Alteration zu einer konzentrierten Kooperation bei der Gesichtsfeldprüfung unfähig ist. Damit kommen wir zu den *psychischen Veränderungen* beim Glioblastom. Auch hier wird ein großer Prozentsatz erreicht, nämlich 77,2%. Also über zwei Drittel an Glioblastom Erkrankter sind psychisch mehr oder weniger alteriert. In Übereinstimmung mit den Feststellungen von *Walther-Büel* äußert sich die psychische Veränderung am häufigsten im *organischen Psychosyndrom* mit der charakteristischen Trias von Gedächtnisstörung, Störung der Assoziationstätigkeit und Veränderung der Affektivität. Die Gedächtnisstörung betrifft vorzugsweise das Jüngstvergangene; beim rasch sich entwickelnden Glioblastom spielt nicht nur die mangelhafte Engraphie, sondern sehr oft eine Trübung des Bewußtseins, einhergehend mit einer Aufmerksamkeitsstörung eine Rolle. Bei diesen oft unauffälligen Kranken läßt sich im Gespräch und äußeren Verhalten eine leichte Herabsetzung der Merkfähigkeit nachweisen. Bei fortgeschrittener Störung kommt es auch ohne Bewußtseinstrübung zu Verlangsamung, Ungenauigkeit der Auffassung, Konfabulation und Störung der Orientierung. Die letztere betrifft zuerst meist die Kategorie der Zeit. Die räumliche Orientierung wird in der Regel erst dann als gestört angetroffen, wenn schon zeitliche Desorientiertheit besteht. Bei fehlender Krankheitseinsicht ist der persönliche Zusammenhang mit der Umgebung und damit die Orientierung in der Situation mehr oder weniger beeinträchtigt. Die Störungen der Auffassung sind ebenfalls sehr häufig, aber nicht so leicht faßbar wie die Merkstörung. Äußerst charakteristisch ist die Störung der Affektivität, nämlich einerseits die Labilität zu leichtem und überschüssigem Ansprechen der Affekte und anderseits die rasch zunehmende Verstumpfung auf emotionalem Gebiet bis zur Demenz. Daß das organische Psychosyndrom gerade beim in der 5. und 6. Lebensdekade so häufigen Glioblastom besonders auffällig ist, dürfte die Feststellung von *Walther-Büel* bestätigen, daß dasselbe erst von einem gewissen Alter des Patienten an in Erscheinung tritt, währenddem die Bewußtseinstrübung vom Alter des Patienten ziemlich unabhängig ist und vor allem als Zeichen der Wachstumsgeschwindigkeit des Tumors imponiert. *Reichhardt* hat die zutreffende Deutung gegeben, daß je jünger und widerstandsfähiger das Gehirn ist, um so stärker der Hirndruck sein muß, um psychische Störungen hervorzurufen. Währenddem das organische Psychosyndrom in unseren Fällen zwangslos der Ausdruck einer allgemeinen funktionellen Beeinträchtigung oder diffusen organischen Schädigung bei beliebiger Tumorlokalisation ist, treten die mehr oder weniger ausgeprägten Störungen des Bewußtseins erst in den fortgeschrittenen Stadien der Krankheit auf, wenn es infolge Zunahme des Hirndrucks zur Schädigung des Hirnstamms kommt. Gegenüber den Mitteilungen der Literatur sind in unserem Krankengut Fälle mit ausgesprochenem hirnlokalem Psychosyndrom wie Stirnhirnsyndrom wesentlich seltener. Sie kamen zur Beobachtung bei ausgedehnten Stirnhirnbasisgliomen, bei Stirnhirngliomen mit Übergang auf den Balken und bei primären Balkengliomen. Schwerer Antriebsmangel, kataleptische Haltung, Greifreflex, Einnässen, „Verfall der Gesittung" standen im Vordergrund. Im Gegensatz zum organischen Psychosyndrom handelt es sich hier um ein ortsspezifisches hirnlokales Psychosyndrom. Wir müssen uns aber stets im klaren sein, daß abgesehen von Lokalisation und Ausdehnung des neoplastischen Prozesses für die Entwicklung der Psychosyndrome vor allem Alter, Konstitution und Heredität eine Rolle spielen.

In der Symptomatologie nehmen *Kopfschmerzen* die dritte Stelle ein (75,5% aller Fälle). Die Durchsicht unserer Fälle ergibt, daß der Kopfschmerz beim Glioblastom im allgemeinen nicht sehr intensiv ist, daß er recht häufig zur Läsion homolateral, sei es frontal oder occipital, auftritt. Selten treten schwerste Kopfwehkrisen in Erscheinung, dementsprechend kommen in unserem Krankengut Einklemmungserscheinungen relativ selten zur Beobachtung. Recht oft jedoch, praktisch ungefähr zur Hälfte, ist das Kopfweh mit Erbrechen vergesellschaftet.

Als ein wichtiges Symptom ist weiterhin die *symptomatische Epilepsie* zu erwähnen. Diese tritt in einem Drittel aller Fälle auf, nämlich in 34,5%, und zwar entweder als unspezifische generalisierte Epilepsie oder als fokale *Jackson*sche Epilepsie mit Überwiegen der ersteren. Währenddem die unspezifische generalisierte Epilepsie in der überwiegenden Mehrzahl der Fälle bei frontaler, weniger temporaler Tumorlokalisation auftritt, tritt die *Jackson*sche Epilepsie insbesondere bei fronto-parietaler und parietaler Tumorausbreitung in Erscheinung. Es erscheint bemerkenswert, daß Uncinatuskrisen selten angegeben werden. Dies ist auffallend, wenn man bedenkt, daß es sich bei der Großzahl von Glioblastomen um Temporallappentumoren handelt und daß beim temporalen Astrocytom die Uncinatuskrise ein sehr häufiges Symptom ist.

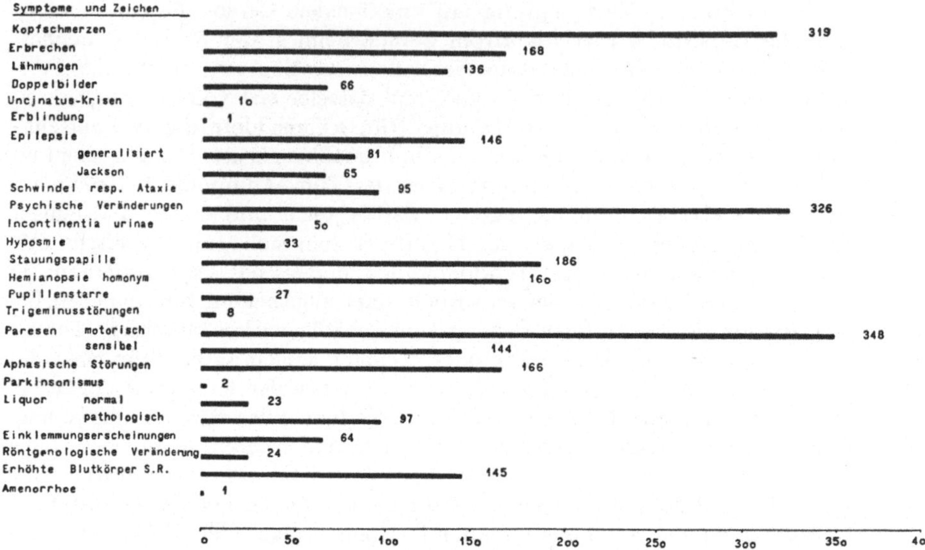

Abb. 4. Häufigkeit der Symptome und neurologischen Zeichen bei 422 Fällen von Glioblastoma multiforme.

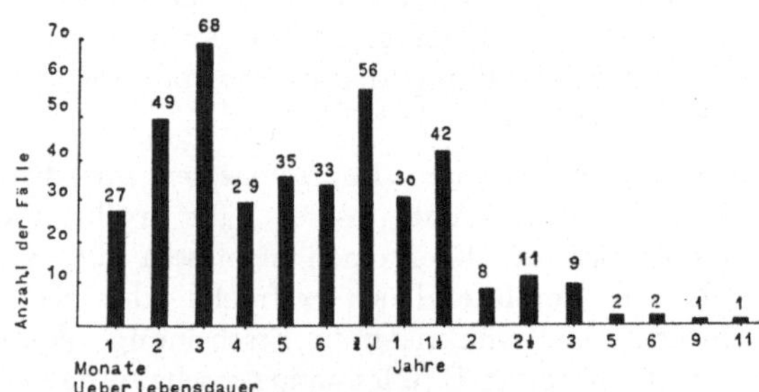

Abb. 5. Durchschnittliche Überlebensdauer (vom Anbeginn der Krankheit) bei 403 Patienten mit Glioblastoma multiforme.

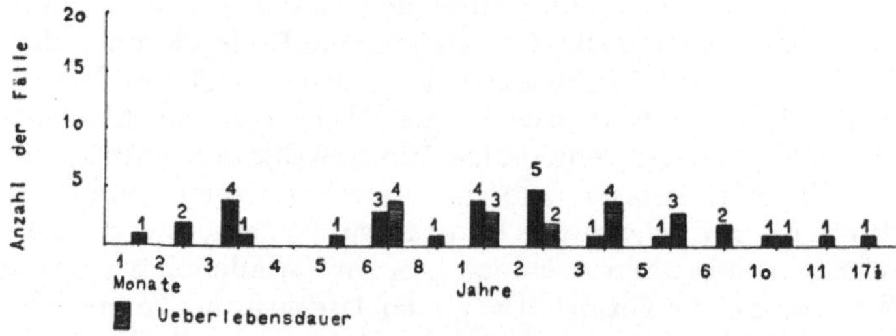

Abb. 6. Bis zur Klinikaufnahme errechnete Zeitdauer der anamnestisch feststellbaren Symptome bei 24 Fällen von malignen Gliomen.

Von den in der Abb. 4 aufgeführten neurologischen Zeichen bedürfen die Stauungspapille und die Gesichtsfeldstörung besonderer Erwähnung. Die *Stauungspapille* tritt in über einem Drittel der Fälle (44,07%) auf, und zwar im allgemeinen unabhängig von der Tumorlokalisation. Hervorzuheben ist lediglich die Feststellung, daß die Stauungspapille besonders beobachtet werden konnte, einerseits in Fällen mit sehr akutem Verlauf bzw. apoplektiformem Beginn und anderseits bei Fällen mit einer anamnestischen Zeitdauer von über einem Vierteljahr. Der *Gesichtsfeldstörung* kommt große lokalisatorische Bedeutung zu: in 37,8% aller Fälle tritt sie als vollständige kongruente homonyme Hemianopsie oder als untere Quadrantenanopsie bei occipitaler Tumorlokalisation, und als mehr oder weniger vollständige, oft inkongruente homonyme Hemianopsie oder als obere Quadrantenanopsie bei temporalem Tumorsitz in Erscheinung. Bei den übrigen Tumorlokalisationen ist eine Gesichtsfeldstörung außerordentlich selten, gelegentlich kommt sie bei sehr großen frontalen Glioblastomen vor.

Die Störung des Geruchssinnes, eine *Hyposmie*, wurde in den beobachteten Fällen stets homolateral zum Tumor angetroffen, und zwar ausschließlich bei frontalem, weniger bei temporalem Tumorsitz.

Die erhöhte *Senkungsgeschwindigkeit* der Erythrocyten wurde in einem Drittel der Fälle beobachtet und konnte im allgemeinen nicht ohne weiteres mit sekundären Lungenkomplikationen oder sonstigen Infekten in Beziehung gebracht werden.

Ohne Berücksichtigung der durchgeführten Therapie konnte bei 403 Patienten der ganze Krankheitsverlauf verfolgt werden. In der statistischen Zusammenstellung von Abb. 5 ist bemerkenswert, daß im Ablauf der Glioblastome zwei Verlaufsformen zur Beobachtung kommen, nämlich eine hochmaligne, welche durch den Exitus letalis innerhalb der ersten 3 Monate charakterisiert ist, und eine etwas weniger maligne mit einer Überlebensdauer bis zu einem Jahr. Längere Beobachtungszeiten sind Seltenheiten, kommen aber doch immer wieder vor.

Abschließend wird auf eine besondere Gliomgruppe, das sogenannte maligne Gliom hingewiesen, welches vom Pathologen nicht mit Sicherheit als Glioblastom angesprochen werden kann, bei welchem aber die Malignität außer Zweifel zu stehen scheint. Das Bemerkenswerte in der Zusammenstellung unserer 24 Fälle (Abb. 6) besteht darin, daß sich diese Gliome biologisch nicht so maligne verhalten wie das Glioblastom, denn die Mehrzahl weist eine Überlebensdauer von mehreren Jahren auf. Man muß sich allerdings bewußt bleiben, daß in vielen Fällen die histologische Beurteilung einer gewissen Problematik nicht entbehrt.

Zusammenfassend ist festzustellen, daß Anamnese und neurologische Untersuchungsmethoden eine weitgehende Sicherheit in der diagnostischen Lokalisation und Prognose des raumfordernden intrakraniellen Prozesses vermitteln und damit eine gezielte Indikationsstellung zur Durchführung der neuroradiologischen Untersuchungsmethoden erlauben, welch letztere jedoch erst eine sichere Lokal- und Artdiagnose und Prognose ermöglichen.

Zusammenfassung

An Hand eines Krankengutes von 422 klinisch beobachteten Patienten mit Glioblastomen wird die Semiologie dieses bösartigsten Hirntumors analysiert. Es ergibt sich, daß Glioblastome beim männlichen Geschlecht häufiger (60,6%) als beim weiblichen (39,4%) vorkommen. Sie finden sich in jedem Lebensalter, bevorzugen aber die 5. und 6. Lebensdekade. Sie sitzen häufiger in der dominanten als in der nicht dominanten Großhirnhemisphäre. Glioblastome des Balkens und der Stammganglien sind viel seltener als Glioblastome der Großhirnhemisphären. Lieblingslokalisationen sind das Stirn- und Schläfenhirn, gefolgt vom Occipitallappen. Die Krankheitsentwicklung verläuft bei der großen Mehrzahl der Patienten rasch und führt 2 bis 3 Monate nach Beginn zur Behandlung. Die Symptomatologie wird vorwiegend von Kopfschmerzen, psychischen Veränderungen im Sinne eines organischen Psychosyndroms und Lähmungen beherrscht. Außerdem spielt die symptomatische Epilepsie eine wichtige Rolle. Stauungspapillen finden sich nicht ganz bei der Hälfte der Patienten. Die Blutsenkungsgeschwindigkeit war in einem Drittel der Fälle erhöht.

Summary

By means of records of 422 clinically observed patients with glioblastomas the semeiology of these malignant tumours was analysed. This analysis showed that males were affected more commonly (60,6%) than females (39,4%). They occur in all age groups but especially in the 5th and 6th decades. They are more frequent in the dominant hemisphere than in the non-dominant one. Glioblastomas of the brain stem and the basal ganglia are much rarer than in the cerebral hemispheres. They occur most commonly in the frontal and temporal lobes, and next in frequency in the occipital lobe. In the great majority of patients the course of the illness is short and lasts only 2—3 months from the first symptom to the time of treatment. The main symptoms were headaches and mental changes (usually in the form of an organic psychosis) and pareses. Symptomatic epilepsy also plays a prominent role. Half of the patients did not show papilloedema. The erythrocyte sedimentation rate (ESR) was raised in one third of the cases.

Résumé

D'après une série de 422 cas de glioblastome observés cliniquement l'auteur analyse la séméiologie de cette tumeur maligne. Il en ressort que les glioblastomes sont plus fréquents (dans le sexe masculin) (60,6%) que (dans le sexe féminin) (39,4%). Ils existent à tout âge, mais sont plus fréquents dans les 5ème et 6ème décades de la vie. Ils sont situés plus souvent dans l'hemisphère cérébral dominant que dans l'hémisphère non dominant. Les glioblastomes du corps calleux et des noyaux de la base sont beaucoup plus rares que ceux des hémisphères cérébraux. Les localisations de prédilection sont les lobes frontaux et temporaux, suivis par le lobe occipital. L'évolution de cette affection est rapide chez la grande majorité des malades, et les amène à se faire soigner 2 à 3 mois après le début. La symptomatologie est de façon très prédominante faite de céphalées, d'altérations psychiques dans le sens d'un syndrome psychique organique, et de paralysies. De plus, l'épilepsie symptomatique tient une place importante. Il n'existe une stase papillaire que dans un peu moins de la moitié des cas. La vitesse de sédimentation globulaire est augmentée dans un tiers des cas.

Riassunto

Sulla base di un materiale di 422 pazienti con glioblastomi multiformi studiati clinicamente viene analizzata la semeiologia di questo tumore cerebrale maligno. Risulta che il glioblastoma colpisce più spesso (60,6%) il sesso maschile che il sesso femminile (39,4%). Si può riscontrare in ogni età, ma preferisce la 5a e 6a decade. Questi tumori hanno sede più frequentemente nell'emisfero dominante. I glioblastomi del corpo calloso e dai gangli basali sono molto più rari di quelli degli emisferi cerebrali. Sedi di predilezione sono i lobi frontale e temporale seguiti da quello occipitale. Il decorso della malattia nella maggior parte dei casi, è rapido e conduce i pazienti dal medico a distanza di 2—3 mesi dall'inizio della malattia. La sintomatologia è dominata dalla cefalea, da alterazioni psichiche sotto forma di una sindrome psichica organica, e da paralisi. Stasi papillare manca in circa la metà dei casi. La velocità di sedimentazione era aumentata in un terzo dei casi.

Resumen

Se analiza la semiologia clinica de 422 casos de glioblastoma multiforme. Este analisis muestra que el sexo masculino es afectado mas frecuentemente (60,6%) que el femenino (39,4%). Ocurren en todos las edades, pero son mas frecuentes entre la 5 y 6 década, ocurriendo preferentemente en el hemisferio dominante. Los glioblastomas de los ganglios basales y del tronco cerebral son mucho menos frecuentes que los de los hemisferios cerebrales, donde se los observa principalmente en los lobulos frontal, temporal y occipital por orden de frecuencia. En la gran mayoria de los pacïentes el curso de la enfermedad es corto y tarda por lo general de 2 a 3 meses entre la aparición de los primeros sintomas y el tratamiento. Los síntomas principales son la cefalea y los cambios psíquicos (frecuentemente una psicosis orgánica) y las paresis. La epilepsia sintomática también juega un papel importante. La mitad de los pacientes no tenia signos de papiledema. La velocidad de sedimentación estaba acelerada en un tercio de los casos.

Literatur

Reichhardt, M., zit. bei *Walther-Büel.* — *Walther-Büel, H.,* Die Psychiatrie der Hirngeschwülste. Acta neurochir., Wien, Supplementum II, Wien: Springer-Verlag, 1951.

Aus der Neurochirurgischen Universitätsklinik (Prof. Dr. W. *Tönnis*) und dem Max-Planck-Institut für Hirnforschung, Abteilung für Tumorforschung und experimentelle Pathologie (Prof. W. *Tönnis*)

Das Glioblastoma multiforme

(Bericht über 2611 Fälle)

Von

W. Tönnis und **W. Walter**

Mit 8 Textabbildungen

Bereits 1932 war uns das hellrote Blut in den Venen im Bereich eines Glioblastoms aufgefallen. Dazu kam dann der angiomatöse Charakter im Arteriogramm, den wir in 50% der Fälle fanden. Erst 1936 wurde von uns (*Tönnis*) darüber auf der Mitteldeutschen Chirurgentagung in Magdeburg bei *Löhr* und im Januar 1937 in London auf dem Kongreß der British Society of Neurological Surgeons berichtet. Seitdem sind diese Beobachtungen in vielen Arbeiten bestätigt worden, aber die pathophysiologische Bedeutung und die funktionelle Auswertung dieses abnormen Tumorkreislaufes haben anscheinend nicht das Interesse gefunden, das sie verdient gehabt hätten. Liegt doch ein großer Teil des Wesens der Glioblastome in diesen kreislaufmäßigen Besonderheiten begründet. Auch die differentialdiagnostische Abgrenzung gegenüber den malignen Astrocytomen und Oligodendrogliomen, Metastasen und Sarkomen im Angiogramm und klinisch gegenüber den Abszessen und subduralen Hämatomen muß diese Besonderheiten berücksichtigen.

Gehen wir vom klinischen Bilde aus, so steht als besonders charakteristisches Symptom neben der kurzen, wenige Wochen oder Monate betragenden Anamnese die frühzeitige Bewußtseinseinschränkung im Vordergrund. Einige subdurale Hämatome und Abszesse oder Metastasen bieten das gleiche klinische Bild. Dieser Bewußtseinsstörung — bereits im Beginn einer kurzen Vorgeschichte — begegnen wir — abgesehen von akuten Hämatomen nach Traumen oder Rupturen von Aneurysmen oder Angiomen — bei Geschwülsten kaum und dann auch nur in den letzten Stadien des Krankheitsgeschehens.

Diese Beobachtungen legen es nahe, daß es sich hier um eine Auswirkung der intrakraniellen Drucksteigerung auf die Hirndurchblutung handelt, wobei der Grad der Drucksteigerung bestimmend für das verschiedene Verhalten der einzelnen Geschwülste ist. Daß die Hirndurchblutung bei gesteigertem intrakraniellem Druck verringert wird, haben entgegen *Williams* und *Lennox* (1939) *Courtice* (1940) und später *Kety* und Mitarbeiter gezeigt. Eine Zunahme des intrakraniellen Druckes, ob auf dem Umweg über eine Liquordrucksteigerung oder durch ein Hirnödem, muß zu einer Erhöhung des peripheren Gefäßwiderstandes und damit auch zu einer Verlangsamung der Zirkulation führen. Sie kann nur im Serienangio-

Tabelle 1. *Zirkulationszeit bei Hirntumoren mit verschieden starkem Hirndruck. Die Glioblastome zeigen den höchsten Hirndruck mit entsprechend verlängerter Hirnzirkulationszeit (mit Odelca-Film bestimmt). (Aus der Arbeit F. J. Rausch und W. Schiefer)*

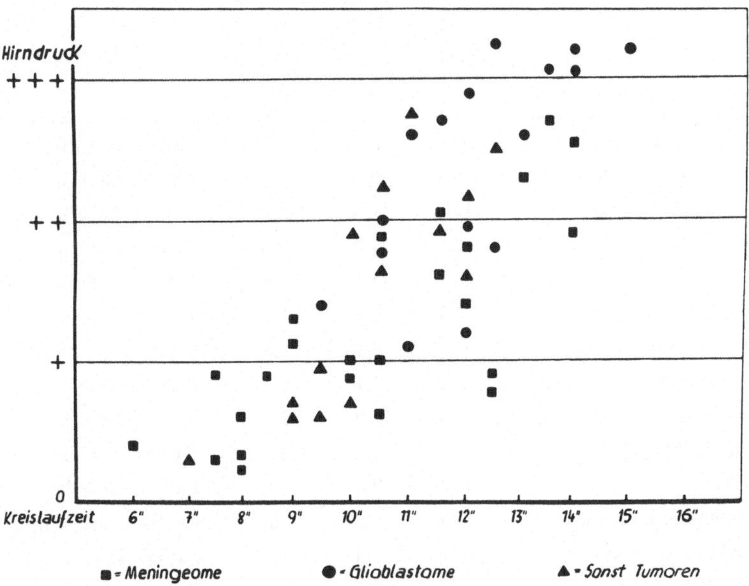

gramm erfaßt werden. Schon auf den Tagungen in München und Bad Ischl wurde deshalb von uns auf die Bedeutung dieser Untersuchungsmethode für die Erforschung der Pathophysiologie des Blutkreislaufes im menschlichen Gehirn hingewiesen. Eigenartigerweise hat die Verlangsamung der Hirnzirkulation im Serienangiogramm bisher wenig Beachtung gefunden, obwohl doch hieraus Rückschlüsse auf das Vorliegen eines raumbeengenden Prozesses und auf das Ausmaß der Drucksteigerung möglich gewesen wären.

Mit der örtlichen Zirkulationsverlangsamung in der Tumorumgebung bzw. der Auswirkung eines gerichteten Druckes auf den Carotissyphon haben sich *Riechert* (1949), *Krayenbühl* und *Richter* (1952) beschäftigt. Auf die sich aus der allgemeinen Zirkulationsverlangsamung ergebenden artdiagnostischen Möglichkeiten wurde von uns 1954 hingewiesen (*Tönnis* und *Schiefer*). 1955 haben *Albrecht* und *Dressler*, 1956 *Greitz* sowie *Woringer*, *Langs*, *Braun* und *Baumgartner* weitere Beobachtungen hierzu mitgeteilt. *Woringer* und Mitarbeiter haben im Tierversuch wie am Menschen die Zirkulationsverlangsamung bei intrakranieller Drucksteigerung bestätigt. *Schiefer* hat dann über Untersuchungen mit der schnellen Angiographie *(Odelka)* an 19 Normalfällen und 54 Tumorfällen unserer Klinik berichtet. Aus dem Vergleich der Gesamtzirkulationszeit ergab sich eindrucksvoll die Zirkulationsverlangsamung der Fälle mit Hirntumoren bis

Tabelle 2. *Hirndurchblutung und Schädelinnendruck bei 16 Glioblastomen. Die Hirndurchblutung ist in fast allen Fällen deutlich vermindert. (Aus der Arbeit H. Gänshirt und W. Schiefer, Dtsch. Zschr. Nervenhk. 172 [1954], 58—80)*

Sitz	Hirndurchblutung ml/100 g/min	Hirn-O$_2$-Verbrauch ml/100 g/min	Grad der Schädelinnendrucksteigerung	Bemerkungen
Occipitotemporal rechts	22.7	1,6	2,8	Pathol. Gefäße
Temporoparietal rechts	26,1	2,2	2,8	Pathol. Gefäße
Frontotemporal rechts	28,5	1.8	2,8	Pathol. Gefäße
Parietal rechts	32,0	2,0	2,0	Pathol. Gefäße
Frontal links	35,4	2,1	1,8	Pathol. Gefäße
Temporal links	35,7	2,4	1,2	a.-v. Fisteln
Frontoparietal rechts	36,4	2.1	1,8	Große a.-v. Fisteln
Frontobasal links	38,2	2,1	1,4	a.-v. Fisteln
Temporal links	39,4	2,2	2,4	Pathol. Gefäße
Temporal rechts	39.5	3,4	2,0	Pathol. Gefäße
Frontal links	40.5	2.5	1,6	Pathol. Gefäße
Occipitotemporal rechts	41,8	2,2	2,6	Große a.-v. Fisteln
Frontotemporal rechts	44,5	2,3	1,5	Pathol. Gefäße
Temporoparietal links	49,0	3,1	1,8	Pathol. Gefäße
Occipital rechts	55,0	2,6	1,2	a.-v. Fisteln
Temporal rechts	71,5	2.9	1,8	Große a.-v. Fisteln

zu einer Kreislaufzeit von 15 Sekunden. Nur 4 von 54 Tumorfällen lagen unterhalb der längsten Werte (8 Sekunden) bei den Normalfällen. Dabei handelte es sich um 3 Meningeome und 1 Gliom mit nur sehr geringen Druckerscheinungen. Berücksichtigt man weiterhin den Grad der Drucksteigerung, so ergibt sich eine zunehmende Zirkulationsverlangsamung bei Steigerung des Schädelinnendruckes (Tab. 1). Das entspricht den Untersuchungen mit der Fremdgasanalyse, wonach mit zunehmendem Druck die Durchblutung abnimmt (Tab. 2). Es seien hier erwähnt die Arbeiten von *Kety, Shenkin* und *Schmidt* (1948), *Bernsmeier* und *Simons* (1953), *Gänshirt* (1953). 1956 haben *Gänshirt* und *Tönnis* dann zeigen können, daß die intrakranielle Drucksteigerung der einzige, die Hirndurchblutung be-

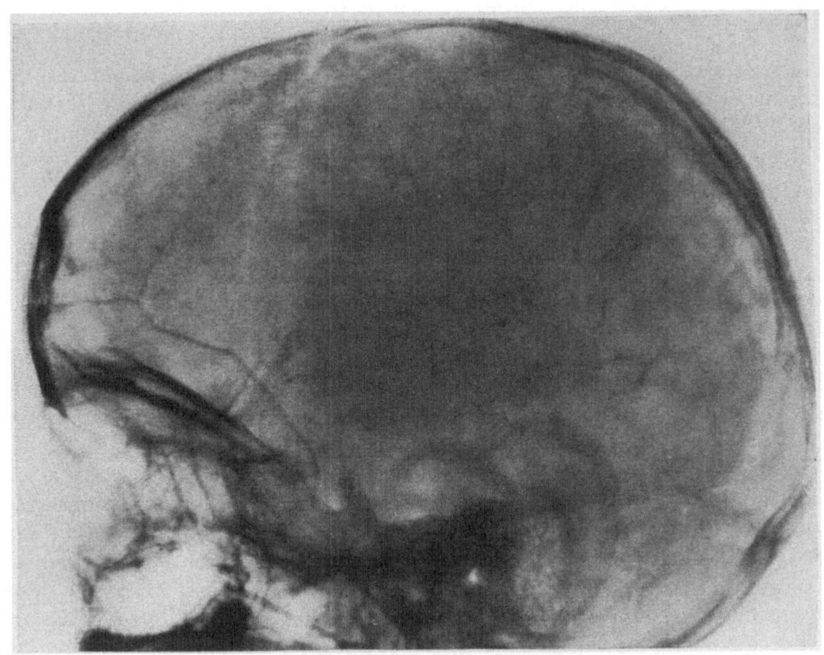

Abb. 1. Gefäßfreier Raum bei einem frontalen Hirnabszeß.

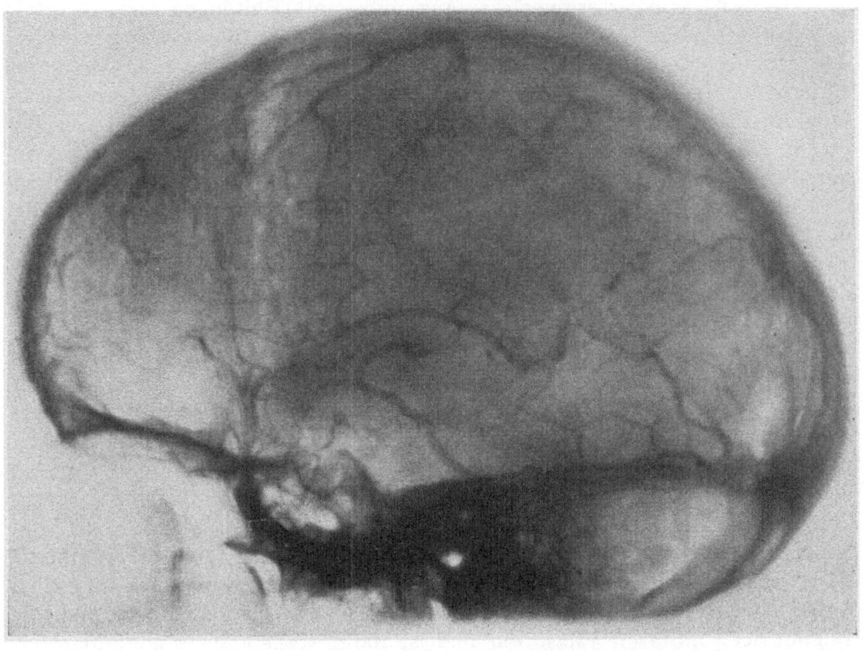

Abb. 2. Angefärbter parietaler Hirnabszeß.

3a*

einflussende Faktor ist. Nicht der Sitz und auch nicht die Art des Tumors kommen hierbei in Betracht. Tab. 1 zeigt das Ergebnis dieser Untersuchungen. Eine Zirkulationsverlangsamung über 15 Sekunden konnte in keinem Fall beobachtet werden. Bei allen Patienten mit deutlicher Bewußtseinseinschränkung (Somnolenz) lag eine Zirkulationszeit über 11,5 Sekunden vor.

Unter diesen Fällen liegen die Glioblastome an der Spitze. Nach unseren angiographischen Erfahrungen ist zudem das Ausmaß der Verlangsamung der Zirkulation im Angiogramm bei den Glioblastomen sehr viel größer als bei anderen Geschwülsten, so daß, wenn man die kurze Vorgeschichte und die initiale Bewußtseinsstörung dazu berücksichtigt, die Artdiagnose des Glioblastoms recht sicher sein dürfte. Dabei scheiden die in der klinischen Differentialdiagnose herausgestellten Fälle wie die subduralen Hämatome durch das Angiogramm aus.

Differentialdiagnostische Schwierigkeiten gegenüber den Abszessen können nur bei den 25% der Glioblastome auftreten, die keine Tumordarstellung im Angiogramm nachweisen lassen (*Schiefer, Tönnis* und *Udvarhelyi*, 1954). Hier wird der gefäßfreie Raum in der venösen Phase oder die Kontrastdarstellung den Ausschlag für das Vorliegen eines Abszesses geben (Abb. 1; Abb. 2). Weitere differentialdiagnostische Schwierigkeiten können im Angiogramm bei den sogenannten spontanen Hämatomen und bei der Sinusthrombose auftreten.

Eine besondere, vielleicht nicht so häufige Differentialdiagnose stellen gewisse Fälle von arteriovenösen Angiomen mit Blutungen dar. Handelt es sich nur um ein kleineres Angiom mit einer großen Blutung, d. h. spielen die arteriovenösen Fisteln kreislaufmäßig keine wesentliche Rolle, so kann es zu einer Verkleinerung und Verlangsamung der Hirndurchblutung kommen, die differentialdiagnostische Schwierigkeiten machen können (Abb. 3 a und b). Das jugendliche Alter des Patienten bzw. Krampfanfälle in der Vorgeschichte weisen natürlich sofort den Weg zur Klärung des Falles.

Diese klinisch differentialdiagnostisch bedeutungsvollen Fälle von subduralen Hämatomen, Abszessen und intracerebralen Blutungen klären sich also in den meisten Fällen durch die Angiographie. Es bleiben die Fälle, bei denen ein angiomatöser Tumor zur Darstellung kommt, dessen Art nicht ohne weiteres geklärt werden kann. In Betracht kommen Metastasen sowie maligne (rasch wachsende) Astrocytome und Oligodendrogliome und in seltenen Fällen Hypernephrom-Metastasen.

Was die Metastasen anbetrifft, so wird zumindest mit Beginn des 6. Jahrzehnts wohl immer eine Durchsuchung nach einem Primärtumor stattfinden müssen. Neben der Palpation der Prostata und der weiblichen Genitalorgane erscheint eine Lungendurchleuchtung mit Übersichtsbild und die Nierenkontrastdarstellung wichtig und meistens auch ausreichend. Findet sich kein Primärtumor, so bestehen noch folgende Möglichkeiten für die differentialdiagnostische Abgrenzung. Einmal sind Metastasen gewöhnlich nicht so ausgedehnt wie Glioblastome. Ein großer Teil von ihnen stellt sich erst mit Beginn der kapillaren Phase dar und ist dann wegen seines angiomatösen Charakters auffällig (Abb. 4).

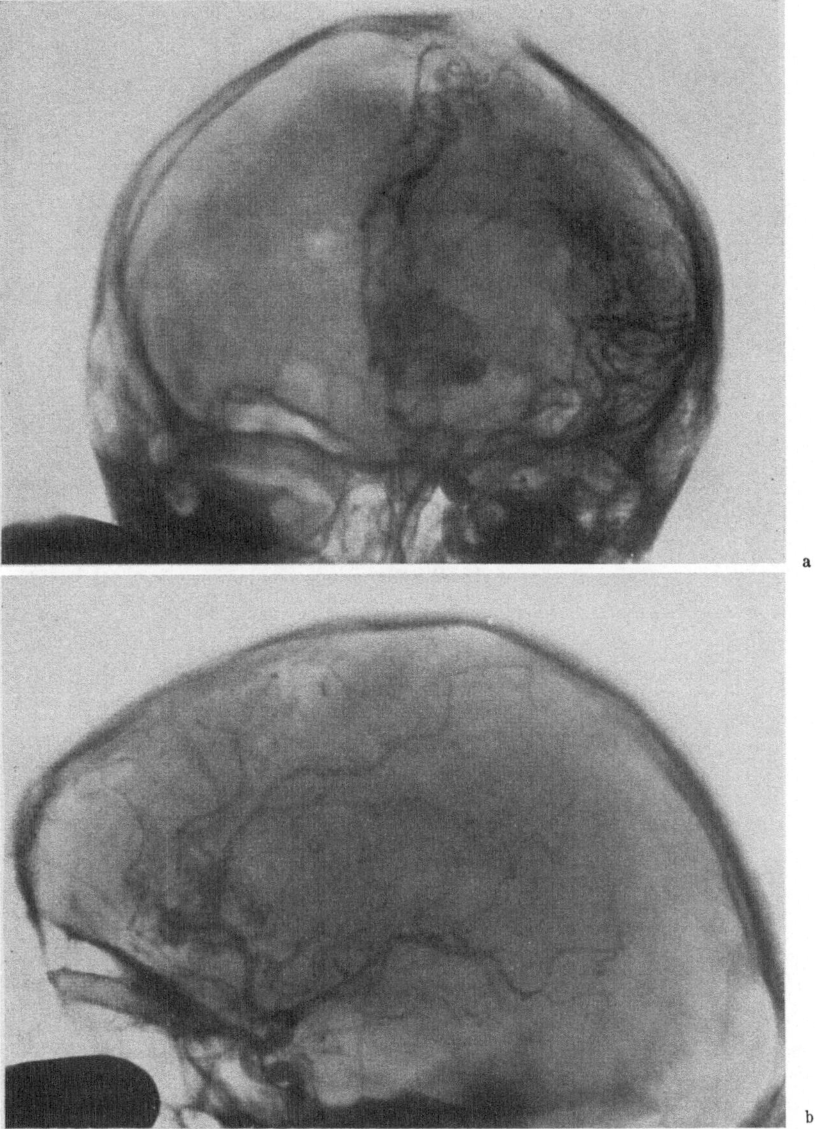

Abb. 3 a und b. Frontales kleines Angiom mit Hämatom. Die A. cerebri anterior ist deutlich verdrängt. Die Hirnzirkulationszeit war verlangsamt.

Für die sich — wie die Glioblastome — in der arteriellen Phase angiomatös darstellenden Metastasen käme neben geringerer Größe und multiplem Vorkommen noch die zumeist doch recht scharfe Abgrenzung der Tumordarstellung gegenüber der Umgebung in Betracht. Ganz besondere

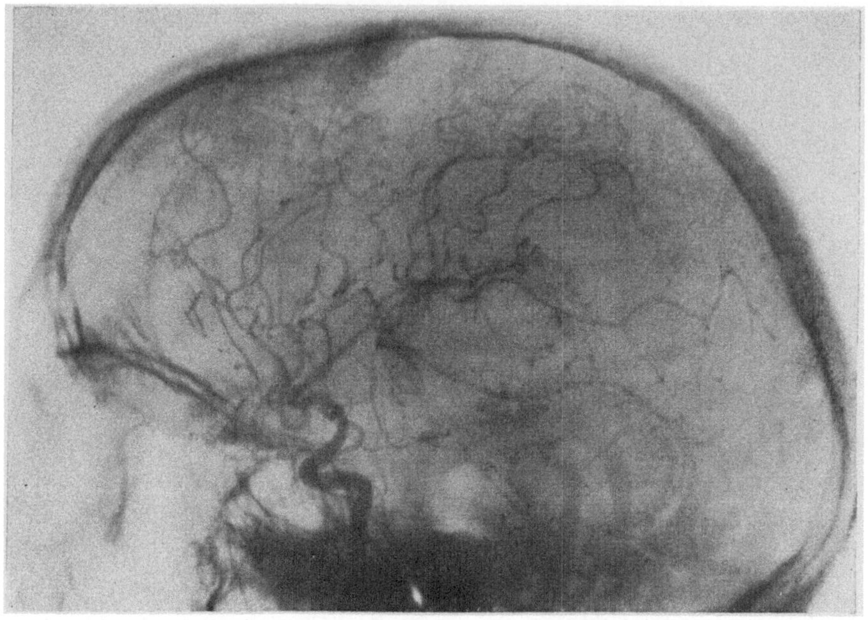

Abb. 4. Temporo-parietal liegende Metastase, die sich bereits in der arteriellen Phase angefärbt hat.

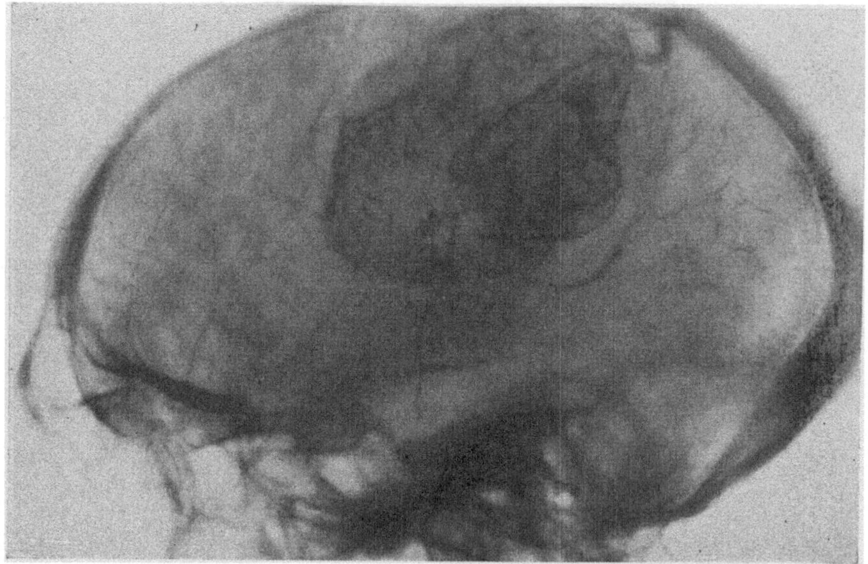

Abb. 5. Große Metastase parietal mit scharfer Abgrenzung und gleichmäßiger Anfärbung zu Beginn der venösen Phase. Früh abführende Vene.

Bedeutung hat in diesem Rahmen die Differentialdiagnose der Metastase
gegenüber dem Meningeom. Seit *Moniz* und *Lima* den Verlauf der Kontrastdarstellung der Meningeome mit Beginn der Anfärbung im Zentrum des
Tumors beschrieben, hat sich diese Verlaufsform immer wieder als differentialdiagnostisch aufschlußreich erwiesen. Dazu kommt noch die Bedeutung der vorzeitigen Venendarstellung im Tumorbereich bereits während

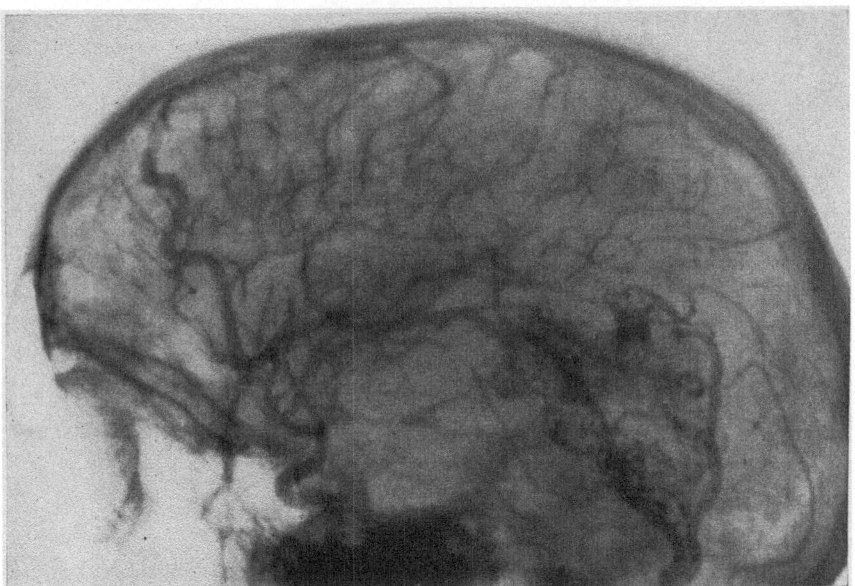

Abb. 6. Große, occipital liegende Hypernephrommetastase mit zahlreichen arteriovenösen
Fisteln. Früh abführende Venen. Zirkulationszeit nicht verlangsamt.

der arteriellen Phase, die, abgesehen von den arteriovenösen Angiomen,
immer für das Vorliegen eines malignen Tumors spricht (*Tönnis*, 1955)
(Abb. 5).

Die cerebralen Hypernephrommetastasen können durchaus in einzelnen
Fällen angiographisch dem Bild eines Glioblastoms mit zahlreichen pathologischen Gefäßen gleichen. Wir zeigen hier (Abb. 6) den Fall eines 19jäh-
rigen Patienten mit einem ausgedehnten occipitalen gefäßreichen Tumor,
der aber die sonst vorhandene Zirkulationsverlangsamung des Glioblastoms
vermissen läßt. Die histologische Untersuchung nach der Exstirpation ergab
eindeutig eine Hypernephrommetastase.

Während die Astrocytome und Oligodendrogliome in den wenigen Fällen
(20%), in denen sie überhaupt eine feine diffuse Anfärbung im Angiogramm
erkennen lassen, erst in der kapillaren und venösen Phase sichtbar werden,
zeigt sich ein Teil der maligne entarteten Astrocytome und Oligodendrogliome bereits als angiomatöser Tumor, der angiographisch durchaus dem
Bilde eines Glioblastoms gleicht, in der arteriellen Phase. Bei Untersuchung

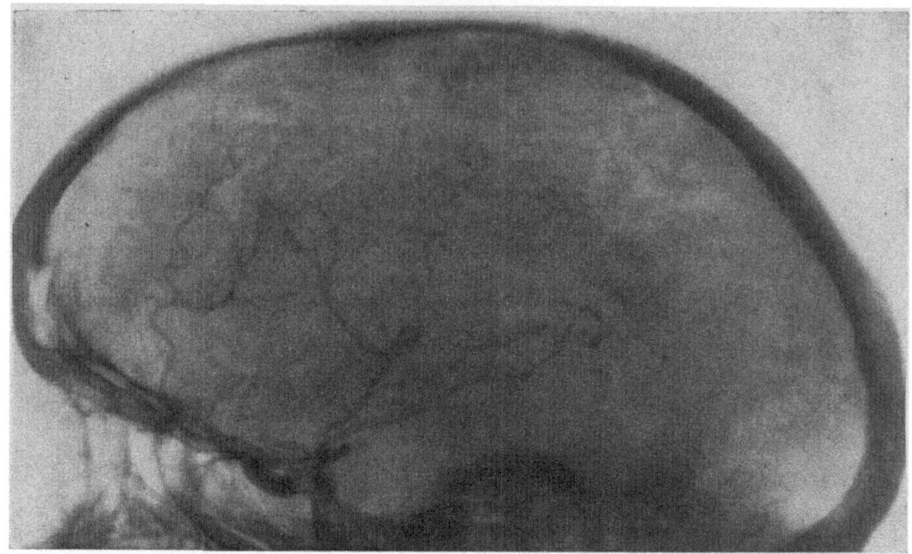

Abb. 7 a.

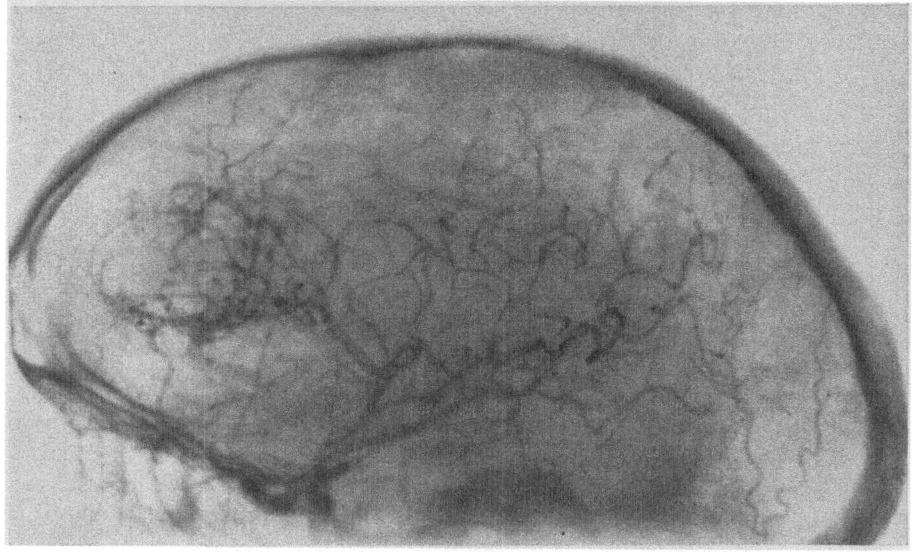

Abb. 7 b.

von 53 malignen Astrocytomen und Oligodendrogliomen sowie zwei malignen Spongioblastomen, die histologisch einwandfrei gesichert wurden, standen uns 43 Serienangiogramme dieser Tumoren zur Verfügung. Bei diesen handelte es sich um 31 Oligodendrogliome, 10 Astrocytome und 2 Spongio-

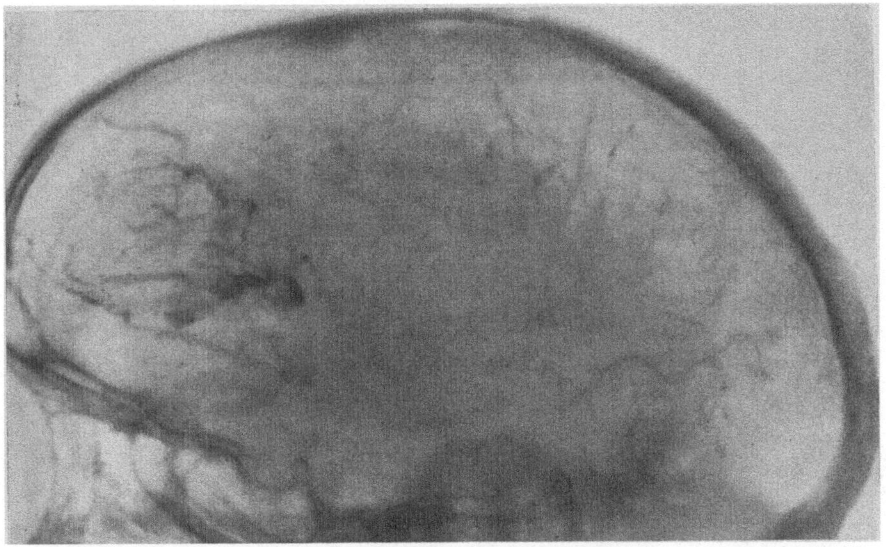

c

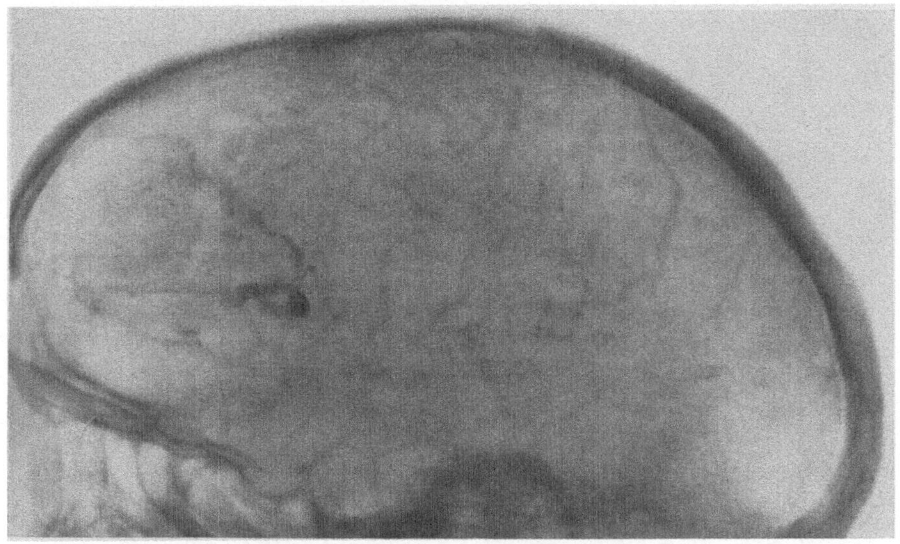

d

Abb. 7 a bis d. Frontales malignes Oligodendrogliom mit zahlreichen pathologischen Gefäßen. Zirkulationszeit nicht verlängert (Serie).

blastome. Im Angiogramm zeigte sich 15mal eine angiomatöse Anfärbung, die mit der des Glioblastoms meist übereinstimmte. In 10 Fällen dieser angiomatösen Anfärbung kam es zur Darstellung einer frühen Vene. Zum

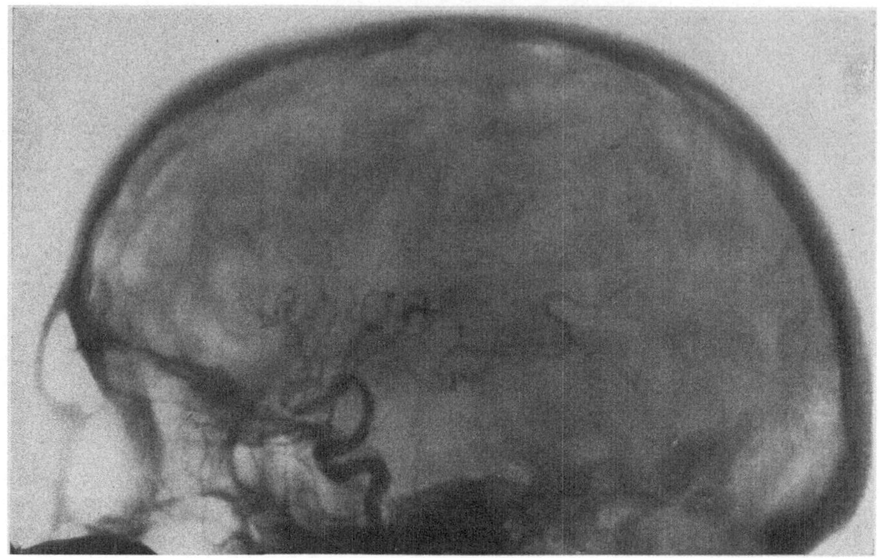

Abb. 8 a.

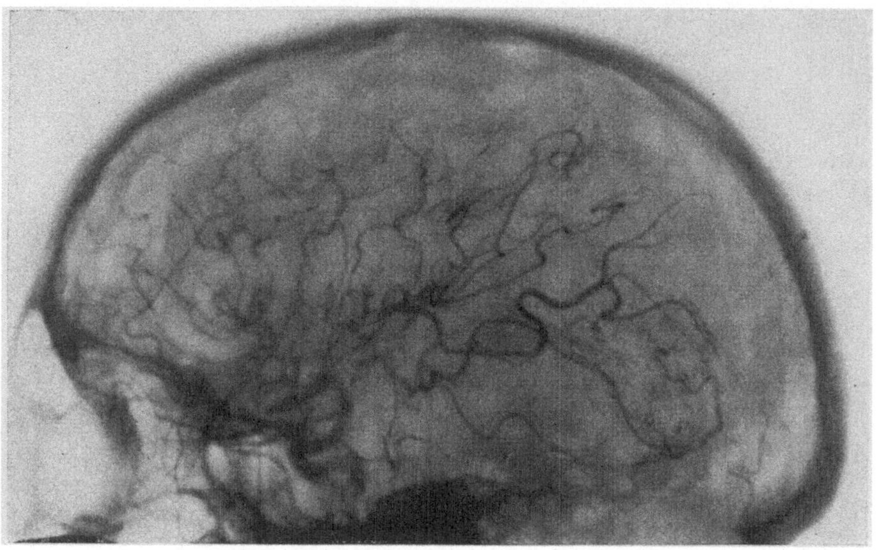

Abb. 8 b.

Unterschied gegenüber den Glioblastomen wiesen jedoch nur 3 Fälle eine
deutliche Verlangsamung der Zirkulationszeit auf, wie wir sie bei den Glioblastomen gewohnt sind (Abb. 7 a bis d; Abb. 8 a bis d). Bei Überprüfung
der Anamnesen sowie der klinischen Befunde stellt sich heraus, daß der

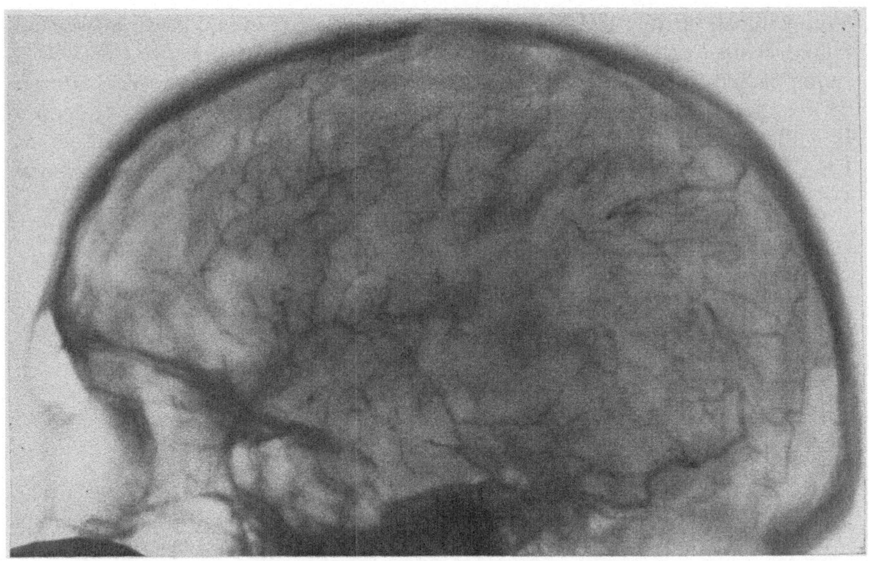

c

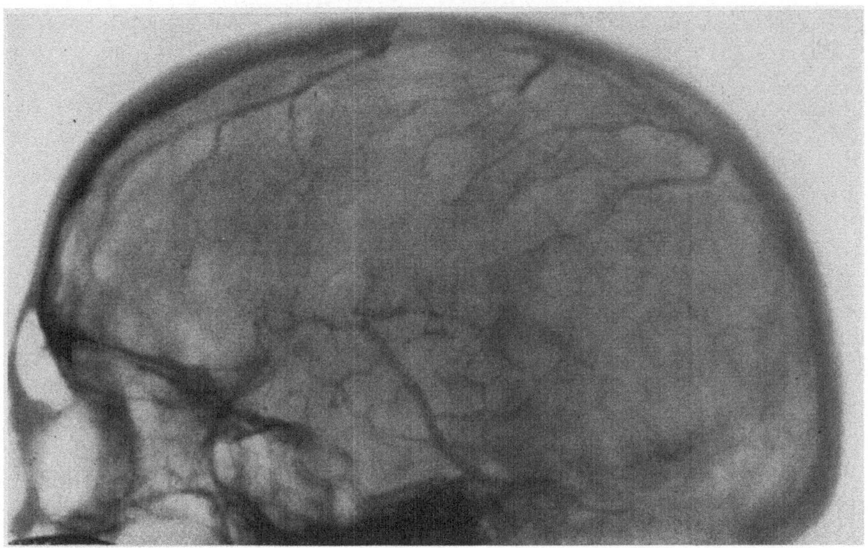

d

Abb. 8 a bis d. Occipitales malignes Astrocytom mit pathologischen Gefäßen und früh abführender Vene. Zirkulationszeit nicht verlangsamt (Serie).

größte Teil dieser Patienten eine weit längere Anamnese als beim Glioblastom üblich aufwies. Die Anamnesen ließen sich bis zu 5 Jahren und darüber hinaus verfolgen. Ein großer Teil dieser Patienten wurde in der

4*

Vorgeschichte durch Krampfanfälle auffällig, ein Symptom, das wir bei den Glioblastomen meistens vermissen (Tab. 3). Ebenso wichtig für die Differentialdiagnose erscheint die Beurteilung der Bewußtseinslage. Von diesen 53 malignen Astrocytomen und Oligodendrogliomen zeigten nur drei eine Bewußtseinstrübung wie bei den Patienten mit Glioblastomen. In einem Fall davon handelte es sich sicher um eine Einklemmung. Bei den zwei

Tabelle 3

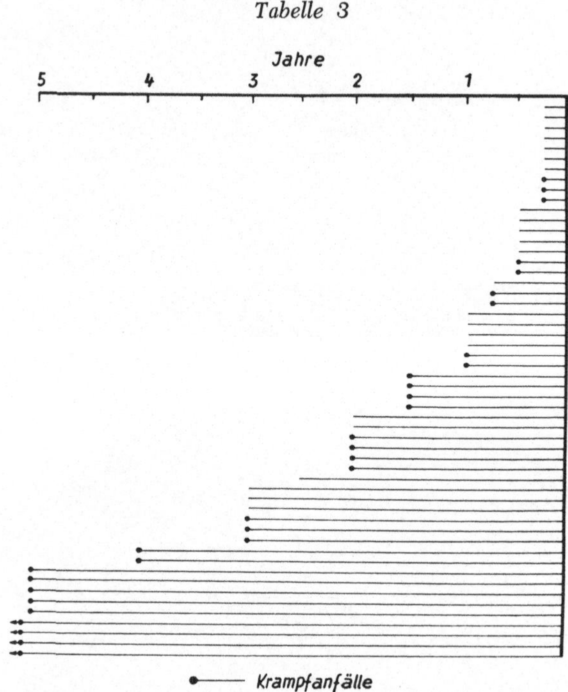

übrigen war die Bewußtseinstrübung nicht initial aufgetreten. Diese 3 Patienten wiesen im Angiogramm auch eine Verlängerung der Zirkulationszeit auf.

Faßt man diese Befunde zusammen, so ergibt sich, daß auch bei den angiomatös dargestellten Tumoren in Zusammenhang mit der Vorgeschichte und den klinischen Befunden sowie der Zirkulationszeit im Angiogramm (Tab. 4) eine Abgrenzung gegenüber den Glioblastomen durchaus möglich ist. Auffällig ist auch der Unterschied in der Altersverteilung gegenüber den Altersgruppen des Glioblastoms (Tab. 5). Die erwähnten Tumoren kommen relativ häufig im jugendlichen Alter vor und haben ihren Altersgipfel im 4. Lebensjahrzehnt.

Auf die Diskussion der Differentialdiagnose zwischen diesen malignen Astrocytomen und Oligodendrogliomen möchten wir deshalb besonderen Wert legen, da sie für die Beurteilung der Fälle mit langen Überlebens-

Tabelle 4

ZirKulationszeit

bei 43 malignen Ollgodendrogliomen und Astrozytomen.

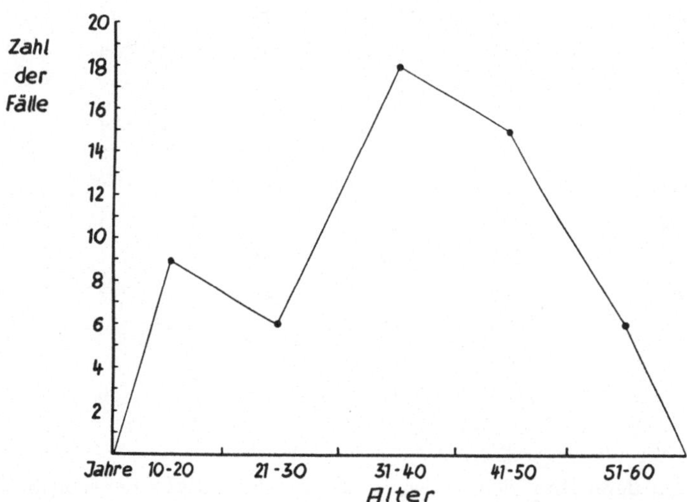

normal	gering verlangsamt	deutlich verlangsamt

Tabelle 5

zeiten von Wichtigkeit zu sein scheint. Wir werden hierauf noch später zurückkommen.

Um hinsichtlich Behandlung, Prognose und Überlebenszeit ein ausreichendes Bild zu gewinnen, wurden uns dankenswerterweise 22 Einsendungen mit insgesamt 2260 Fällen zur Verfügung gestellt (Tab. 6). Von diesen 2260 Fällen wurden etwas mehr als die Hälfte operiert (Tab. 7). Von unseren eigenen 351 Fällen, von denen wir noch Krankengeschichten und Röntgenbilder haben, wurden 65,2% operiert. Wenn wir unser eigenes

Tabelle 6. *Eingesandte Fälle von 22 Kliniken, aufgeteilt in die einzelnen Behandlungsarten*

	Zahl der Fälle	Operiert	Nicht behandelt bzw. Probepunktion	Bestrahlt bzw. mit Probepunktion oder Entlastung	Nur Entlastung
Brunngraber	195	131	57	7	
Bues	44	38	3	1	2
Driesen	20	12	4	4	
Felix	46	10	23	8	5
Gerlach	102	53	32	9	8
Heppner	66	33	19	6	8
Kautzky	225	61	153	11	
Klar	109	109			
Klingler	11	1	3	2	5
Klug	173	81	36	47	8
Kuhlendahl	152	100	28	17	7
Merrem	115	46	62	6	1
Okonek	39	39			
Pia	99	47	33	13	6
Röttgen	224	186	15	15	8
Schürmann	28	16	10	1	1
Schiersmann	30	21	5	3	1
Stender	257	135	68	41	13
Weickmann	70	28	21	12	9
Krüger	88	76	10		2
Ruf		44			
Weber	123	97	12	6	8

Krankengut daraufhin sichten, wie groß der Prozentsatz der morphologisch als inoperabel zu bezeichnenden Fälle ist, d. h. eingewachsen in die Stammganglien, in den Balken, in die Fissura Sylvii, und dazu die Fälle nehmen, die außerhalb des Großhirns sitzen, so kommen wir insgesamt auf einen Prozentsatz von 42,1%. Dies entspricht auffallend dem Mittel der Operationshäufigkeit mit etwa 60%. Die Mortalität bei der Operation wurde im

Mittel mit 40% errechnet, wobei die verschiedene Höhe der Mortalität für die Lappenresektion und die subtotale Entfernung Beachtung verdient.

Tab. 8 zeigt die Operationsmortalität bei verschiedener Lokalisation des Tumors und bei verschiedener Art des operativen Eingriffs. Es fällt hier

Tabelle 7. *Gesamtzahl der eigenen und der eingesandten Fälle*

	Operiert	Nicht behandelt bzw. Probepunktion	Bestrahlt bzw. mit Probepunktion oder Entlastung	Nur Entlastung
Eingesandte Fälle 2260	1392	580	200	86
Eigene Fälle 351	229	95	16	11

Tabelle 8. *Operationsmortalität errechnet bei verschiedener Lokalisation der Tumoren und bei verschiedenen operativen Eingriffen*

	Zahl	+	%
Frontal	407	161	39.5
Parietal	331	135	40.7
Temporal	467	191	40.9
Occipital	121	33	29.2
Sonstige	66	45	68.2
Bei den verschiedenen operativen Eingriffen			
Subtotale Entfernung	668	309	46.3
Ausgeschält	533	208	39.0
Lappenresektion	191	48	25.0
Gesamt	1392	565	40.6

Tabelle 9. *Anzahl der Katamnesen der eigenen und der eingesandten Fälle*

	Katamnesen	Keine Behandlung	Operiert	Nur bestrahlt
Eingesandte Fälle	1068	192	763	113
Eigene Fälle	125	13	104	8

auf, daß die Lappenresektion die geringste Mortalität besitzt, dagegen die subtotale Exstirpation die höchste. Die Lokalisation hat nur bei occipitalen Glioblastomen einen günstigen Einfluß. Die Erfahrungen am eigenen Krankengut sind entsprechend.

Von wesentlicher Bedeutung sind die erhobenen Katamnesen über die Überlebenszeit nach der Operation. Die Anzahl der erhobenen Katamnesen bei den eingesandten und eigenen Fällen zeigt Tab. 9. Von den 2260 Fällen konnten 1068 katamnestisch erfaßt werden, davon 763 operierte Patienten.

Wie aus Tab. 10 hervorgeht, hat die Röntgenbestrahlung nach der Operation doch einen wesentlichen Effekt hinsichtlich der Überlebenszeit. Den Katamnesen nach ist die Überlebenszeit bei der Totalexstirpation, aber auch bei der subtotalen Entfernung und der Lappenresektion deutlich länger,

Tabelle 10

Exstirpation	ohne Bestrahlung	111
	mit Bestrahlung	201
Subtotale Entfernung	ohne Bestrahlung	103
	mit Bestrahlung	220
Lappenresektion	ohne Bestrahlung	42
	mit Bestrahlung	26

Mon. 2 4 6 8 10 12

wenn der Patient nachbestrahlt wurde. Die Ergebnisse unseres eigenen Krankengutes waren entsprechend. Von vielen, besonders amerikanischen Autoren wurde der therapeutische Effekt der Röntgennachbestrahlung bezweifelt. Dagegen berichtete *Cushing* 1935 bereits über einen Fall mit dreijähriger Rezidivfreiheit. *Bailey, Sosmann* und van *Dessel* beobachteten bei Patienten mit Glioblastomen ebenfalls einen Lebensgewinn nach der Bestrahlung. 1937 berichtete *Cairns,* daß von 8 Glioblastomen 6 innerhalb eines Jahres und 2 im 2. Jahr starben. Die längste Überlebenszeit bei seinen Fällen betrug 4 Jahre. *Lorenz,* 1949, sowie auch *Kohler,* 1950, glauben ebenfalls eine Verlängerung der Überlebenszeit nach der Bestrahlung feststellen zu können. *Tice* und *Irving,* 1950, gaben als durchschnittliche Überlebenszeit 16 Monate an. Die längsten Überlebenszeiten, über die *Netzky, August* und *Fowler* 1950 berichteten, betrugen bei 5 Patienten 6 Jahre und mehr, bei einem sogar 14 Jahre. Von 34 bestrahlten Glioblastomen, über die *Buchtala* (1953) berichtete, betrug die durchschnittliche Überlebenszeit 7 Monate, darunter lebten 5 länger als 1 Jahr. *Sachs* (1954) teilte die Ergebnisse von 261 Glioblastomen mit, von denen 154 katamnestisch erfaßt werden konnten. Die Mehrzahl der Patienten starb binnen 12 Monaten, 14 lebten länger als 1 Jahr, 8 mehr als 2 Jahre und 4 mehr als 3 Jahre.

Davis, Martin, Goldstein und *Ashkenazy* (1949) berichteten über 211 Glioblastome, von denen 110 die Operation überlebten. 41 lebten nicht länger als 2 bis 6 Monate, 38 nicht länger als 7 bis 12 Monate, 12 starben nach 13 bis 24 Monaten und 11 nach 25 bis 41 Monaten. Die Röntgennachbestrahlung zeigte ebenfalls einen günstigeren Effekt hinsichtlich der Überlebenszeit.

Fraenkel und *German* (1958) konnten 219 Fälle von Glioblastomen beobachten, von denen 183 chirurgisch behandelt wurden. Die Operationsmortalität betrug 18,5%. 50% starben innerhalb 3 Monaten, 75% innerhalb eines halben Jahres. Die Überlebenszeit war bei der Totalexstirpation deutlich höher als bei subtotaler Entfernung oder nur Dekompression. Bei 47 Patienten, die einer Röntgennachbestrahlung unterzogen wurden, war die Überlebenszeit ebenfalls verlängert.

Bei den nichtoperierten Patienten des eingesandten Krankengutes läßt sich auch ein Effekt der Röntgenbestrahlung gegenüber den nichtbehandelten Patienten feststellen (Tab. 11). Während die durchschnittliche Über-

Tabelle 11. *Durchschnittliche Überlebenszeit bei nichtbehandelten oder nur bestrahlten Fällen (eingesandtes Krankengut)*

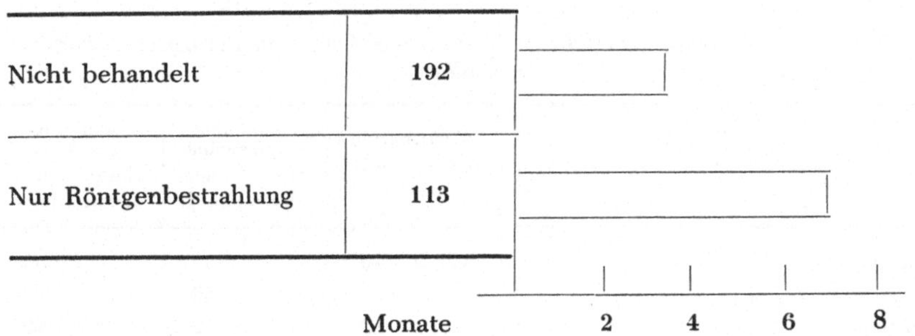

lebenszeit bei den nichtbehandelten Patienten $2^1/_2$ Monate betrug, war sie bei den röntgenbestrahlten Patienten 5 Monate. Die durchschnittliche sowie kürzeste und längste Überlebenszeit bei unserem eigenen Krankengut geht aus Tab. 12 hervor. Hier erscheint von Bedeutung, daß bei radikaler Tumorentfernung (Lappenresektion) mit anschließender Bestrahlung die weitaus größte durchschnittliche Überlebenszeit von 14,5 Monaten erzielt wurde. Auf Tab. 13 haben wir die längste Überlebenszeit der Glioblastompatienten bei verschiedener oder keiner Behandlung angegeben. Es ist hier auffällig, daß Überlebenszeiten bis zu 7 Jahren, eine sogar mit 11 Jahren, angegeben werden. Diese Fälle sollten, insbesondere auch histologisch, noch einmal kritisch durchgesehen werden. Unsere eigenen Fälle mit langen Überlebenszeiten hatten ebenfalls bis auf einen Fall alle längere Vorgeschichten, als sie beim Glioblastom gewöhnlich nachgewiesen werden. Bei dem ersten Referat über Hirngeschwülste (*Tönnis*, 1937) auf dem Neurologenkongreß in München, bestanden die gleichen Schwierigkeiten. Es fanden sich Fälle, die von *Zülch* histologisch als Glioblastome angesprochen wurden, die aber Vorgeschichten bis zu 10 Jahren aufwiesen. Wir haben sie damals als maligne Oligodendrogliome bzw. Astrocytome aufgefaßt.

Tabelle 12. *Durchschnittliche längste und kürzeste Überlebenszeit des eigenen Krankengutes bei verschiedener Behandlung*

Behandlung	Durchschnittl. Überlebenszeit	Kürzeste Überlebenszeit	Längste Überlebenszeit
Keine Behandlung	60 Tage	2 Tage	120 Tage
Nur bestrahlt	90 Tage	16 Tage	210 Tage
Subtotal ohne Bestrahlung	60 Tage	14 Tage	3 Jahre, 120 Tage
Subtotal mit Bestrahlung	177 Tage	30 Tage	3 Jahre, 220 Tage
Exstirpiert ohne Bestrahlung	90 Tage	15 Tage	210 Tage
Exstirpiert mit Bestrahlung	300 Tage	23 Tage	4 Jahre, 144 Tage
Lappenresektion ohne Bestrahlung	60 Tage	60 Tage	—
Lappenresektion mit Bestrahlung	435 Tage	61 Tage	4 Jahre, 256 Tage

Tabelle 13. *Längste Überlebenszeit einzelner Patienten bei verschiedener Behandlung*

	Keine Behandlung	Nur bestrahlt	Exstirpation ohne Bestrahlung	Exstirpation mit Bestrahlung	Subtotale Entfernung ohne Bestrahlung	Subtotale Entfernung mit Bestrahlung	Lappenresektion ohne Bestrahlung	Lappenresektion mit Bestrahlung
Brungraber	5	3	12	40		30	12	30
Bues				7	4	19	15	21
Driesen		16		12	24	12		12
Felix	5	33	7	22,5				
Gerlach	24	13,5	4	29	25	24	9	30
Heppner	86	2,5	5	21	6	27		
Kautzky	27	9	7	24	21	31		12
Klar			37	74				7,5
Klingler	4	1		8				
Klug		48		43		46		47
Kuhlendahl	7	21	16	35	31	24		
Merrem	12	36	11,5	13	5	25		
Okonek				24		48		
Pia	2	12		8	3	18	6	17
Röttgen	2	18	7 J.!	11 J.!	9	19	2 J.	11
Schürmann	2			4				
Schiersmann	5	3		26	12			
Stender	2	6	5	42	1	11	6	24
Weickmann	18	28	33	8	13	27	7	6
Ruf	1		6	5	16	48	3	24
Weber		9		52	4	33		58,5
Krüger	$^{1}/_{2}$		5	15	29	12	12	

Auch heute wieder müssen wir feststellen, daß wir bei gleichem histologischem Befund zwei — hinsichtlich der Lebenserwartung nach entsprechender Behandlung — verschiedenen Typen von malignen Gliomen begegnen. Ihre Unterscheidung ist einmal in prognostischer Hinsicht überhaupt wertvoll, zum anderen erscheint sie dringend notwendig, um exaktere Werte für die Beurteilung neuerer Behandlungsmethoden zu gewinnen. Damit wird die Bedeutung der eingangs erörterten Differentialdiagnose erneut unterstrichen. Sie stützt sich

a) auf die Art und Länge der Vorgeschichte,

b) auf das Vorhandensein oder Fehlen einer bereits initialen Bewußtseinsstörung,

c) auf den Grad des Hirndruckes, den wir im Serienangiogramm aus dem Verhalten der Zirkulationszeit des Gehirns erkennen können,

d) nicht zuletzt auf den histologischen Befund.

Bei der großen Anzahl der hier untersuchten Glioblastome schält sich doch eindeutig heraus, daß die Tumorexstirpation mit nachfolgender Röntgenbestrahlung als erfolgreichste Therapie bisher angesehen werden muß.

So bescheiden auch die therapeutischen Ergebnisse im ganzen genommen gewertet werden müssen, für die Weiterarbeit auf diesem Gebiet erscheint eine Diskussion, insbesondere eines so großen Materials, doch wertvoll, vor allem dann, wenn wir die Differentialdiagnose, die kombinierte Behandlung und die Operationsindikation hinsichtlich ihrer Ergebnisse erneut überprüfen konnten.

Zusammenfassung

Es wird über die klinische und angiographische Differentialdiagnostik des Glioblastoma multiforme berichtet. Hierbei wird vor allem auf die hirnzirkulatorischen Besonderheiten des Glioblastoms bei der Serienangiographie hingewiesen. Bei Berücksichtigung der klinischen Daten des Glioblastoms (kurze Vorgeschichte, initiale Bewußtseinsstörung, Altersgipfel im 4. bis 6. Lebensjahrzehnt) sowie der angiographisch fast immer vorhandenen Zirkulationsverlangsamung ist eine Abgrenzung gegenüber anderen malignen Gliomen wie auch Abszessen, Angiomen mit Hämatom, Metastasen und Meningeomen fast immer möglich. Die malignen Oligodendrogliome und Astrocytome weisen des öfteren angiographisch dem Glioblastom ähnliche Bilder auf, wobei auch die vorzeitige Venendarstellung — ein Zeichen der Malignität — sehr häufig beobachtet wird. Eine Zirkulationsverlangsamung lassen sie jedoch meist vermissen. Weiterhin werden die Behandlung, Mortalität und therapeutischen Ergebnisse von 2611 Fällen mitgeteilt (351 eigene Fälle, 2260 eingesandte Fälle, die alle nach den gleichen Richtlinien erfaßt und bearbeitet wurden). Es ergibt sich dabei, daß die Totalexstirpation mit nachfolgender Röntgenbestrahlung die längste durchschnittliche Überlebenszeit aufweist.

Summary

Report on the clinical and angiographical differential diagnosis of glioblastoma multiforme, remarking especially circulatory characteristics of the glioblastoma in serial angiography. Taking into account the clinical data (short history, initial disturbance of consciousness, peak age around the 4. and 6. decade) as well as the slowing of cerebral circulation — nearly constantly found — differentiation from other malignant processes is nearly always possible (other malignant gliomas, abscesses, angiomas with haematoma, metastases, meningiomas). Malignant oligodendrogliomas and astrocytomas angiographically sometimes show pictures similar to those of the glioblastoma, premature filling of veins being observed as a sign of malignancy rather frequently. Slowing of cerebral circulation usually is not present in the cases. Treatment, mortality and therapeutical results of 2611 cases are reported (351 own cases, 2260 referred cases, that all were analyzed following the same principles). This shows, that total removal and ensuing roentgen therapy gives the longest mean survival time.

Résumé

Les auteurs exposent le diagnostic différential clinique et angiographique du glioblastome multiforme. Ils insistent surtout, ici, sur les particularités sérioangiographiques de la circulation cérébrale du glioblastome. Si on tient compte des caractères cliniques du glioblastome (début récent, troubles psychiques initiaux, maximum de fréquence dans les 4e à 6e décades, ainsi que du ralentissement angiographique presque toujours présent de la circulation cérébrale, il est presque toujours possible de distinguer le glioblastome des autres gliomes malins, des abcès, des angiomes accompagnés d'hématome, des métastases et des méningiomes. Les oligodendrogliomes malins et les astrocytomes ont le plus souvent des signes angiographiques ressemblant à ceux du glioblastome, et on y observe aussi très souvent l'opacification veineuse précoce, qui est un signe de malignité. Mais ils ne présentent pas, dans la majorité des cas, de ralentissement de la circulation cérébrale. Les auteurs exposent en outre le traitement, la mortalité et les résultats thérapeutiques de 2611 cas (351 cas personnels, 2260 cas qui leur ont été communiqués, qui ont tous été étudiés et présentés suivant les mêmes principes). Il en ressort que l'extirpation totale suivie de roentgenthérapie donne la survie moyenne la plus longue.

Riassunto

Gli AA. riferiscono sulla diagnosi differenziale clinica ed angiografica del glioblastoma multiforme. Si richiama anzitutto l'attenzione sulle pecularietà circolatorie del glioblastoma, quali appaiono nelle angiografie seriali. Tenendo conto dei dati clinici (storia breve, disturbi iniziali del sensorio, frequenza massima del 4—6 decennio) nonchè del rallentamento quasi costante del circolo cerebrale (angiografia), è quasi sempre possibile una distinzione da altri gliomi maligni, come pure da ascessi, angiomi con ematoma, metastasi, meningiomi. Gli oligodendrogliomi e gli astrocitomi maligni hanno spesso un quadro angiografico simile a quello del glioblastoma, ivi compreso la comparsa precoce dei vasi venosi (sintoma di malignità). Ma non lasciano di solito constatare un rallentamento del circolo cerebrale. Vengono successivamente considerati al trattamento, la mortalità ed i risultati terapeutici de 2611 casi (351 personali, 2260 inviati da altri, ma tutti trattati secondo gli stessi concetti). Si conclude che l'asportazione totale unita ad una successiva irradiazione Röntgen offrono la sopravvivenza media più lunga.

Resumen

Comunicación sobre el diagnostico diferencial clínico y angiográfico de los glioblastomas multiformes, con especial enfasis de las características circulatorias del glioblastoma en el angiograma seriado. En base a los datos clinicos (historia corta, trastorno inicial de la consciencia, incidencia máxima entre la 4. y 6. década) como así también la lentificación de la circulación cerebral, hallazgo casi constante, permiten diferenciarlos de otros gliomas malignos, abscesos, angiomas con hematomas intracerebrales, metastasis y meningiomas. Los oligodendrogliomas y astrocitomas malignos a veces presentan semejanzas con las características angiográficas de los glioblastomas, siendo el lleno prematuro de las venas signo de malignidad. La lentificación de la circulación cerebral es poco frecuente en estos casos. Se presentan tratamiento, mortalidad y resultados terapeuticos de 2611 casos (351 propios, 2260 casos referidos, todos analizados bajo los mismos puntos de vista). Resulţa de ello, que la extirpación total con radioterapia postoperatoria da el tiempo de supervivencia medio mas prolongado.

Literatur

Albrecht, K., und *W. Dressler,* Über serienangiographische Besonderheiten beim subduralen Hämatom. Fortschr. Röntgenstr. *83* (1955), 316—323. — *Bailey, P., M. Sosmann* und *A. van Wessel,* Rö. Therapy of Gliomas of the Brain. Amer. J. Roentgenol. *19* (1928), 203—214. — *Bernsmeier, A.,* und *K. Siemons,* Hirndruck und Hirndurchblutung. Klin. Wschr. *31* (1953), 166—169. — *Cairns, H.,* Ergebnisse der Behandlung intrakranieller Tumoren. Schweiz. med. Wschr. *67* (1937), 1037. — *Courtice, F. C.,* The effect of raised intracranial pressure on the cerebral blood flow. J. Neurol., London, *3* (1940), 293. — *Cushing, H.,* Intrakranielle Tumoren. Berlin, 1935. — *Davis, T., J. Martin, St. Goldstein* und *M. Ashkenazy,* A study of 211 patients with verified glioblastoma multiforme. J. Neurosurg., Springfield, *VI* (1949), 33—44. — *Fraenkel, S. A.,* und *W. J. German,* Glioblastoma multiforme. Review of 219 cases with regard to natural history, pathology, diagnosis methods and treatment. J. Neurosurg., Springfield, *XV* (1958), 489—503. — *Gänshirt, H.,* Hirndurchblutungsmessung beim Tumor cerebri. Verh. Dtsch. Ges. Kreisl.-forsch. *19* (1953), 218—224. — *Gänshirt, H.,* und *W. Tönnis,* Durchblutung und Sauerstoffverbrauch des Hirns bei intrakraniellen Tumoren. Dtsch. Zschr. Nervenhk. *172* (1956), 305—330. — *Greitz, T.,* Rapid serial angiography. Acta radiol., Stockholm, *46* (1956), 285—298. — *Kety, S. S., H. A. Shenkin* und *C. F. Schmidt,* Effect of increased intracranial pressure on cerebral circulatory functions in man. J. Clin. Invest. 27 (1948), 493—499. — *Klingler, M., W. Schiefer* und *G. Udvarhelyi,* Zur Diagnose des Glioblastoms im Schläfen- und Hinterhauptslappen. Zbl. Neurochir. *14* (1954), 358—361. — *Krayenbühl, H.,* und *Hs. R. Richter,* Die cerebrale Angiographie. Stuttgart: Thieme-Verlag, 1952. — *Kohler, A.,* Über die Bestrahlung von Hirntumoren. Dtsch. Zschr. Nervenhk. *162* (1950), 383. — *Lorenz, R.,* Erfahrungen auf dem Gebiete der Röntgenbestrahlung bei Hirntumoren. Zbl. Neurochir. 9 (1949), 209. — *Netzky, M., B. August* und *W. Fowler,* The longevity of patients with glioblastoma multiforme. J. Neurosurg., Springfield, *VII* (1950), 261—269. — *Rausch, F. J.,* und *W. Schiefer,* Indirekte Röntgen-Kinematographie der Hirngefäße (angiographische Untersuchungen mit Odelca-Spiegel-Kamera im Mittelformat). Fortschr. Röntgenstr. *84* (1956), 88—99. — *Riechert, T.,* Die Arteriographie der Hirngefäße. 2. Aufl., Berlin und München: Urban & Schwarzenberg, 1949. — *Sachs, E.,* The treatment of Glioblastomas with Radium. J. Neurosurg., Springfield., *IX* (1954), 119—121. — *Schiefer, W., W. Tönnis* und *G. Udvarhelyi,* Das Glioblastoma multiforme im Serienangiogramm.

Acta neurochir., Wien, *IV* (1954), 76—106. — *Schiefer, W.,* und *W. Tönnis,* Serien-angiographische Untersuchungen als Ergänzung zur Hirndurchblutungsmessung nach *Kety.* Zbl. Neurochir. *14* (1954), 88—95. — *Schiefer, W., W. Tönnis* und *G. Udvarhelyi,* Die Artdiagnose des Meningioms im Gefäßbild (unter besonderer Berücksichtigung der Serienangiographie). Dtsch. Zschr. Nervenhk. *172* (1955), 436—456. — *Schiefer, W., W. Tönnis* und *G. Udvarhelyi,* Die benignen Gliome im Serienbild (Astrozytome und Oligodendrogliome). Zbl. Neurochir. *15* (1955), 267—276. — *Schiefer, W., F. J. Rausch* und *G. Udvarhelyi,* Zur Röntgendiagnostik intracerebraler Metastasen. Fortschr. Röntgenstr. *82* (1955), 656—667. — *Schiefer, W.,* Die Bedeutung der Serienangiographie für die Erforschung des Hirnkreislaufs. Habilitationsschrift, Köln, 1957. — *Tönnis, W.,* Eigenartige Befunde im Arterio-gramm von Patienten mit Glioblastoma multiforme. Brit. Neur. Surg. 1937. Ref. Zbl. Neurochir. *2* (1937), 266. — *Tönnis, W.,* und *W. Schiefer,* Die Bedeutung der Serienangiographie für die Artdiagnose der Hirngeschwülste. Fortschr. Röntgenstr. *81* (1954), 616—628. — *Tönnis, W.,* Artdiagnose der Großhirn-geschwülste durch Serienangiographie. Langenbeck's Arch. klin. Chir. *282* (1955), 378—387. — *Udvarhelyi, G. B., W. Walter* und *W. Schiefer,* Die Gefäßstruktur des Glioblastoma multiforme in angiographischer und histologischer Darstellung. Acta neurochir., Wien, *IV,* 2 (1955), 109—127. — *Williams D.,* und *W. Lennox,* The cerebral blood flow in arterial hypertension, arteriosklerosis and high intra-cranial pressure. Quart. J. Med. *8* (1939), 185—194. — *Worringer, E., A. Langs, J. P. Braun* und *J. Baumgartner,* Etude serio-angiographique de la dynamique cir-culatoire de cerveau. Acta radiol., Stockholm, *46* (1956), 357—363.

Aus der Radiotherapeutischen Klinik der Universität Zürich
(Direktor: Prof. Dr. *H. R. Schinz*)

Die Radiotherapie des Glioblastoma multiforme unter Berücksichtigung des malignen Glioms

Von

Umberto Cocchi

In den letzten Jahrzehnten sind sowohl in der Diagnostik als auch in der Behandlung der raumfordernden intrakraniellen Prozesse bedeutende Fortschritte erzielt worden. Infolge der Entwicklung der röntgenologischen Untersuchungsmethoden, der Ventriculographie, Encephalographie und besonders der Angiographie, ferner der Elektroencephalographie und neuerdings der Anwendung der radioaktiven Isotopen war es möglich, nicht nur häufig eine genaue Lokalisierung der Hirntumoren zu erhalten, sondern auch Wesentliches zur Verbesserung der Operationsresultate beizutragen. Dazu kam noch die Entwicklung der modernen Operationstechnik, die hierbei ebenfalls eine bedeutende Rolle spielte.

Außer in der diagnostischen Neuroradiologie wurden ionisierende Strahlen, besonders Röntgenstrahlen, weitgehendst auch zur Behandlung von Hirntumoren herangezogen. Die Strahlentherapie wurde vor allem bei Inoperabilität des Tumors als indiziert angesehen, ferner bei gewissen zu Rezidivierung neigenden Tumorarten, bei Unmöglichkeit einer totalen Entfernung eines Tumors, nicht selten aber auch bei einer anscheinend „im Gesunden" durchgeführten Operation, bei der jedoch mit dem Vorhandensein zurückgebliebener Tumorreste zu rechnen war.

Für das Ergebnis einer Strahlenbehandlung von Geschwülsten ist im allgemeinen in weitem Maße die Strahlenempfindlichkeit der Tumorzelle entscheidend, für die grosso modo wiederum die Radiosensibilität des Muttergewebes maßgebend ist. Dazu kommen noch weitere Faktoren, die die Sensibilität beeinflussen können, wie z. B. das Verhältnis von Stroma zu Geschwulstparenchym oder die Gefäßversorgung. Zunahme des Stromas wie auch schlechte Durchblutung führen zu einer Herabsetzung der Sensibilität. Allerdings bedingt eine schlechte Durchblutung auch eine erhöhte Nekrosebereitschaft des Gewebes und damit wieder eine Erhöhung der Sensibilität. Oft zeichnen sich dagegen ulcerierte Geschwülste durch herabgesetzte Strahlenempfindlichkeit aus. Gute Durchblutung eines Tumors bewirkt Zunahme der Wachstumsgeschwindigkeit der Zellen und somit Vergrößerung der Strahlenempfindlichkeit.

Wie bei den übrigen malignen Geschwülsten finden sich auch bei den Hirntumoren Unterschiede in der Strahlenempfindlichkeit. Über das Ausmaß derselben bei den einzelnen Tumorarten besteht jedoch — je nach den verschiedenen Erfahrungen der einzelnen Autoren — heutzutage noch eine sehr geteilte Meinung. 1946 stellten z. B. *McWhirter* und *Dott* eine Empfindlichkeitsskala der Hirntumoren auf, auf der die Glioblastome unter die strahlenempfindlichen bösartigen Tumoren eingereiht sind, während z. B. *Lindgren* in Lund strahlensensible (nach seinem Patientengut 20%), fraglich sensible (43%) und nicht strahlenempfindliche (37%) Glioblastome unterscheidet. Dieses verschiedenartige Verhalten der Glioblastome gegenüber

Tabelle 1. *Altersverteilung der 57 Patienten mit Glioblastoma multiforme und der 27 Patienten mit malignem Gliom*

Alter	Glioblastom			Malignes Gliom		
	♂	♀		♂	♀	
0— 9	4	2	6	1	—	1
10—19	2	3	5	1	1	2
20—29	2	2	4	5	1	6
30 - 39	7	3	10	2	3	5
40—49	8	3	11	5	2	7
50—59	9	7	16	3	3	6
60—69	4	1	˙5	—	—	—
70 und mehr	--	—	—	—	—	—
	36	21	57	17	10	27

Röntgenstrahlen wurde auch noch von anderen Autoren beobachtet. Eine Erklärung hierfür konnte bis jetzt noch nicht gegeben werden.

Bekanntlich finden wir ja auch bei anderen malignen Tumoren — ich erinnere nur an diejenigen der oberen Luft- und Speisewege — bei einer und derselben Tumorform nach Verabreichung von annähernd gleich hohen Tumordosen Sensibilitätsunterschiede. Diese hängen einerseits von der Lokalisation der Geschwulst ab, zeigen sich aber auch bei Tumoren gleicher Lokalisation. Ebensowenig läßt sich dieses unterschiedliche Verhalten durch das Vorhandensein oder Nichtvorhandensein von regionären Lymphknotenmetastasen erklären.

Auch das Züricher Patientengut läßt erkennen, daß es zweierlei Arten von Glioblastomen geben muß: strahlenempfindliche und nichtempfindliche, daß aber die zweite Gruppe nur einen ganz geringen Prozentsatz aller Glioblastomfälle ausmacht.

Bis Ende 1957 sind uns 57 Patienten (36 ♂ und 21 ♀) im Alter zwischen einem und 62 Jahren (Tab. 1) zur Bestrahlung zugewiesen worden (rund 10% sämtlicher uns zugewiesener Patienten mit raumfordernden intrakraniellen Prozessen), und zwar 25 nach weitgehendst radikaler Entfernung des

Tumors, 8 nach partieller Tumorentfernung und 24, bei denen nur eine Exploration mit anschließender Probeexcision vorgenommen wurde oder überhaupt keine Operation und die Diagnose erst autoptisch gestellt werden konnte. Unter diesen letzteren befanden sich 2 Patienten mit Rezidiv nach vorangegangener Radikaloperation. Der weitaus größte Teil der Patienten (55) wurde uns von der neurochirurgischen Klinik zugewiesen.

Diese Patienten stellen allerdings nur einen kleinen Teil der Glioblastompatienten der neurochirurgischen Klinik dar. Es wurden dort z. B. in der Periode 1938—1954 170 Patienten mit Glioblastom einer Operation unterzogen. 75 derselben starben noch während der Operation oder unmittelbar darauf. In der gleichen Periode wurden uns 17 Patienten mit „makroskopisch weitgehendst im Gesunden durchgeführter Tumorentfernung" zur Bestrahlung gesandt und außerdem noch 23 Patienten, bei denen der Tumor entweder nur partiell entfernt werden konnte (6) oder sich bei der Operation als nicht operabel erwies (6), oder bei denen die Bestrahlung ohne vorangegangene Operation durchgeführt und die Diagnose erst bei der Autopsie gestellt wurde.

Von diesen 57 bestrahlten Patienten leben zur Zeit nur 3, und zwar ein Patient über 6 Monate und ein weiterer, abgesehen von einer Hemianopsie, über 2 Jahre beschwerdefrei und der dritte Patient 15 Jahre in sehr gebessertem Zustand; alle drei nach Radikaloperation und Nachbestrahlung.

52 Patienten sind nach einer durchschnittlichen Überlebenszeit von rund 8 Monaten gestorben, während wir über zwei im Ausland befindliche Patienten ohne Nachrichten geblieben sind. Unter den Verstorbenen befindet sich ein Patient, der intercurrent nach 2 Jahre andauernder Beschwerdefreiheit an einer Lungenembolie starb und bei dem die Sektion keine Anhaltspunkte für einen Tumor oder ein Rezidiv ergab. Ein zweiter, ebenfalls beschwerdefreier Patient kam 22 Monate nach Bestrahlungsabschluß infolge eines Sigmacarcinoms ad exitum. Auch bei diesen beiden Patienten wurde eine Nachbestrahlung nach Radikaloperation ausgeführt. Die längste Überlebenszeit der gestorbenen Patienten betrug $5^1/_2$ Jahre. Es handelte sich hier um einen Patienten mit inoperablem Tumor im linken Temporallappen, der nach Abschluß der Bestrahlung mit einer Herddosis von 7740 r 2 Jahre lang in gebessertem Zustand blieb, bis dann eine kontinuierlich zunehmende Verschlechterung eintrat.

Bei 10 von den 52 später gestorbenen Patienten wurde eine vorübergehende Besserung beobachtet, die allerdings nur bei 4 Patienten länger als 6 Monate (maximal 12 Monate) anhielt. Diese Besserung war wohl hauptsächlich durch Ödemrückbildung bedingt; nach kurzer Zeit stellte sich wieder ein Fortschreiten der Krankheit ein.

Wie ausgesprochen maligne das Glioblastoma ist, läßt sich aus den Überlebenszeiten der Kranken ersehen. Die Hälfte der Patienten kam schon innerhalb der ersten 6 Monate nach Abschluß der Bestrahlung ad exitum (Tab. 2), und zwar 9 der 25 radikal operierten und 21 der 32 übrigen Patienten. Mindestens ein Jahr lebten nur noch rund 18% und 3 Jahre und mehr rund 4%. Der Prozentsatz der Beschwerdefreien und Gebesserten war noch geringer und betrug nach einem Jahr noch 11% und nach 3 Jahren und mehr rund 2%.

Diese Ergebnisse entsprechen grosso modo etwa denjenigen anderer Autoren, deren Patienten ebenfalls größtenteils die ersten 12 Monate nach Behandlungsabschluß nicht überlebten. Es sind dies etwa drei Viertel bis vier Fünftel der Patienten. Die durchschnittliche Überlebensdauer der verstorbenen Patienten variierte zwischen 6 und 19 Monaten, meistens allerdings bei kleineren Patientenzahlen (Tab. 3). Unter den über 300 operierten und bestrahlten Patienten in der Weltliteratur finden sich, ebenso wie unter

Tabelle 2. *Überlebenszeit der 57 Patienten mit Glioblastoma multiforme*

Es leben mindestens

6 Monate	1 Jahr	2 Jahre	3 Jahre	5 Jahre	10 Jahre
29 von 57 (50%)	10 von 55 (18%)	5 von 52 (10%)	2 von 49 (4%)	2 von 41	1 von 29

Beschwerdefrei und gebessert

7 von 57 (12%)	6 von 55 (11%)	4 von 52 (8%)	1 von 49 (2%)	1 von 41	1 von 29

unseren Kranken, nur vereinzelte mit Überlebenszeiten von mehr als 3 Jahren (30), 7 lebten über 5 Jahre, je 2 über 6 und über 9 Jahre (von diesen ein Patient seit Beginn der Beschwerden 14 Jahre) und einer über 15 Jahre nach Behandlungsabschluß.

Der Großteil unserer Patienten (48 von 52) starb am Tumor, zwei starben, wie wir schon früher berichtet haben, intercurrent und zwei weitere an postoperativer Spätblutung. Einmal trat in diesen Fällen die Blutung während der postoperativen Nachbestrahlung ein und das andere Mal nach der Bestrahlung eines anfangs nichtoperierten Tumors, der dann wegen eines Rezidivs doch noch einem operativen Eingriff unterzogen wurde. Autopsien konnten bei 23 Patienten durchgeführt werden.

Nicht immer ließ sich bei diesen Patienten eine vollständige kurative Behandlung durchführen. In 10 Fällen mußte die Bestrahlung infolge Verschlechterung des Allgemeinzustandes nach einer mehr oder weniger längeren Bestrahlungszeit vorzeitig abgebrochen werden. Ein Vergleich zwischen den mit einer „angemessenen tumorzerstörenden Dosis" (nicht unter 4000 r am Herd) *durchbestrahlten* Patienten und der Gesamtzahl der Patienten zeigt eine geringe Erhöhung der durchschnittlichen Überlebenszeit zugunsten der durchbestrahlten Fälle. Sie beträgt rund 9 Monate und läßt im wesentlichen keinen Unterschied zwischen den radikal operierten und den partiell oder nicht operierten Patienten erkennen (Tab. 4). Rund

Tabelle 4. *Durchschnittliche Überlebenszeit nach Bestrahlung von Patienten mit radikal entferntem, partiell entferntem und nichtoperiertem Glioblastoma multiforme*

	Radikale Operation	Übrige	Total
Durchbestrahlte	9,4 Mon. (18 Pat.)	9 Mon. (24 Pat.)	9,2 Mon. (42 Pat.)
Alle Patienten	8,9 Mon. (20 Pat.)	6,8 Mon. (32 Pat.)	7,6 Mon. (52 Pat.)

Tabelle 3. *Durchschnittliche und maximale Überlebenszeiten bei Glioblastoma multiforme*

Autor	Behandlung	Patientenzahl	Überlebenszeit	
			durchschnittlich	maximal (über 3 Jahre)
Den Hoed	{ Röntgen allein { Operation + Röntgen	32 († 29)	18,5 Monate (†)	—
Hellriegel	?	71 († 58)	18 Monate (?)	23 über 3 Jahre; 5 über 5 Jahre
Freid und Mitarbeiter	Operation + Röntgen	30 († ?)	14,9 Monate (†)	1 über 3 Jahre; 1 über 8 Jahre; 1 über 9 Jahre
Peirce und Mitarbeiter	Operation + Röntgen	25 († 20)	14,3 Monate (†)	2 über 4 Jahre; 1 über 5 Jahre
Lombardi	Operation + Röntgen	20 († 18)	13,4 Monate (†)	1 über 3 Jahre
Richmond	Operation + Röntgen	37 († ?)	13 Monate (?)	10 über 3 Jahre; 2 über 5 Jahre
Morello u. a.	Operation + Röntgen	?	12,5 Monate (?)	?
Zaunbauer	Operation + Röntgen	70 († 68)	11,4 Monate (†)	1 über 5 Jahre; 2 über 6 Jahre
Buchtala u. a.	{ Röntgen allein { Operation + Röntgen	38 († 26)	9 Monate (?)	—
Engeset	Operation + Röntgen	18 († 18)	8,9 Monate (†)	—
Cocchi	Rad. Operation + Röntgen	25 († 20)	8,9 Monate (†)	1 über 15 Jahre
	übrige	32 († 32)	6,8 Monate (†)	1 über 5 Jahre
	sämtliche	57 († 52)	7,6 Monate (†)	—
Rausch	Operation + Röntgen	6 († 6)	6 Monate (†)	—
Schwenkenbecher	Operation + Röntgen	17 († 15)	5,7 Monate (†)	1 über 9 Jahre

9 Monate finden wir auch als durchschnittliche Überlebensdauer für sämtliche radikal operierten Fälle, für die Gesamtzahl der übrigen Patienten nur rund 7 Monate, da sich schon bei der Einweisung zur Strahlenbehandlung unter diesen Patienten mit partiell oder nicht entfernten Tumoren infolge des fortgeschrittenen Leidens relativ mehr Fälle in schlechtem Zustand befanden als unter denjenigen der ersten Gruppe.

Was die *Bestrahlung* anbelangt, so wurden von uns Tumordosen zwischen 3500 r und maximal 9200 r in einer Serie in einem Zeitraum von maximal 67 Tagen verabreicht. Die tägliche Tumordosis betrug dabei etwa 160 r. Mitunter sind die Bestrahlungen auch in zwei Serien mit Intervallen von $1^1/_2$ bis 4 Monaten ausgeführt worden, wobei hier bis maximal 11.500 r

Tabelle 5. *Überlebenszeiten und verabreichte Tumordosen*

Dosis	Patienten			Monate	Beschwerdefrei gebessert
	total	rad. op.	übrige		
Unter 4999 r	8	5	3	9	2 (beide rad. op.)
5000 bis 7999 r	24	7	17	8	2 (1 rad. op., 1 inop.)
Über 8000 r	10	6	4	11	1 (rad. op.)

gegeben wurden. Im Durchschnitt wurden die Tumoren mit Dosen von 6850 r bestrahlt. Vergleichen wir nun die beobachteten Überlebenszeiten der gestorbenen Patienten miteinander, so stellen wir hier eine gewisse Abhängigkeit der Länge der Überlebensdauer von der Höhe der verabreichten Tumordosis fest (Tab. 5). Bei Dosen unter 5000 r und unter 8000 r finden wir keine wesentliche Differenz der Überlebensdauer, in geringem Maße hingegen zwischen diesen beiden Gruppen und derjenigen mit Herddosen über 8000 r.

Auch bei Durchsicht der Literatur werden Tumordosen zwischen 4000 und 9000 r angetroffen. *Hellriegel* betont dabei, relativ günstige Überlebenszeiten bei Herddosen von 6000 r und mehr beobachtet zu haben.

Aber auch eine Verabreichung hoher Tumordosen von 7000, 8000 r und mehr konnte sowohl bei unseren radikal operierten als auch bei den übrigen Patienten selten das Auftreten von Rezidiven nach einem Intervall von nur wenigen Monaten (3 und mehr) verhindern. Anderseits finden wir im gleichen Zeitraum nach der Bestrahlung auch klinisch ungebessert gebliebene Fälle, bei denen autoptisch noch große Tumormassen vorgefunden wurden. Diese Resultate lassen darauf schließen, daß die maligne Geschwulst überhaupt nicht oder nur gering auf die Strahlenbehandlung angesprochen hatte.

Ein günstiger Behandlungseffekt wurde dagegen nur bei 7 Patienten, d. h. bei rund 12% beobachtet. Unter diesen befand sich aber nur ein einziger Patient, bei dem der Tumor nicht operativ entfernt worden war, sondern nur allein mit Röntgenstrahlen behandelt wurde (3% dieser Gruppe). Bei den übrigen 6 Patienten wurde der Tumor vor der Bestrahlung radikal entfernt;

es sind dies 24% dieser Gruppe. Für den günstigen Effekt ist hier also einerseits die Operation verantwortlich, anderseits auch die Bestrahlung; in welchem Maße die eine oder andere Methode dazu mehr beigetragen hat, läßt sich jedoch nicht mit Sicherheit beurteilen. Die bei diesen 7 Fällen verabreichten Tumordosen betrugen etwa 4600 bis 8100 r.

Mit Hinblick auf die von verschiedener Seite geäußerte Empfehlung, mit hohen Tumordosen zu bestrahlen, und auf die von uns erwähnten Höhen der Dosierung soll an dieser Stelle kurz noch die Frage der eventuellen *Hirngewebsschädigung* als Spätfolge von Bestrahlungen gestreift werden. Hierüber haben wir schon an anderer Stelle ausführlicher berichtet *(Cocchi).* Nach den Veröffentlichungen in der Literatur und den eigenen Erfahrungen haben wir um so mehr mit Strahlenspätfolgen zu rechnen, je höher die Einzel- und die Gesamtdosen und je kürzer die Fraktionierung ist. Bei den mitgeteilten Resultaten über Tierversuche haben wir es mit Einzeitbestrahlungen mit hohen Dosen zu tun, die beim Menschen nur in den Anfangszeiten der Röntgenbestrahlung, hauptsächlich in der Dermatologie verwendet wurden. Die Beobachtungen am Menschen zeigen, daß es sich bei den heutzutage auftretenden Spätfolgen um ziemlich komplexe Vorgänge handelt, bei denen mehrere Faktoren mitspielen müssen: einerseits das Vorliegen einer individuellen Gewebsdisposition, für die z. B. das Vorkommen von Veränderungen schon nach einer Gesamtdosis von 3500 r spricht, die von einem Autor in einem Fall beobachtet werden konnten und in einem Zeitabschnitt von 25 Tagen gegeben wurde. Andere zusätzliche Faktoren stellen unter anderem veränderte Kreislaufverhältnisse infolge Kompression in der Umgebung größerer Tumoren dar oder im Anschluß an Operationen, also eine Kombination verschiedener Faktoren, die zu sogenannten Kombinationsschäden führen. Bei welchen Dosen diese „Gefahrenzone" mit Röntgenspätfolgen beginnt, ist nach den bisherigen Erfahrungen schwer beurteilbar. Abgesehen von dem oben erwähnten Fall sind in den veröffentlichten Fällen Herddosen von 6000 r und mehr verabreicht worden. Nach den heutigen Erfahrungen dürfte somit eine Bestrahlung mit Tumordosen bis zu 6000 r in einer Bestrahlungsserie ohne weiteres zu verantworten sein, eine Erhöhung dieser Dosis erst nach einem Intervall von mindestens 2 Monaten. Man muß sich hierbei stets vor Augen halten, daß mit dem weiteren Ansteigen der Gesamtdosis auch das Risiko steigt, Spätveränderungen hervorzurufen.

Von weiteren Behandlungsarten mit ionisierenden Strahlen seien noch solche mit percutaner Bestrahlung mit Radium *(Cade)* oder Einlegen von Radonnadeln oder Goldseeds in das Operationsgebiet erwähnt *(Sachs; Klar, Becker* und *Scheer).*

Zum Schluß möchte ich Ihnen noch kurz über unsere Bestrahlungsresultate der sogenannten *malignen Gliome* berichten, von denen uns bis Ende 1957 27 Patienten zugewiesen wurden (siehe auch Tab. 1). Es handelt sich hierbei also um maligne, nicht eindeutig klassifizierbare Gliome. 17 von diesen wurden radikal operiert; bei 3 Patienten wurde der Tumor nur zum Teil entfernt, bei den restlichen 7 nicht entfernt und die histologische Diagnose entweder durch die Probeexcision oder autoptisch gestellt.

Bei einer weiteren Patientin wurde vor 3 Jahren ein nach dem histologischen Bericht malignes Gliom radikal operiert und nachbestrahlt, worauf die Patientin 28 Monate beschwerdefrei blieb. Neu auftretende Beschwerden erwiesen sich als Symptome eines auf der gegenüberliegenden Hirnseite befindlichen Tumors, der wiederum radikal entfernt wurde und bei dem es sich ebenfalls um ein nicht klassifizierbares malignes Gliom handelte. Diesmal war der Behandlung jedoch kein Erfolg beschieden. Der Zustand verschlechterte sich während der anschließenden Bestrahlung, so daß dieselbe abgebrochen werden mußte. Die Sektion nach dem etwas später eingetretenen Exitus ergab zur allgemeinen Überraschung, daß es sich hier nicht um ein malignes Gliom handelte, sondern um ein Hypernephrom der rechten Niere mit zahlreichen Lungen- und Hirnmetastasen.

Vier Patienten von diesen 27 leben heute noch, und zwar zwei beschwerdefrei nach radikaler Entfernung des Tumors: ein Patient 19 Monate (Herddosis 5820 r) und der andere 17 Jahre (6257 r). Zwei weitere Patienten leben in gebessertem Zustand: der eine 4 Jahre 8 Monate nach Radikaloperation (8034 rh) und der zweite 14 Jahre nach Rezidivbestrahlung (6075 rh) eines $1^1/_2$ Jahr vorher radikal entfernten Tumors.

Tabelle 6. *Durchschnittliche Überlebenszeit nach Bestrahlung von Patienten mit radikal entfernten, partiell entfernten und nichtoperierten malignen Gliomen*

	Radikale Operation	Übrige	Total
Durchbestrahlte	20,8 Mon. (12 Pat.)	8,3 Mon. (7 Pat.)	16,2 Mon. (19 Pat.)
Alle Patienten	18,2 Mon. (14 Pat.)	7,7 Mon. (9 Pat.)	14,2 Mon. (23 Pat.)

Die übrigen 23 Patienten sind nach einer durchschnittlichen Überlebenszeit von rund 14 Monaten am Tumor gestorben. Zieht man die 4 Patienten ab, bei denen die Bestrahlung wegen Verschlechterung des Zustandes abgebrochen werden mußte, so ergibt sich für die durchbestrahlten Patienten eine durchschnittliche Überlebensdauer von 16,2 Monaten.

Im Vergleich zu den Glioblastompatienten ist bei diesen Patienten ein deutlicher Unterschied der Überlebensdauer der radikaloperierten gegenüber den übrigen Kranken mit sogenanntem malignem Gliom erkennbar (Tab. 6). Durchschnittlich lebten die 12 Durchbestrahlten der 1. Gruppe 20,8 Monate (alle 14 zusammen 18,2 Monate), diejenigen (9) der 2. Gruppe, bei denen die Krankheit zum größten Teil ziemlich fortgeschritten war, 8,3 Monate (7,7 Monate).

In der Gruppe der Radikaloperierten befindet sich ein Patient, der nach einer Dosis von 10.200 rh ein Jahr lang beschwerdefrei blieb; der Zustand verschlechterte sich aber dann infolge eines Rezidivs und der Patient kam nach 37 Monaten ad exitum. Bei einem weiteren Patienten blieb der Zustand nach einer Bestrahlung mit 6100 rh 6 Jahre lang stationär, bis er sich dann verschlechterte. Eine zweite Operation konnte nach vorübergehender Besserung das Fortschreiten nicht aufhalten. Exitus nach 10 Monaten. Auch bei zwei anderen Patienten konnte eine zweite Operation wegen Rezidivs nur vorübergehende Besserung erzielen; Exitus nach 6 bzw. 12 Monaten.

Eine zwei Jahre lang anhaltende Besserung konnte dann noch bei einem nichtoperierten Patienten beobachtet werden, bei dem nur eine Tumordosis von 3485 r verabreicht werden konnte. Exitus 28 Monate nach Bestrahlungsabschluß.

Von den Patienten mit sogenanntem malignem Gliom leben nach einem Jahr noch die Hälfte, davon in beschwerdefreiem oder gebessertem Zustand noch ein Viertel der Patienten, nach 3 Jahren noch 20% bzw. 12% (Tab. 7). Die verabreichten Tumordosen entsprachen etwa denjenigen der Glioblastompatienten.

Tabelle 7. *Überlebenszeit der 27 Patienten mit malignem Gliom*

Es leben mindestens

6 Monate	1 Jahr	2 Jahre	3 Jahre	5 Jahre	10 Jahre
21 von 27	23 von 27	8 von 26	5 von 25	3 von 20	2 von 13
(78%)	(48%)	(31%)	(20%)	(15%)	

Beschwerdefrei und gebessert

6 von 27	6 von 27	4 von 26	3 von 25	2 von 20	2 von 13
(22%)	(22%)	(12%)	(15%)	(10%)	

Die Prognose scheint bei diesen Tumoren also etwas besser zu sein als bei den Glioblastomen, die nach unseren Erfahrungen die schlechteste Prognose der raumfordernden intrakraniellen Prozesse aufweisen. Dazwischen stehen die Fälle mit Hirnmetastasen, während die Medulloblastompatienten sich prognostisch nach unserer Statistik nicht wesentlich von den malignen Gliomen unterscheiden. Unter den prognostisch günstigeren Fällen folgen dann die Astrocytome, Meningeome, Ependymome usw.

Abschließend können wir demnach hinsichtlich des therapeutischen Vorgehens beim Glioblastoma multiforme und beim sogenannten malignen Gliom sagen, daß trotz der schlechten Prognose, besonders des Glioblastoms, auf Grund der beobachteten Fälle mit Beschwerdefreiheit und Besserung und mitunter auch mit längeren Überlebenszeiten, die radikale Tumorentfernung und anschließende Röntgenbestrahlung als Therapie der Wahl anzusehen ist. Auch bei nicht operablen Tumoren soll bestrahlt werden, da auch hier in vereinzelten Fällen ein günstiger Behandlungseffekt zu erwarten ist.

Zusammenfassung

Das Glioblastoma multiforme stellt die bösartigste Tumorform unter den raumfordernden intrakraniellen Prozessen dar. Von den 57 bestrahlten Patienten (von diesen 25 nach radikaler Tumorentfernung) lebten nach einem Jahr nur noch rund 18%, nach 3 Jahren rund 4%. Die durchschnittliche Überlebenszeit der 52 gestorbenen Patienten betrug rund 8 Monate, bei den durchbestrahlten Patienten rund 9 Monate, wobei kein wesentlicher Unterschied zwischen den radikal operierten und den übrigen Patienten beobachtet werden konnte. Nach kurzer Besprechung der Dosierungen und der Frage der eventuellen Spätfolgen wird zum Schluß kurz über die malignen Gliome berichtet, von denen 27 Patienten (17 radikal operiert) bestrahlt wurden. Die durchschnittliche Überlebensdauer betrug hier rund 14 Monate, bei den durchbestrahlten Patienten rund 16 Monate. Für beide Tumorarten wird auf Grund der beobachteten Fälle mit Beschwerdefreiheit und Besserung und mitunter auch mit längeren Überlebenszeiten die radikale Tumorentfernung und anschließende Röntgenbestrahlung als Therapie der Wahl angesehen.

Summary

Glioblastoma multiforme is the most malignant type of the space occupying intracranial tumours. Among 57 irradiated cases (of which 25 had had previous radical tumour surgery) only 18% of the patients were still alive at least 1 year and only 4% 3 years. The mean survival time of 52 patients, who had died was approximately 8 months, in the irradiated patients it was about 9 months. Moreover no important difference could be seen in the survival of the operated and the non-operated patients. Finally, after a short discussion of the dosage and the question of the eventual late effects, patients with so-called malignant gliomata were briefly described; there were 27 such patients irradiated (of which 17 underwent radical surgery). The mean survival time in this group was about 14 months — in the irradiated cases about 16 months. For both types of tumour the freedom from symptoms, the improvement and the longer survival time showed that radical tumour removal followed by irradiation was the treatment of choice.

Résumé

Le glioblastome multiforme représente la plus maligne des lésions expansives intracrâniennes. Sur les 57 malades irradiés (dont 25 avaient subi une exérèse radicale de la tumeur) 18% seulement vivaient encore au bout d'un an, et environ 4% au bout de 3 ans. La survie moyenne des 52 malades décédés était d'environ 8 mois, celle des malades irradiés de 9 mois; on n'a pas observé de différence importante entre les malades ayant subi une exérèse radicale et les autres. L'auteur examine brièvement les doses et la question des effets tardifs et termine par une brève étude des gliomes dits malins, dont 27 cas (17 opérés radicalement) ont été irradiés. Dans ces cas la survie moyenne a été d'environ 14 mois, de 16 mois chez les malades irradiés. Pour ces deux types de tumeur, les cas observés de disparition des symptomes, d'amélioration, et parfois de survie assez longue, font considérer l'exérèse tumorale radicale associée à la roentgenthérapie comme le traitement de choix.

Riassunto

Il glioblastoma multiforme costituisce la forma tumorale più maligna fra i processi espansivi endocranici. Su 57 pazienti irradiati (di cui 25 dopo asportazione radicale) vivevano dopo 1 anno il 18% e dopo 3 anni circa il 4%. La durata media della sopravvivenza su 52 pazienti venuti a morte fù di 9 mesi, senza una netta differenza fra pazienti operati e non operati. Dopo una breve discussione sul dosaggio e sulla questione l'autore riferisce eventuali effetti tardivi, degli successivamente dei cosidetti gliomi maligni, di cui 27 vennero irradiati (17 erano stati operati radicalmente). La sopravvivenza media di questi casi fù di 14 mesi circa e di 16 in quelli irradiati. Sulla base dei casi osservati e sulla esperienza di guarigioni cliniche, dei miglioramenti e talora di assai lunga sopravvivenza, si conclude che il trattamento migliore consiste nella asportazione radicale e successiva irradiazione.

Resumen

El glioblastoma multiforme es el más maligno de los procesos expansivos intra-craneanos. De 57 pacientes tratados por radioterapia (25 de ellos con extirpación total del tumor) postoperatoria vivian al cabo de un año 18% y al cabo de 3 años solamente 4%. El tiempo medio de sobrevida de los 52 pacientes muertos era de 8 meses (radioterapia incompleta) y de 9 meses para aquellos de un curso de terapia completa, sin diferencia entre aquellos con operación radical y los de extirpación subtotal. Despues de mencionar las dosis y complicaciones alejadas se presentan los resultados en 27 pacientes con gliomas malignos, de los cuales 17 tuvieron una extirpación radical. El tiempo medio de sobrevida en estos casos era de 14 meses, y para el grupo de operación radical, de 16 meses. Para ambos grupos, en base a los resultados observados y del tiempo de sobrevida a veces mas prolongado, se considera la operación radical y la radioterapia postoperatoria como procedimiento de elección.

Literatur

Bailey, P., und *A. Brunschwig,* Erfahrungen mit der Röntgenbehandlung der Hirngliome. Zschr. Neurol. *161* (1938), 214—217. — *Bailey, P., M. C. Sosman* und *A. von Dessel,* Roentgen Therapy of gliomas of the brain. Amer. J. Roentgenol. *19* (1928), 203—261. — *Cade, St.,* Malignant disease and its treatment by radium, Bd. IV. S. Marshall Ltd., London, 1952. — *Cocchi, U.,* Die Röntgentherapie der Hirngeschwülste. In: *Martius* und *Hartl,* Krebsforschung und Krebsbekämpfung, II. Urban & Schwarzenberg, München-Berlin, 1957, 317—355. (Hier weitere Literatur.) — *Engeset, A.,* On roentgen treatment of intracranial gliomas. Acta radiol., Stockholm, *32* (1949), 210—225. — *Frazier, C. H., B. J. Alpers, E. P. Pendergrass* und *G. W. Chamberlin,* The effects of irradiation on gliomas. Amer. J. Roentgenol. *38* (1937), 233—237. — *Freid, J. R.,* und *L. M. Davidoff,* Roentgen therapy of primary neoplasmas of the brain. Radiology 57 (1951), 25—36. — *Hellriegel, W.,* Die Strahlenbehandlung der Hirntumoren. Strahlentherapie *102* (1956), 21—30. — *Den Hoed, D.,* La radiotherapie des tumeurs cérébrales. Acta radiol., Stockholm, *34* (1950), 309—317. — *Klar, E., J. Becker* und *K. E. Scheer,* Eine kombinierte chirurgisch-radiologische Behandlung bei Glioblastoma multiforme mit radioaktivem Kobalt Co⁶⁰. Dtsch. Zschr. Chir. *280* (1954), 55—65. — *Krautzun, K.,* Ergebnisse der Konvergenzbestrahlung bei Hirntumoren. Strahlentherapie *101* (1956), 466—474. — *Krüger, D. W.,* Behandlung von Hirntumoren mit Kobalt 60. Münch. med. Wschr. *99* (1957), 687. — *Lindgren, M.,* Roentgen treatment of gliomata. Acta radiol., Stockholm, *40* (1953), 325—334. — *Lombardi, G.,* La roentgenterapia dei gliomi cerebrali. Radiol. med. *40* (1954), 1088—1105. — *McWhirter, R.,* und *N. Dott,* Radiation treatment of cerebral tumours. Proc. Roy. Soc. Med., London, *39* (1946), 673—680. — *Morello, F.,* und *G. Gaist,* La radioterapia nei tumori cerebrali dell'età infantile, dell'adolecenza e della giovinezza. Radiol. med. *43* (1957), 595. — *Nesky, M. G., A. Burton* und *W. Fowler,* The longevity of patients with glioblastoma multiforme. J. Neurosurg., Springfield, 7 (1950), 261—269. — *Peirce, C. B., W. V. Cone, A. E. Elvidge* und *J. G. Tye,* Roentgen therapy of primary neoplasms of the brain stem. Radiology 45 (1945), 247—252. — *Rausch, F.,* Ergebnisse der Pendelkonvergenzbestrahlung bei Hirntumoren. Strahlentherapie *101* (1956), 446—457. — *Richmond, J. J.,* Radiotherapy of intracranial tumours in children. J. Fac. Radiol., Bristol, *4* (1953), 180—189. — *Richmond, J. J.,* in: *Cade* (s. o.). — *Sachs, E.,* Treatment of glioblastoma with radium. J. Neurosurg., Springfield, *11* (1954), 119—121. — *Schwenkenbacher, H.,* Ergebnisse der Strahlentherapie von Hirntumoren in den Jahren 1945—1954. Strahlentherapie *100* (1956), 299—407. — *Tice, G. M.,* und *N. W. Irving,* Roentgen

74 U. Cocchi:

therapy supplementing surgery in treatment of gliomas. J. Neurosurg, Springfield,
7 (1950), 509—520. — *Zaunbauer, W.,* Zur Röntgentherapie der Gehirntumoren.
Wien. med. Wschr. 1956, 572—679. — *Zsebök, Z.,* Röntgenbestrahlung bei Hirn-
tumoren mit besonderer Hinsicht auf die neuroektodermalen Geschwülste. Arch.
Geschwulstforsch. *8* (1955), 246—257. — *Zülch, K. J.,* Die Hirngeschwülste. In:
Hdb. d. Neurochir., Bd. III, Berlin-Göttingen-Heidelberg, 1956.

Diskussion zum Referat von Herrn *U. Cocchi:*

W. Schiefer (Erlangen): **Zur Nahbestrahlung operativ freigelegter Hirn-
Tumoren.**

Es soll kurz auf die Möglichkeit einer weiteren Behandlung nur subtotal ent-
fernter maligner Tumoren durch die *Röntgennahbestrahlung* während der Operation hingewiesen werden. Die Bestrahlung von Tumoren nach deren operativer
Freilegung ist zwar keineswegs neu. Sie hat bisher vornehmlich in der Behandlung von Magen-Darm-Tumoren (*Beck*, 1909; *Finsterer*, 1915; *Chauol*, 1943; *Barth*,
1948), in der Urologie (*Levine, Pack* und *Galle*, 1939) und bei Larynx-, Parotis-

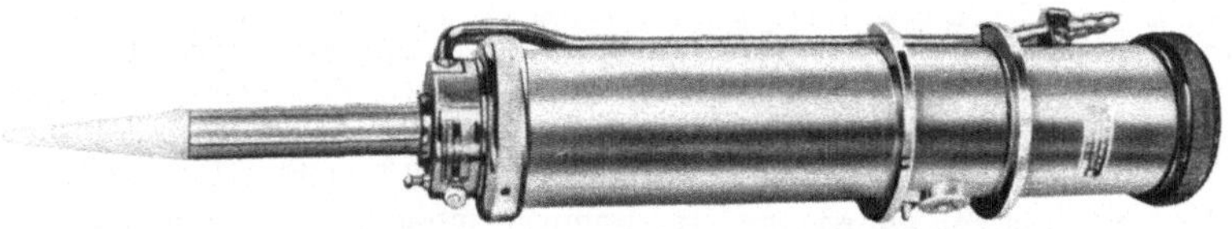

Abb. 1. Ansicht der Spitzanodenröhre (Siemens-Reiniger-Werke)

sowie Kieferhöhlentumoren (*Reisner*, 1939; *Barth*, 1948, 1953, 1958) Anwendung
gefunden. Da bei der Nahbestrahlung der Tumor immer direkt von einer Strahlung
getroffen wird, die im Gewebe steil abfällt, wird eine Rücksicht auf die Toleranz
der durchstrahlten Gewebe und des gesunden Tumoruntergrundes weitgehend
hinfällig.

Die mit der benützten Spitzanodenröhre (Abb. 1) erreichte Dosisleistung beträgt 730 r/min. Bei einer Bestrahlungsdauer von etwa 7 Minuten wird also eine
Herddosis von 5000 r erreicht. Der Dosisabfall ist recht steil, wenn man berücksichtigt, daß die Gewebehalbwerttiefe in Wasser und praktisch auch diejenige
des Gehirns bei 10 mm liegt.

Aus der Darstellung in Abb. 2 ist aber weiterhin zu erkennen, daß auch die
Möglichkeit besteht, durch eine einfache metallische Abschirmung nur isoliert in
einer bestimmten Richtung zu bestrahlen, d. h. eine unerwünschte Mitbestrahlung
bestimmter Hirnabschnitte bzw. gesunder Gewebe weitgehend zu vermeiden.
Dies dürfte bei Geschwülsten etwa in der Nähe des Hirnstammes oder der
Orbita usw. ein besonderer Vorteil der Nahbestrahlung sein, während die harte
γ-Strahlung des Radiums und Kobalts auf kleinem Raum eine solche Abdeckung
nicht erlaubt.

Die Nahbestrahlung von Hirntumoren während der Operation wird in der
Neurochirurgischen Abteilung Erlangen in Zusammenarbeit mit der Strahlenab-
teilung der Medizinischen Universitäts-Klinik (Prof. Dr. *Barth*) durchgeführt.
Nach Freilegung und weitgehender Exstirpation der Geschwulst kann der Be-
strahlungstubus steril in das Operationsgebiet eingeführt und durch eine am
Operationstisch befestigte Haltevorrichtung in der gewünschten Stellung und
Richtung fixiert werden.

Dann läßt sich das ganze Operationsgebiet nochmals steril abdecken. In den Tubus wird nun die Spitzanodenröhre eingeschoben und die Bestrahlung in einer Sitzung durchgeführt. Anschließend erfolgt nach nochmaliger Kontrolle der Blutstillung der übliche Schichtverschluß der Wunde.

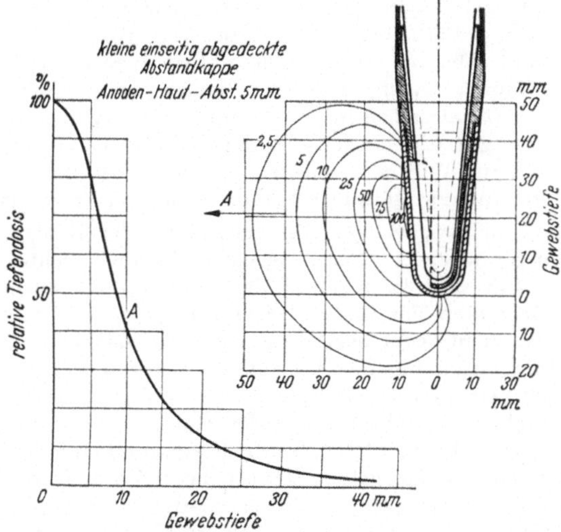

Abb. 2. Dosisabfall und Isodosen der Spitzanodenröhre mit einseitiger Abschirmung bei 60 kV; zur Hirntumorbestrahlung werden von uns 90 kV verwendet.

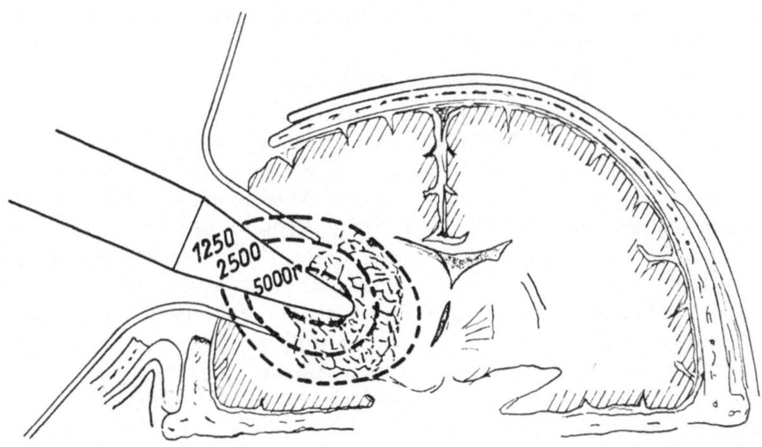

Abb. 3. Nahbestrahlung eines Großhirntumors (schematisch).

Unser Krankengut ist noch zu klein und die Beobachtungszeit zu kurz, um abschließende Feststellungen zu treffen. Als besonderer Vorteil hat sich aber bisher in jedem Falle trotz der relativ hohen verabreichten Dosis die gute Verträglichkeit der Nahbestrahlung herausgestellt. Es fehlten alle drucksteigernden Reaktionen, größere Erweichungen usw. Auch eine Schädigung der Haut wurde in keinem Falle beobachtet.

5a*

R. Kautzky (Hamburg): **Zur Frage der Röntgentherapie bei Glioblastomen.**
Die Sammelstatistik ergab einen nur wenig günstigeren Verlauf der bestrahlten
Glioblastomfälle gegenüber den unbestrahlten. Bei der Bewertung dieses Er-
gebnisses und den Konsequenzen für unsere Einstellung zur Frage: soll bestrahlt
werden oder nicht, sollte man zwei Momente berücksichtigen: 1. Die bestrahlten
und nicht bestrahlten Fälle der vorliegenden Statistik sind sicher kein gleich-
wertiges Krankengut. Die bestrahlten Fälle stellen, wenigstens in unserem Material, das in der Sammelstatistik verwendet wurde, eine ausgesprochen positive
Auslese dar, da wir im allgemeinen nur die günstig erscheinenden Fälle bestrahlten. Wahrscheinlich gilt dies auch für andere Kliniken, die ihre Ergebnisse für
die Sammelstatistik zur Verfügung stellten. Damit wird aber die Bedeutung der
Röntgenbestrahlung für den günstigen Verlauf weiter in Frage gestellt.

2. Wir standen bis vor einiger Zeit gegenüber der Röntgenbestrahlung bei
Gliomen auf dem Standpunkt: „Wenn sie vielleicht auch nichts nützt, so schadet
sie doch nicht." Nun sind ja in letzter Zeit immer mehr anatomische Befunde
über Bestrahlungsschäden am Gehirn bekannt geworden. Die klinischen Folgen
konnten aber meist nicht recht beurteilt werden, da man schwer Röntgenschaden
und Tumorwirkung auseinander halten konnte. In diesem Zusammenhang ist es
von Interesse, daß wir mehrere Fälle von Kehlkopfcarcinom beobachtet haben,
bei denen sich nach Röntgenbestrahlung des Halses eine cervicale Querschnitts-
lähmung entwickelte. Als ihre Ursache wurde anatomisch eine Erweichung des
sicher tumorfreien Halsmarkes gefunden. Es handelte sich dabei also um den ein-
wandfreien Nachweis einer groben Röntgenschädigung gesunder Abschnitte des
Zentralnervensystems durch die übliche Tumordosis. Diese Beobachtung mahnt
zur Zurückhaltung in der Anwendung von Röntgenstrahlen bei Hirntumoren, deren
Strahlensensibilität unsicher oder gering ist.

H. Finkemeyer (Hamburg): **Die Erscheinungsformen der Glioblastome
in den verschiedenen Hirnregionen.**

Zusammenfassung
Die Analyse von 225 Glioblastomfällen führte zur Aufstellung von
18 Gruppen, denen wohldefinierte klinisch-neurologische, angiographische
und pathologisch-anatomische Bilder zugeordnet werden können. Die
18 Gruppen entsprechen bis auf geringe Abweichungen den von *Zülch*
beschriebenen Prädilektionstypen. Die weitgehend ortsspezifischen angiographischen Befunde stützen die Anschauung, daß die pathologisch-anatomische Erscheinungsform einer Hirngeschwulst weitgehend von dem
Mutterboden bestimmt wird, auf dem sie sich entwickelt. Die angiographischen Besonderheiten des Glioblastoma multiforme lassen daran denken,
daß für die Morphologie dieser Geschwulstart die innerhalb der verschiedenen Hirnregionen stark wechselnde normale Gefäßanordnung von
ausschlaggebender Bedeutung ist. Die mit Hilfe der Angiographie gewonnenen Resultate müßten durch Spezialuntersuchungen (Gefäßinjek-
tionen, Serienschnitte) kontrolliert bzw. erweitert werden.

Die Arbeit stellt den ersten Schritt bei der Ausführung des Planes dar,
die von *Zülch* aufgestellten Gliomtypen dadurch für die Klinik nutzbar zu
machen, daß die ihnen entsprechenden klinischen und angiographischen
Syndrome herausgearbeitet werden.

* Eine ausführliche Publikation erfolgt an anderer Stelle.

Summary

The analysis of 225 cases of glioblastoma led to their classification into eighteen groups in which well defined clinical-neurological, angiographic and pathological-anatomical pictures could be recognised. These eighteen groups correspond, with only slight differences, to the "Predilection types" described by *Zülch*. The extensive site-specific angiographic findings lead to the view that the pathological-anatomical morphology of brain tissue is largely determined by the ground substance from which it is derived. The angiographic specificity of the glioblastoma multiforme leads one to think that, for the morphology of this type of tumour, the widely varying normal vascular pattern of the different parts of the brain is of decisive importance. The results obtained by means of angiography must be controlled by detailed special researches — vessel injections, serial sections.

This work shows the first step in the execution of plans to make the glioma types described by *Zülch* of clinical use, so that the corresponding clinical and angiographic syndromes can be worked out.

* A detailed paper will be published elsewhere.

Résumé

L'analyse de 225 cas de glioblastomes conduisit à la constitution de 18 groupes dont on peut classer les tableaux on se basant sur les critères neurocliniques, angiographiques et anatomo-pathologiques. Ces 18 groupes correspondent à quelques petites différences près aux types de prédilection décrits par *Zülch.* Les signes angiographiques spécifiques de la localisation appuient l'hypothèse selon laquelle la forme d'expression anatomo-pathologique d'une tumeur cérébrale est déterminée dans une grande mesure par le substratum sur lequel elle se développe.

Les particularités angiographiques du glioblastome multiforme font penser que la disposition normale des vaisseaux très variable à l'intérieur des diverses régions du cerveau a une influence prépondérante sur la morphologie de ce type de tumeur. Les résultats obtenus à l'aide de l'angiographie devraient être contrôlés ou complétés par des recherches spéciales (injection de vaisseaux coupes sériées).

Ce travail représente le premier pas dans l'exécution du plan destiné à rendre utiles à la clinique les types de gliomes établis par *Zülch* de façon à dégager les syndromes cliniques et angiographiques qui leur correspondent.

(Voir ailleurs une publication plus détaillée.)

Resumen

El análisis de 225 casos de glioblastoma ha llevado a su clasificación en 18 grupos en los cuales pueden reconocerse cuadros bien definidos y recortados clinico-neurológicos, angiográficos y anatomo-patológicos. Estos 18 grupos correspondian, con ligeras diferencias, a los „tipos de predilección", descritos por *Zülch*. La extensión difusa junto con los hallazgos angiográficos parece indicar que la morfología anatomo-patológica del tejido cerebral está determinada en gran parte por la substancia cerebral de la cual se deriva. La especificidad angiografica del glioblastoma multiforme también inclina a considerar que la morfologia de éste tipo de tumor, la disposición vascular anastomótica de la porción interna de las diferentes partes del cerebro tienen también una importancia decisiva. Los resultados obtenidos por medio de la angiografía deben controlarse mediante investigaciones especiales detalladas, como inyecciones vasculares y cortex seriados.

Este trabajo es el primer intento para aplicar clínicamente los tipos de glioma descritos por *Zülch* y para que pueden desarrollarse los síndromes clínicos y angiográficos.

Aus der Neurochirurgischen Universitätsklinik Köln (Direktor: Prof. Dr. *W. Tönnis*)
und der Neurochirurgischen Universitätsklinik Bonn (Direktor: Prof. Dr. *P. Röttgen*)

Zur angiographischen Diagnostik der Glioblastome

Von

W. Grote und W. Schiefer

Mit 12 Textabbildungen

Die Vorteile serienangiographischer Untersuchungen bei Hirntumoren gegenüber der einfachen Angiographie sind heute wohl allgemein anerkannt. Gewiß lassen sich viele Geschwülste mit einem Einzelbild der

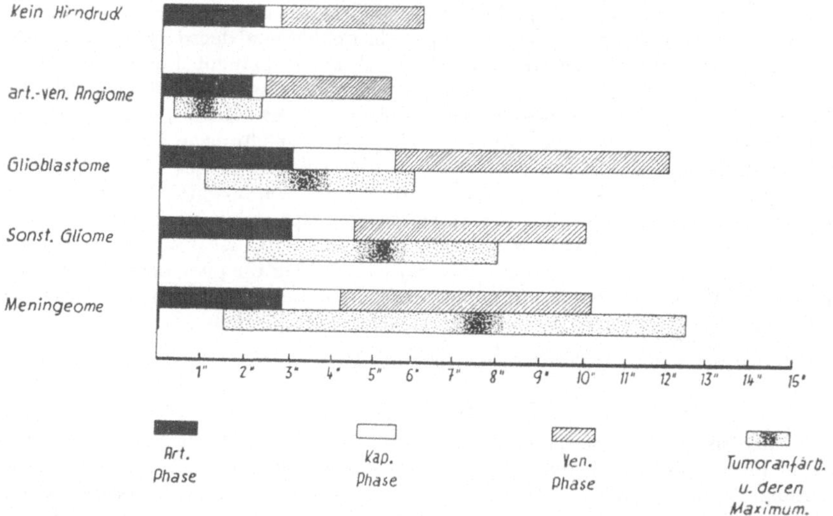

Abb. 1. Beziehungen zwischen Tumorzirkulation und Gesamthirnzirkulation. Mittelwerte an Hand von Untersuchungen mit der Odelca-Kamera.

arteriellen Phase bereits erfassen und durch die Form der Tumordarstellung allein oder im Verein mit sonstigen klinischen Daten artdiagnostisch einordnen. Wesentlich größere Möglichkeiten bieten aber Bildserien, die alle

Abb. 2. a Anhäufung lakunärer Gefäße im Glioblastom. Inmitten eines Konvolutes großer sinusoider Gefäße liegt eine große Arterie (arteriovenöse Fistel?). Tibor Pap, Panphot, 25fache Vergrößerung. b Ausschnitt aus dem zugehörigen Arteriogramm (Glioblastom im rechten Schläfenlappen). Man erkennt die zuführenden Arterien, große arteriovenöse Fisteln und eine frühzeitig gefüllte abführende Vene.

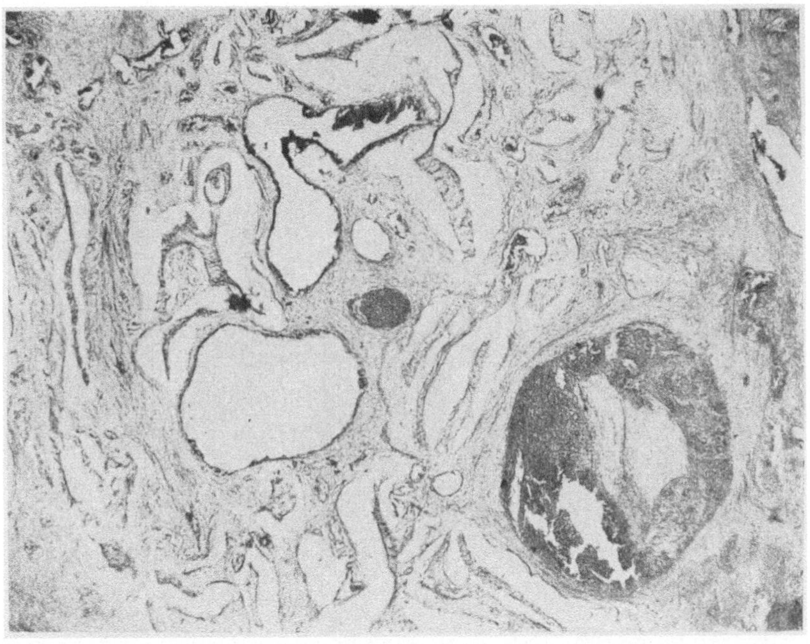

2a

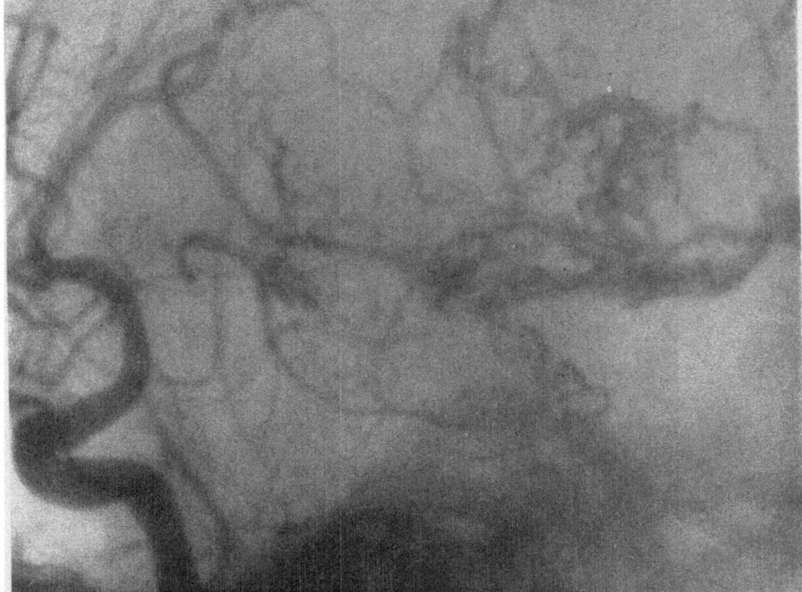

2b

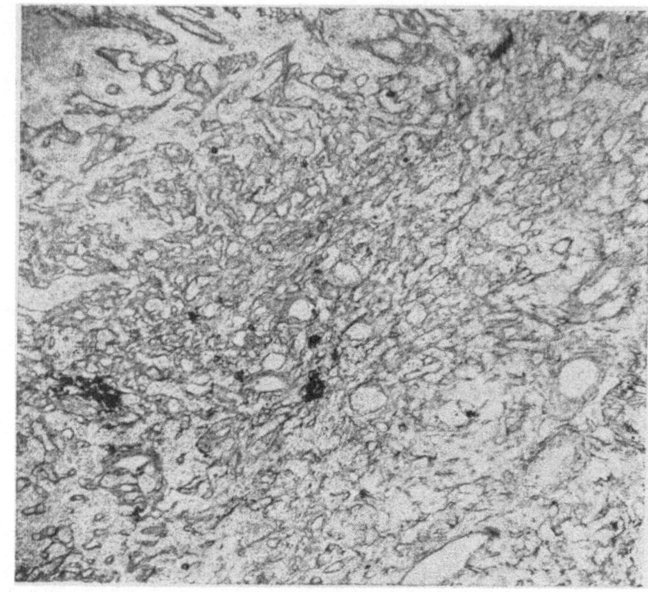

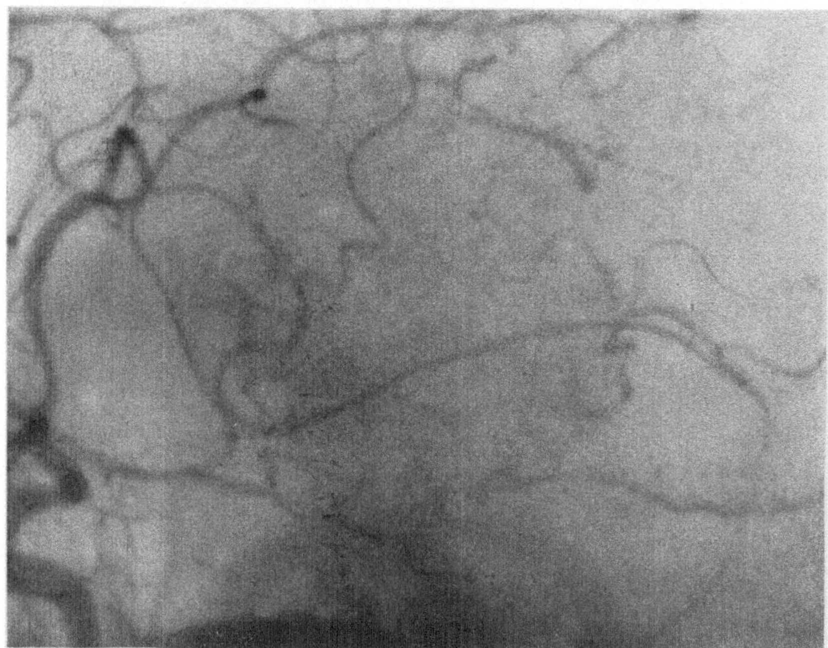

Abb. 3. a Ausgedehntes System kleiner, kapillarähnlicher Gefäße im Glioblastom. Tibor Pap, Panphot 25fache Vergrößerung. b Entsprechendes Angiogramm mit feinfleckiger „Anfärbung" eines Glioblastoms im rechten Schläfenlappen.

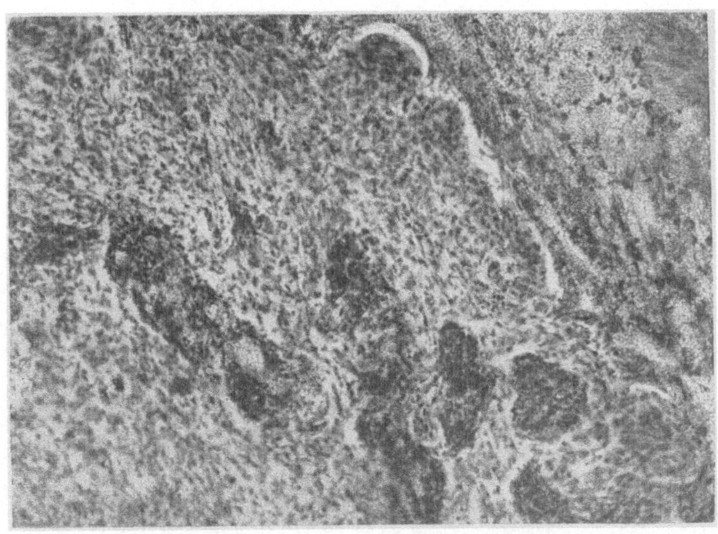

Abb. 4. Sogenannte Glomerulusbildungen, bei denen das Gefäßlumen durch Wucherung des Endothels verschlossen ist. Keine Tumoreigenvascularisation im Angiogramm.

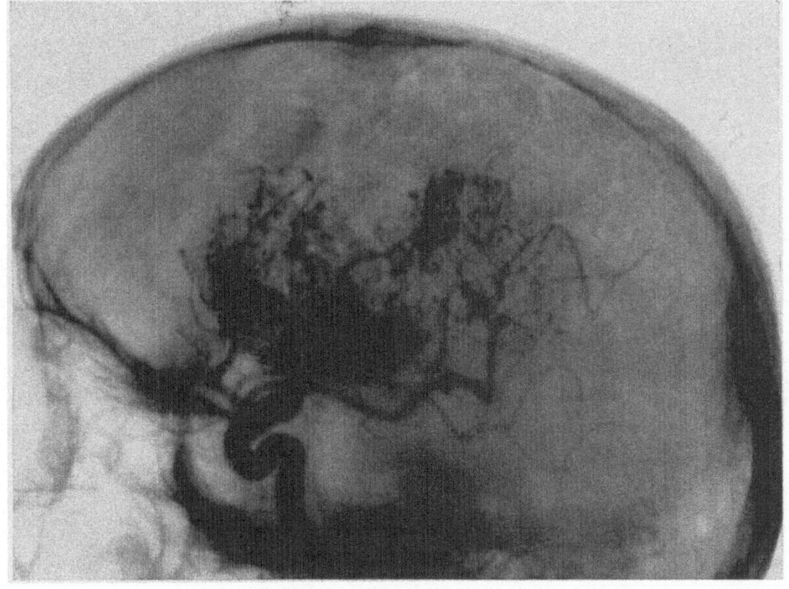

Abb. 5 a.

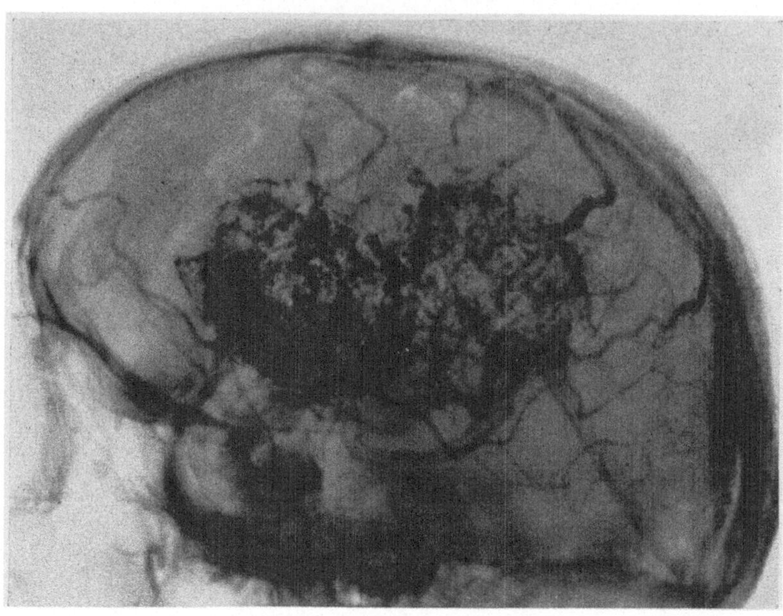

Abb. 5 b.

Abb. 5. Ausgedehntes Glioblastom der linken Großhirnhemisphäre. „Tumoranfärbung" schon in der frühen arteriellen Phase mit zahlreichen, im Kaliber wechselnden Gefäßneubildungen und Blutseen. Bereits während der arteriellen Phase sind viele aus dem Tumorbereich abführende Venen dargestellt, wodurch der arteriovenöse Kurzschluß bzw. die Zirkulationsbeschleunigung im Tumorgebiet hinreichend demonstriert wird.

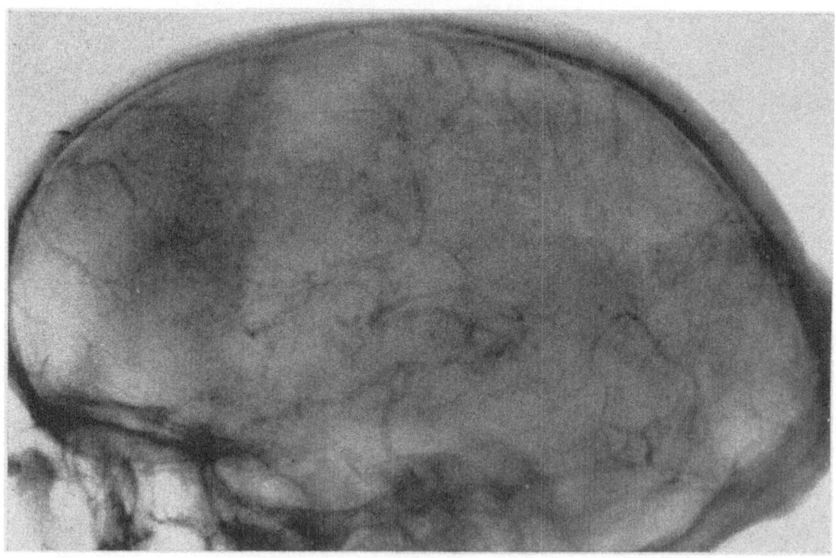

Abb. 6 a.

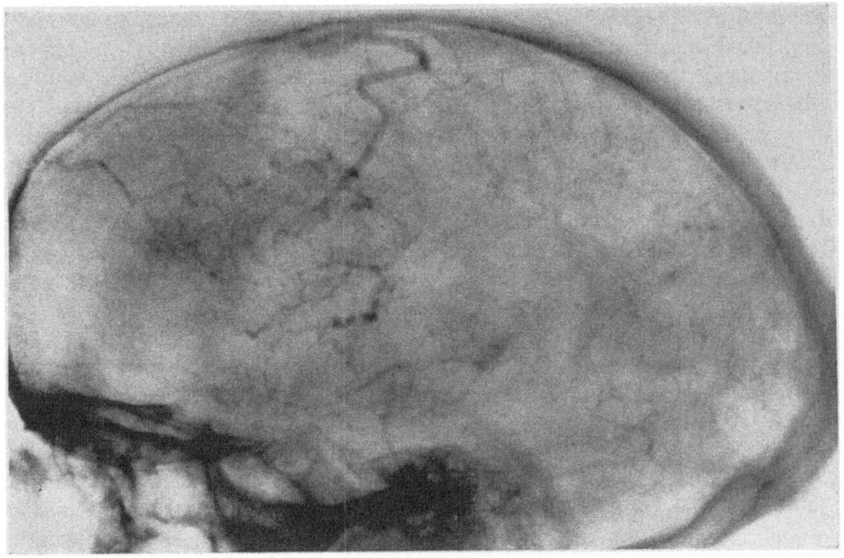

Abb. 6 b.

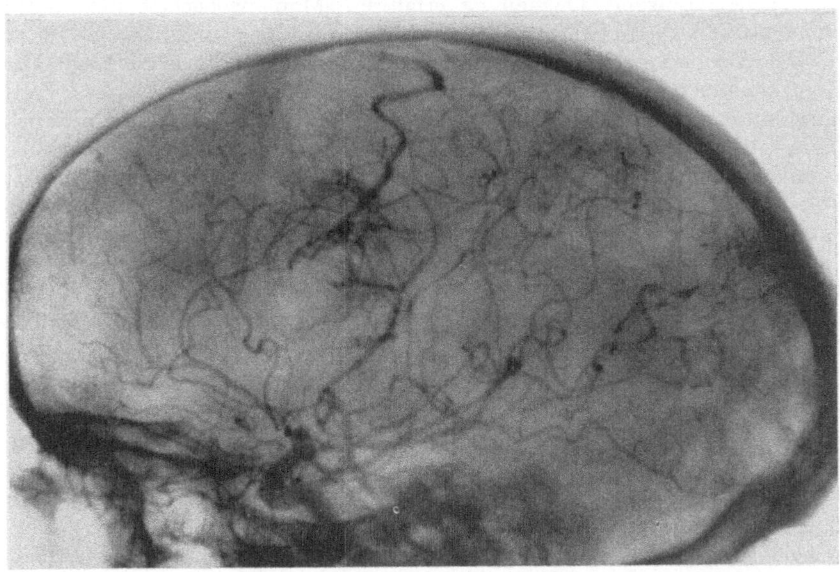

Abb. 6 c.

Abb. 6. Präzentrales Glioblastom. a In der arteriellen Phase kommt bereits eine pathologisch erweiterte, zum Sinus sagittalis sup. abführende Vene zur Darstellung. b Während der kapillären Phase der Gesamthirnzirkulation ist fast ausschließlich das Tumorgebiet dargestellt. c Erst nach Beendigung der Tumorzirkulation werden nun die übrigen Hirnvenen sichtbar.

Kreislaufphasen erfassen, denn häufig kommt es zur „Tumoranfärbung", d. h. Darstellung entsprechender Gefäßneubildungen, nur zu einem bestimmten Zeitpunkt des Kontrastmitteldurchflusses. Besonders manche Gliome werden lediglich auf einem einzelnen Bild der späten arteriellen, der kapillären oder frühvenösen Kreislaufphase sichtbar. Auch bei einer fehlenden Tumordarstellung kann uns neben den Verlagerungen im arteriellen System der Ausfall bestimmter Venengruppen oder auch deren Verdrängungen lokaldiagnostische Hinweise bieten, wie z. B. das Fehlen von Venae ascendentes in einem umschriebenen Sinusabschnitt oder die caudalwärts gerichtete Verlagerung der Venae strio-thalamicae und der Vena cerebri interna. Die Möglichkeiten einer operativen Behandlung sind dadurch eher abzuschätzen.

Der Wert serienangiographischer Untersuchungen erschöpft sich aber nun keineswegs im Aufzeichnen morphologischer Veränderungen. Vielmehr können die nur im Serienbild faßbaren funktionellen Eigentümlichkeiten der einzelnen Tumorarten zur Differentialdiagnose mit herangezogen werden. Dabei spielt das zeitlich unterschiedliche Auftreten der sogenannten „Tumoranfärbung" während der einzelnen Phasen der Hirnzirkulation eine besondere Rolle. Diese funktionellen Eigenheiten in bezug auf die Gesamtzirkulation des Hirns sind in Abb. 1 zusammengefaßt. Dabei kommt nun besonders zum Ausdruck, daß die Glioblastome vornehmlich von der frühen arteriellen Phase über die kapilläre — bis zur frühvenösen Kreislaufphase ihre angiographische Darstellung erfahren. Man beobachtet bei dieser Tumorart außerdem eine Verlängerung der kapillären und venösen Phase der Hirnzirkulation. Erstreckt sich die serienangiographische Kontrolle des Kontrastmitteldurchflusses nicht über einen ausreichend langen Zeitabschnitt (bis zu 12 bis 15 sec!), so kann der Eindruck entstehen, daß auch beim Glioblastom eine „Tumoranfärbung" über die Zeit der Gesamthirnzirkulation hinaus besteht (vgl. *Riechert*, 1949; *Lindgren*, 1954; *Kautzky*, und *Zülch*, 1955). Ein solcher Fehlschluß ist dadurch zu erklären, daß sich während der verlängerten kapillären Phase oft lediglich die pathologischen Gefäße des Tumors darstellen (siehe Abb. 6 und 7). Wie sich mit der schnellen Serienangiographie aber eindeutig zeigen läßt, folgt dann erst nach Beendigung der Tumorzirkulation die oft erheblich verlängerte venöse Phase der Gesamthirnzirkulation (vgl. auch *Rausch* und *Schiefer*, 1956).

Sonstige Gliome zeigen ihre Anfärbung im Durchschnitt erst später in der arteriellen Phase. Die Darstellung reicht dann jedoch länger in die venöse Kreislaufphase hinein. Meningeome stellen sich etwa von der Mitte der arteriellen Phase bis über die venöse Phase hinaus dar. Die angiographische Darstellung der arteriovenösen Angiome erfolgt bereits mit Beginn der arteriellen Phase, um gegen deren Ende auch wieder zu verschwinden. Die differentialdiagnostische Abgrenzung gegenüber den häufigen angiomatösen Glioblastomtypen wird dadurch erleichtert.

Ein weiteres, sehr wesentliches Merkmal soll mit der graphischen Darstellung in Abb. 1 noch deutlich gemacht werden, und zwar die schon oben erwähnte, im Vergleich zu allen anderen Tumorarten meist deutlich verlängerte Kreislaufzeit des Gesamthirns bei Vorliegen eines Glioblastoms.

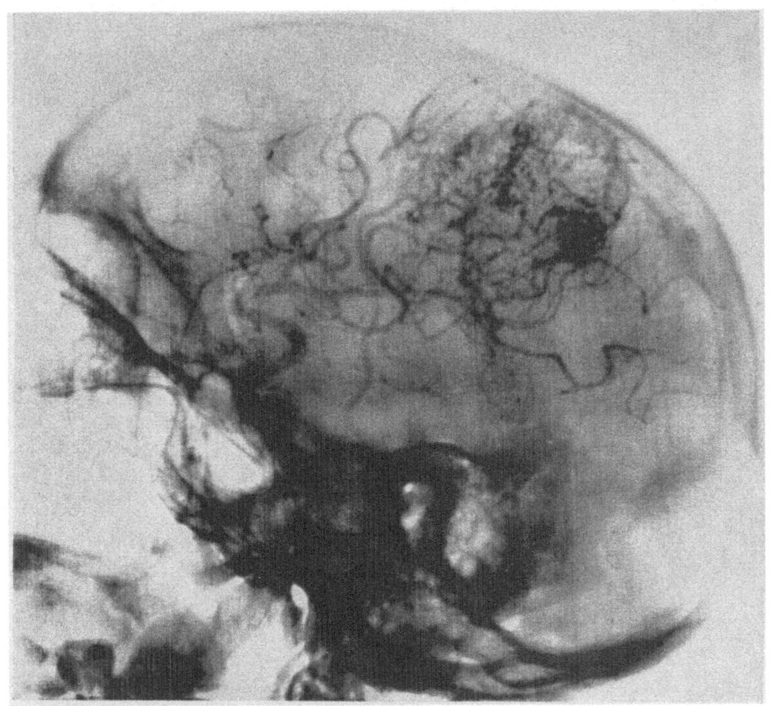

Abb. 7 a.

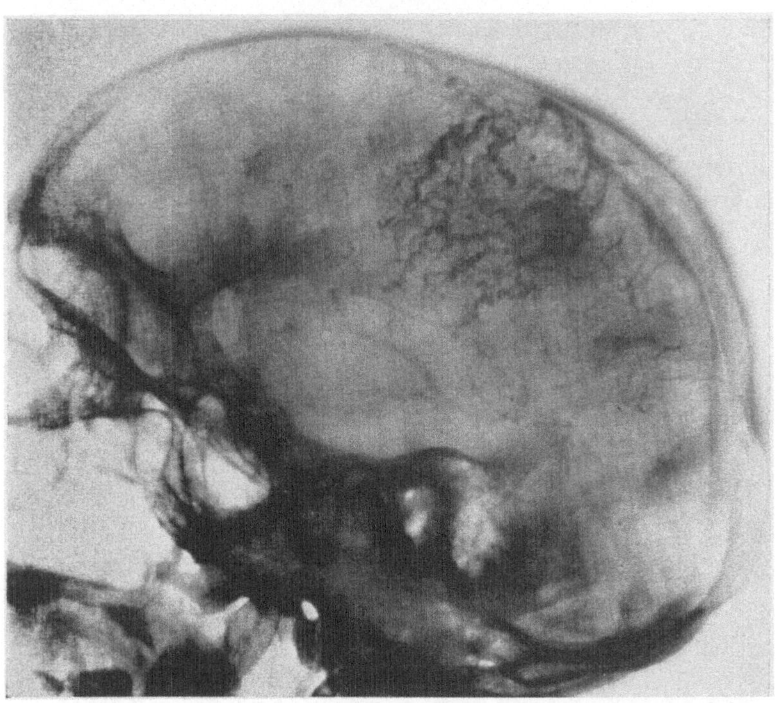

Abb. 7 b.

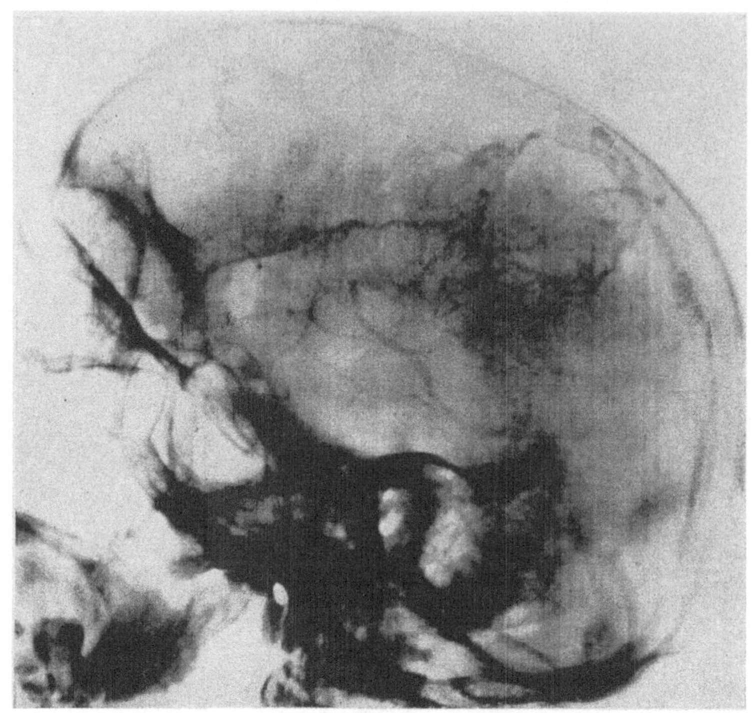

Abb. 7 c.

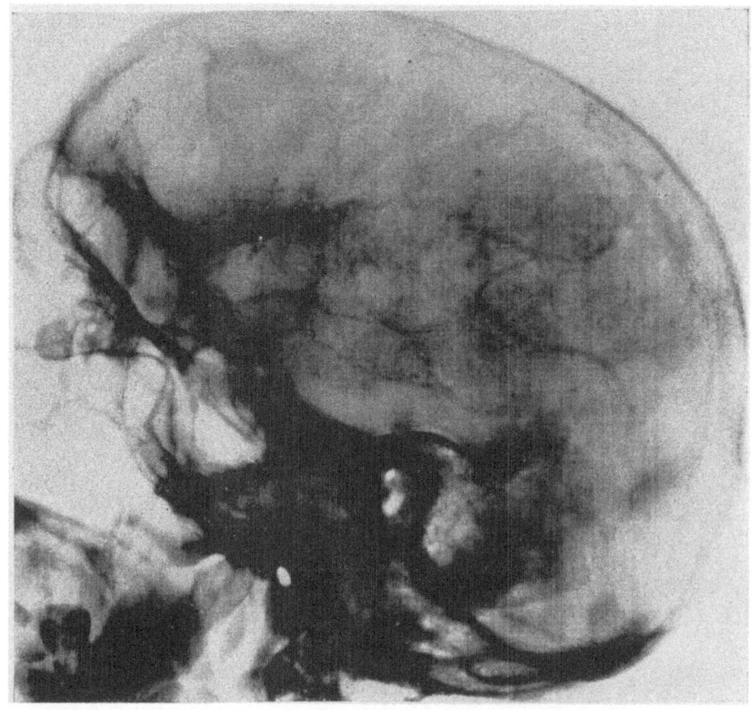

Abb. 7 d.

Diese Tatsache ist auf die bei Glioblastomen meist stärker vorhandene Hirndrucksteigerung gegenüber anderen Geschwulstformen zurückzuführen. Diese Befunde stimmen überein mit den Ergebnissen der gasanalytischen Methode der Hirndurchblutungsmessung nach *Kety* und *Schmidt* (vgl. unter anderem *Gänshirt* und *Schiefer*, 1954; *Gänshirt* und *Tönnis*, 1956).

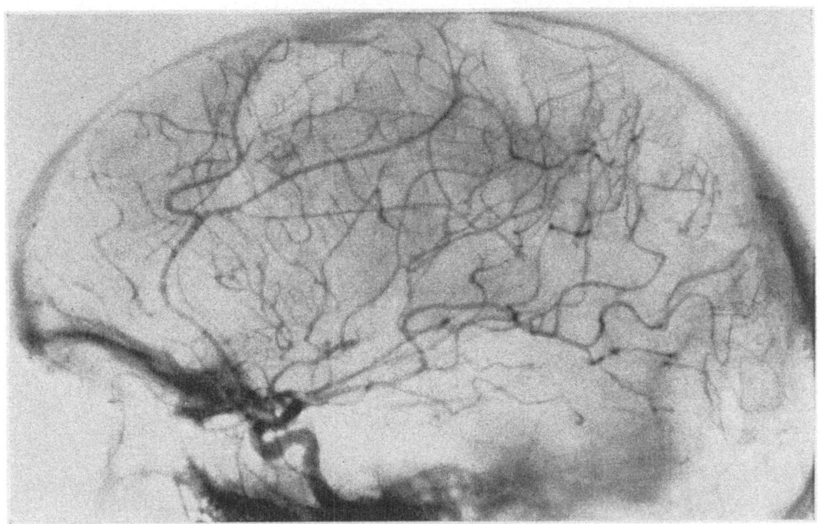

Abb. 8. Feine pinselstrich- bzw. besenreiserartige Gefäßneubildungen bei einem frontalen Glioblastom.

Ein unterschiedlicher Einfluß durch die Verschiedenheit der Tumorlokalisation auf die Zirkulationsverlangsamung des Gesamthirns wurde nicht auffällig. Es muß aber darauf hingewiesen werden, daß gerade bei Beurteilung der Zirkulationszeiten mit besonderer Sorgfalt vorzugehen ist, damit keine falschen Schlüsse gezogen werden, denn hierbei spielen Injektionsdauer, Injektionsdruck, genau Zeitmessung, Kontrastmittelart und -menge sowie Reaktion der Gefäße sicher eine große Rolle.

Es ist hinreichend bekannt, daß Glioblastome sehr verschiedene angiographische Bilder aufweisen können, wobei es praktisch keine für ein Glioblastom pathognomonische Eigenart gibt, die nicht auch von anderen Tumorarten nachgeahmt werden könnte. Trotzdem darf gelten, daß Blutseen, arteriovenöse Fisteln bzw. Kurzschlüsse, kaliberschwankende, bizarre Gefäßneubildungen oder besenreiserartig angeordnete Tumorgefäße einem Glioblastom zuzuordnen sind (siehe auch *Häussler*, 1939; *Lorenz*, 1940;

Abb. 7. Parietales Glioblastom. a Arterielle Phase: Deutliche Hypertrophie der zuführenden Arterien, pathologische Gefäßschlingen, Blutseen. b Kapilläre Phase und c frühvenöse Phase: Scheinbar überdauert die Tumoranfärbung den Kontrastmitteldurchfluß durch das übrige Hirn. d Tatsächlich kommen aber erst nach Beendigung der „Tumorzirkulation" die Hirnnerven zur Darstellung.

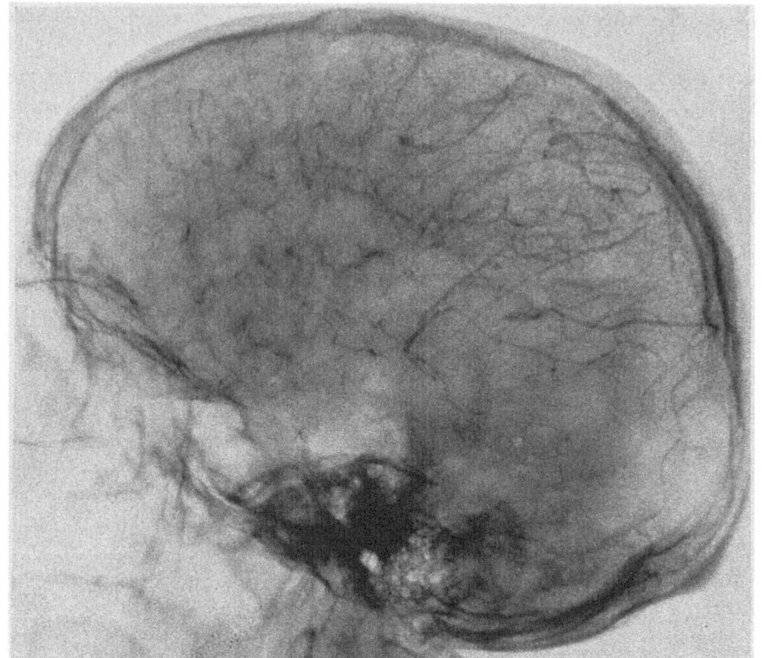

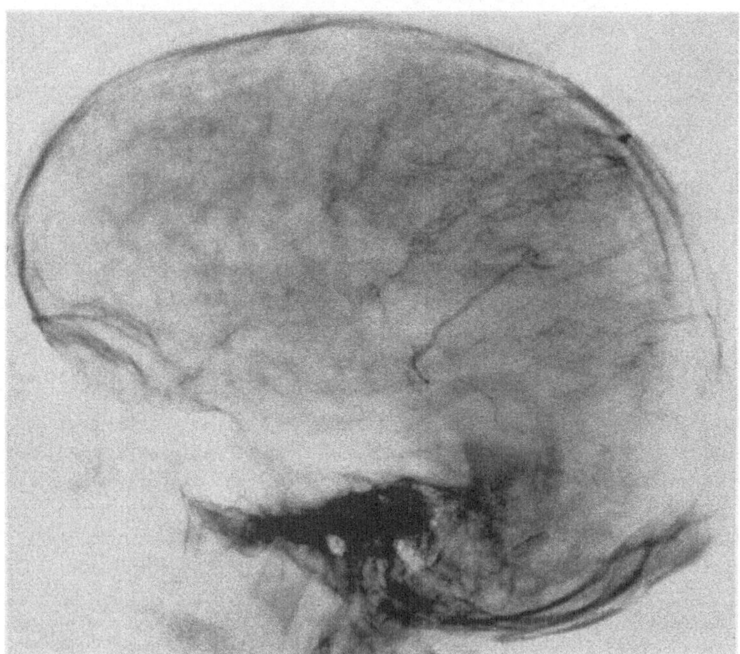

Abb. 9. Pinselstrichartige Gefäßneubildungen eines parieto-occipitalen Glioblastoms in der spätarteriellen (a) und kapillären (b) Phase des Kontrastmitteldurchflusses.

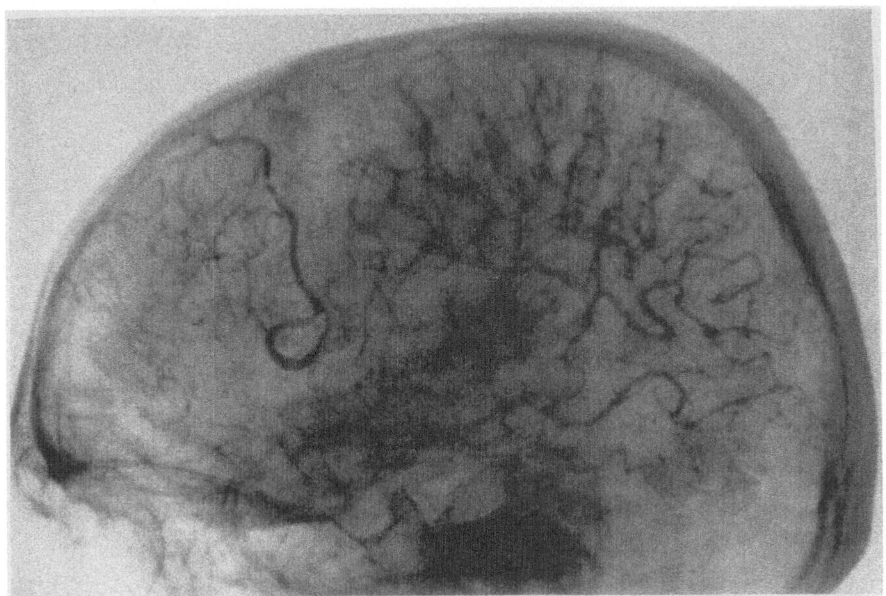

Abb. 10. Frontales Glioblastom. Keine eindeutige „Tumoranfärbung". Die frontal zum Längssinus verlaufende, vorzeitig dargestellte Vene in der spätarteriellen Phase weist auf einen malignen Tumor (histologisch bestätigtes Glioblastom) hin.

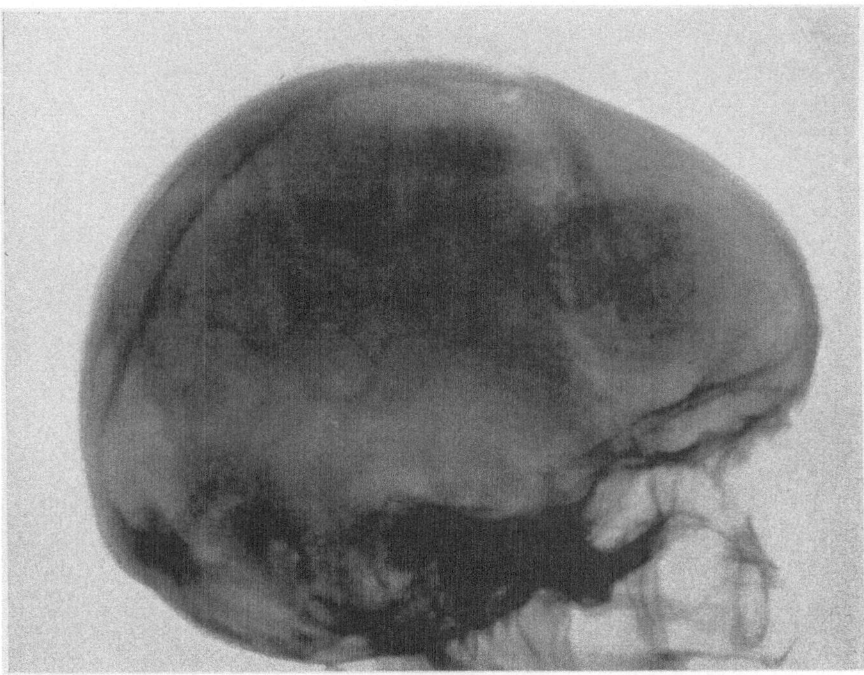

Abb. 11. Lediglich auf diesem Einzelbild einer großen Bilderserie kam es während der kapillären Phase im Frontalbereich zur Tumordarstellung mit den bekannten Merkmalen eines Glioblastoms.

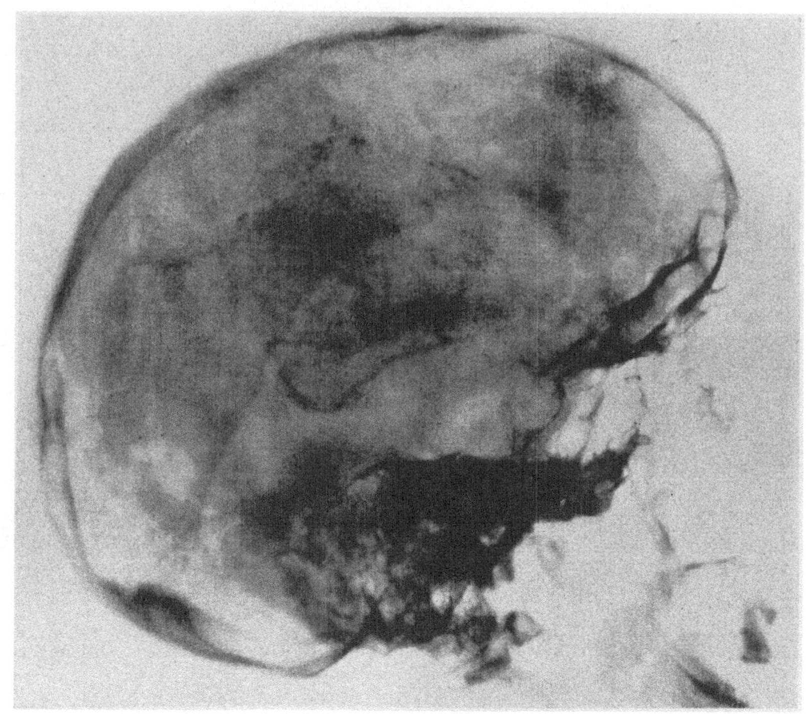

Abb. 12 a.

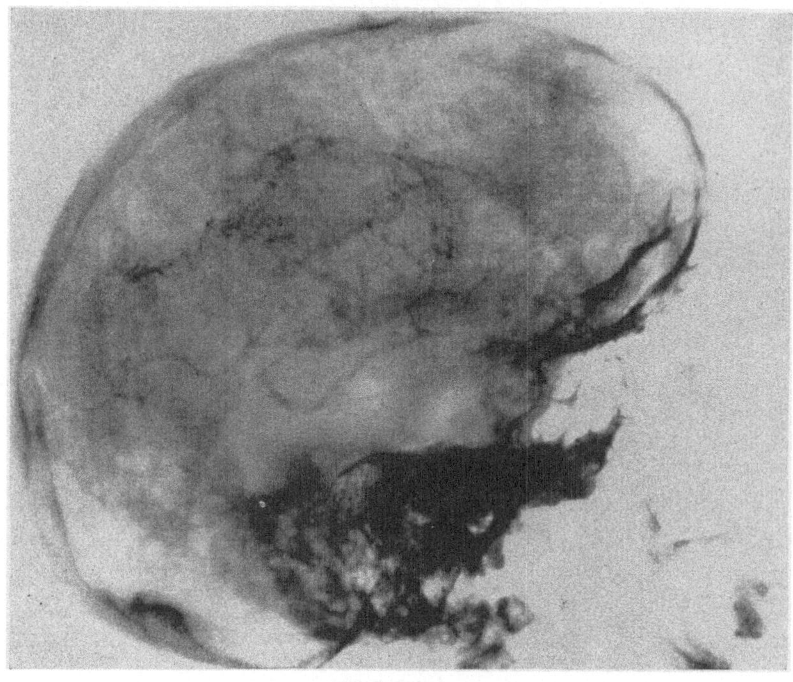

Abb. 12 b.

Engeset, 1944; *Busch,* 1947; *Lima,* 1949; *Milletti,* 1950; *Wickbom,* 1943; *Philippides,* 1953; *Grote,* 1954, u. a.).

Udvarhelyi, Walter und *Schiefer* (1955) haben versucht, die feingeweblichen Merkmale der Glioblastome, vor allem ihre Gefäßarchitektur mit dem angiographischen Befund in Beziehung zu setzen. Dabei entsprachen den arteriovenösen Fisteln und angiomartigen Gafäßbildern histologisch weitkalibrige Gefäße und sinusartige Hohlräume (Abb. 2). Eine diffuse Anfärbung fand sich bei Vorliegen kleiner Gefäße mit adventitiellen und endothelialen Wucherungen (Abb. 3). Fehlte eine „Tumoranfärbung" im Angiogramm, so standen feingeweblich fast immer thrombosierte und proliferativ veränderte Gefäße im Vordergrund bei gleichzeitigem Vorliegen ausgedehnterer Nekrosen (Abb. 4). Es lassen sich demnach die unterschiedlichen Gefäßbilder im Angiogramm weitgehend durch das histologische Bild des Gefäßstromas erklären.

Darüber hinaus gelang es uns bisher allerdings nicht, zwischen den sogenannten diffusen und circumscripten Glioblastomtypen gesicherte angiographische Unterschiede herauszuarbeiten. Bei beiden Geschwulstformen werden ohne ersichtlich unterschiedliche Häufigkeit sämtliche angiographische Eigenheiten des Glioblastoms beobachtet. Vielleicht mag dieser Hinweis als Anregung dienen, damit dieser Frage noch weiter nachgegangen wird. Im Hinblick auf die wesentlich geringere Operationsmortalität der circumscripten Glioblastome und auf ihre längere postoperative Lebenserwartung wären diese Fälle nämlich vor allem hinsichtlich der Ablehnung einer operativen Behandlung besonders zu beurteilen.

Die Abb. 5 bis 12 mögen die oben zusammengefaßten angiographischen Merkmale der Glioblastome etwas eingehender demonstrieren.

Zusammenfassung

Die Diagnose des Glioblastoms an Hand des Angiogramms kann sich einmal auf die Feststellung kleiner Blutseen, arteriovenöser Fisteln bzw. Kurzschlüsse, von Kaliberschwankungen, bizarrer, pinsel- oder besenreiserartig angeordneter Tumorgefäße stützen. Eine fehlende Eigenvascularisation der Geschwulst im Angiogramm ist meist durch stark proliferativ veränderte oder thrombosierte Gefäße bedingt.

Serienangiographisch läßt sich darüber hinaus bei der Mehrzahl der Glioblastomträger eine erhebliche Verlängerung der Zirkulationszeit des Gehirns nachweisen. Dem Angiomcharakter der Geschwulst entsprechend kann sich eine Hypertrophie und vorzeitige Darstellung der zuführenden Arterien finden sowie eine durch arteriovenöse Kurzschlüsse bedingte vorzeitige Füllung aus dem Tumorgebiet abführender Venen. Von nur seltenen Ausnahmen abgesehen beginnt die Darstellung der Geschwulst in der Regel in der frühen arteriellen Phase und ist meist zu Beginn der venösen Phase des Gesamthirns beendet. Das Bestehen einer „Tumoranfärbung" über die Darstellung der übrigen Hirngefäße hinaus ist nicht erwiesen.

Abb. 12. Auch dieser Fall soll die Vorteile größerer Bilderserien aufzeigen. Lediglich in der kapillären Phase war auf diesen beiden Bildern (a und b) eine Anfärbung des Tumors mit den wiederholt angeführten Merkmalen des Glioblastoms zu erkennen.

Bei Beachtung dieser Merkmale ist nach unseren Feststellungen in rund drei Vierteln aller Fälle eine sichere präoperative Diagnose des Glioblastoms mittels serienangiographischer Untersuchungen möglich.

Summary

Diagnosis of glioblastoma can be based in the angiogram on the detection of small lacunae, arteriovenous fistulas or shunts, differences in caliber of vessels, or the finding of bizarre, brushlike vessels in the tumor. The lack of tumor vessels in the angiogram usually is due to proliferative alteration or thrombosis of these vessels. Serial angiography will show a marked prolongation of circulation time. According to the angioma-like architecture of the tumor hypertrophy of afferent vessels and early filling of efferent veins — due to the arteriovenous shunts, — will be characteristic findings. With rare exceptions the filling of the tumor begins in the early arterial phase and will come to an end when the venous phase of the brain circulation is reached. A tumor "stain" remaining after the filling of the brain vessels could not be demonstrated.

Observation of these characteristics allows the diagnosis of glioblastoma through the angiogram in more than 75% of the cases prior to operation.

Résumé

Le diagnostic angiographique de glioblastome peut être établi sur la constatation de petits lacs sanguins, de fistules et de courts-circuits artério-veineux, d'irrégularités de calibre, de vaisseaux tumoraux bizarres, disposés en forme de pinceau ou de balai. L'absence, sur l'angiographie, d'une vascularisation propre à la tumeur, est le plus souvent due à altération de vaisseaux très proliférants ou à leur thrombose.

En outre, chez la plupart des porteurs de glioblastome, la sérioangiographie permet de mettre en évidence un allongement considérable de la durée de la circulation à travers le cerveau.

Du fait du caractère angiomateux de la tumeur, il peut exister une hypertrophie et une visualisation précoce des artères afférentes, ainsi qu'une opacification précoce des veines efférentes du territoire tumoral, à travers des courts-circuits artério-veineux. Sauf de rares exceptions, la visualisation de la tumeur commence en général au début de la phase artérielle et est terminée, le plus souvent, au début de la phase veineuse de l'ensemble du cerveau. La persistance d'une «coloration» de la tumeur au-delà de la période de visibilité des autres vaisseaux cérébraux n'est pas prouvée.

D'après notre expérience, ces critères sérioangiographiques permettent, dans environ les $^3/_4$ des cas, de poser le diagnostic pré-opératoire certain de glioblastome.

Riassunto

La diagnosi angiografica dei glioblastomi si fonda sulla dimostrazione di spazi ripieni di sangue, di fistole artero-venose o di corti circuiti, di irregolarità del calibro dei vasi, di vasi neoplastici disposti a pennello o a ramoscello di quercia. L'assenza nell'angiogramma di una vascolarizzazione propria è da riferire ad una eccessiva proliferazione o ad una trombosi vascolare.

Nelle angiografie seriate è possibile riconoscere nella maggior parte dei casi di glioblastomi un notevole rallentamento del circolo cerebrale. Corrispondentemente al carattere angiomatoso di questi tumori si può riconoscere una ipertrofia ed una precoce comparsa dei vasi afferenti ed un rapido riempimento di quelli efferenti traverso i corti circuiti artero-venosi.

Salvo rare eccezioni il tumore si profila nella fase arteriale precoce e scompare già all'inizio della fase venosa cerebrale. Lo stabilirsi di „una colorazione del tumore" su quella dei vasi cerebrali non è provata.

L'osservazione di queste caratteristiche nelle angiografie seriate ha consentito in $^3/_4$ dei casi una sicura diagnosi preoperativa di glioblastoma.

Resumen

El diagnostico angiográfico del glioblastoma se basa en la detección de pequeños lagos sanguineos, fistulas o shunts arteriovenosos, diferencias en el calibre de los vasos, o el hallazgo de vasos tortuosos, en forma de cepillo, en el tumor. La falta de vasos tumorales en el angiograma generalmente se debe a cambios proliferativos o a la obliteración trombótica de los vasos. La angiografia seriada muestra un pronunciado retardo en la circulación cerebral. Conforme a la arquitectura tumoral semejante a los angiomas se observa hipertrofia del vaso aferente y lleno prematuro de la vena eferente, debido a la presencia de fistulas arteriovenosas. Con raras excepciones el lleno del tumor comienza en la primera parte de la fase arterial y termina con el lleno de las venas en la circulación cerebral. La permanencia de una mancha tumoral después de concluida la circulación cerebral no ha podido ser demostrada.

La observación de estas caracteristicas permite el diagnostico de glioblastoma por el angiograma en más del 75% de los casos.

Literatur

Busch, E., und *E. Christensen*, The three types of Glioblastoma. J. Neurosurg., Springfield, *4* (1947), 200—220. — *Gänshirt, H.*, und *W. Schiefer*, Zur Kreislaufpathologie des arteriovenösen Hirnangioms und des multiformen Glioblastoms. Dtsch. Zschr. Nervenhk. *172* (1954), 58—80. — *Gänshirt, H.*, und *W. Tönnis*, Durchblutung und Sauerstoffverbrauch des Hirns bei intrakraniellen Tumoren. Dtsch. Zschr. Nervenhk. *174* (1956), 305—330. — *Grote, W.*, Über Artdiagnose und Lokalisation der Glioblastome im Serienbild. Zbl. Neurochir. *14* (1954), 159 bis 168. — *Grote, W.*, Fünfjährige Erfahrungen über angiographische Untersuchungen bei Hirntumoren. Acta neurochir., Wien, Suppl. III (1955), 171—180. — *Häussler, G.*, Über das Arteriogramm bösartiger Großhirngeschwülste. Arch. klin. Chir., Berlin, *196* (1939), 38—41. — *Hemmingson, H.*, Arteriographic diagnosis of malignant glioma. Acta radiol., Stockholm, *20* (1939), 499—519. — *Kautzky, R.*, und *K. J. Zülch*, Neurologisch-neurochirurgische Röntgendiagnostik und andere Methoden zur Erkennung intracranieller Erkrankungen. Springer-Verlag, Berlin, 1955. — *Lindgren, E.*, Röntgenologie (einschließlich Kontrastmethoden) im Handbuch der Neurochirurgie von *Olivecrona* und *Tönnis*, Bd. II. Springer-Verlag, Berlin, 1954. — *Lorenz, R.*, Differentialdiagnose der arteriographisch darstellbaren intrakraniellen Geschwülste: Glioblastom, Meningeom, Sarkom. Zbl. Neurochir. 5 (1940), 30—61. — *Lorenz, R.*, Die Bedeutung der Phlebographie für die Tumordiagnostik des Gehirns. Acta neurochir., Wien, *1* (1951), 392—433. — *Milletti, M.*, Die Differentialdiagnose der Gehirngeschwülste durch die Arteriographie. Acta neurochir., Wien, Suppl. I (1950). — *Philippides, D., B. Montrieul* und *R. Steimle*, The value of cerebral angiography using iodide substances in the diagnosis of Glioblastoma. Acta neurochir., Wien, *3* (1953), 231—240. — *Rausch, Fj.*, und *W. Schiefer*, Indirekte Röntgen-Kinematographie der Hirngefäße (angiographische Untersuchungen mit der Odelca-Spiegel-Kamera im Mittelformat). Fortschr. Röntgenstr. *84* (1956), 88—99. — *Riechert, T.*, Die Arteriographie der Hirngefäße. 2. Auflage. Urban und Schwarzenberg, Berlin und München, 1949. — *Schiefer, W.*,

Der diagnostische Wert einer funktionellen Serienangiographie bei intrakraniellen Prozessen. Acta radiol., Stockholm, *46* (1956) 299—309. — *Schiefer, W., W. Tönnis* und *G. Udvarhelyi,* Das Glioblastoma multiforme im Serienangiogramm. Acta neurochir., Wien, *4* (1954), 76—105. — *Tönnis, W.,* Eigenartige Befunde im Arteriogramm von Patienten mit Glioblastoma multiforme. Brit. Neur. Surg. *1937,* ref. Zbl. Neurochir. *2* (1937), 266. — *Tönnis, W.,* Artdiagnose der Großhirngeschwülste durch Serienangiographie. Langenbeck's Arch. klin. Chir. *282* (1955), 378—387. — *Tönnis, W.,* und *A. Asenjo,* Die Diagnose des Glioblastoma multiforme mit Hilfe der Arteriographie. Ein neuer Versuch der Behandlung dieser Geschwülste. Rev. méd., Chile, *66* (1938), 1093—1103. — *Tönnis, W.,* und *W. Schiefer,* Die Bedeutung der Serienangiographie für die Artdiagnose der Hirngeschwülste. Fortschr. Röntgenstr. *81* (1954), 616—628. — *Wickbom, I.,* Angiographic determination of tumour pathology. Acta radiol., Stockholm, *40* (1953), 529—546.

Anschrift der Verfasser: W. Grote, Bonn, Neurochirurgische Universitäts-Klinik, und *W. Schiefer,* Erlangen, Neurochirurgische Abteilung der Chirurgischen Universitäts-Klinik.

Aus der Neurochirurgischen Abteilung (Leiter: Prof. Dr. *J. Gerlach*) der
Chirurgischen Universitätsklinik Würzburg (Direktor: Prof. Dr. *W. Wachsmuth*)

Zur Differentialdiagnose des Glioblastoma multiforme bei Jugendlichen

Von

J. Gerlach und **H. P. Jensen**

Mit 2 Textabbildungen

Die Altersverteilungskurven des Glioblastoms zeigen in großen Statistiken (*Zülch* u. a.) ihren Gipfelpunkt um das 50. Lebensjahr. Im 5. und 6. Lebensjahrzehnt ist das Glioblastom eine der häufigsten Hirntumorarten überhaupt. Vom 30. Lebensjahr an beginnt die Altersverteilungskurve jedoch schon deutlich anzusteigen. Bei dem charakteristischen Krankheitsverlauf und den in vielen Fällen typischen angiographischen Bildern ist die Diagnose im sogenannten Involutionsalter nach *Zülch* meist nicht sehr schwierig. Anders ist es bei den Krankheitsbildern, die nach Art einer malignen Großhirngeschwulst in den ersten drei Lebensjahrzehnten auftreten, in denen das Glioblastom zwar seltener, aber doch gelegentlich beobachtet wird. Diesen Lebensabschnitt meinen wir, wenn wir speziell in bezug auf das Glioblastom vom Jugendalter sprechen. Die Indikation zur operativen Behandlung wird von verschiedenen Autoren unterschiedlich beurteilt. Die Differentialdiagnose ist daher besonders in den Fällen wichtig, in denen ein Krankheitsbild mit guter Prognose bei operativer Behandlung abgegrenzt werden kann.

In den letzten Jahren ist uns eine Reihe jüngerer Patienten aufgefallen, die unter dem Verdacht eines Glioblastoms oder einer anderen malignen Großhirngeschwulst in unsere Behandlung kamen und bei denen wir ein intracerebrales Hämatom infolge einer kapillären Gefäßmißbildung feststellen konnten. Sowohl der Krankheitsverlauf als auch in vielen Fällen die arteriographischen Bilder gaben zu diagnostischen Irrtümern Anlaß. *Krayenbühl* wies 1957 auf die Schwierigkeit der differentialdiagnostischen Abgrenzung eines Glioblastoms von intracerebralen Hämatomen infolge kavernöser Angiome oder kleiner arteriovenöser Aneurysmen hin. *Decker* berichtete im selben Jahre über die Mißdeutung eines temporal gelegenen arteriovenösen Hämangioms als Glioblastom. Eine statistische Auswertung in bezug auf die Altershäufigkeit von 19 „spontanen, intracerebralen Hämatomen" veröffentlichte *Tönnis* 1957, wobei sich eine Häufung im 2. und 3. Lebensjahrzehnt und ein weiterer Gipfel im 5. Lebensjahrzehnt zeigte.

Tönnis wies darauf hin, daß es sich bei diesen spontanen intracerebralen Hämatomen wahrscheinlich um kleinste Angiome oder Aneurysmen der peripheren Abschnitte der Hirngefäße handelt, die bei der Blutung zerstört bzw. thrombosiert werden und daher auch meist autoptisch nicht mehr nachgewiesen werden können. Diese Krankheitsbilder gewinnen in den letzten Jahren zunehmend an Interesse. Die Blutungsquellen sind stets kleinste Gefäße im Rahmen einer kapillären Mißbildung, an der in wechselndem Ausmaße auch kleinste Arterien und Venen beteiligt sind. Unabhängig von pathologisch-anatomischen Einteilungsschemata der cerebralen Angiome möchten wir diese Gefäßmißbildungen aus klinischer Sicht als kapilläre Angiome bezeichnen. Da wir bei der Durchsicht unserer Fälle der letzten Jahre den Eindruck gewonnen haben, daß es sich bei diesen intracerebralen Hämatomen auf Grund kapillärer Angiome um ein einheitliches Krankheitsbild handelt, haben wir kürzlich 10 Fälle publiziert (inzwischen konnten wir zwei weitere typische Fälle beobachten) und möchten hier die differentialdiagnostischen Probleme zum Glioblastom besprechen. Zunächst sollen hier ganz kurz die wichtigsten Charakteristika einiger dieser Fälle dargestellt werden:

Bei einem 30jährigen Patienten entwickelte sich innerhalb von 8 Wochen zunehmend eine spastische Hemiparese links, Kopfschmerzen und schließlich eine Bewußtseinstrübung und beginnende Stauungspapille rechts. Im Carotisangiogramm erscheint die Arteria pericallosa im frontoparietalen Gebiet etwas herabgedrängt und es bestand der Verdacht auf eine pinselstichartige Gefäßdarstellung in diesem Bereich. Die Operation ergab ein kapilläres Angiom mit einem fast hühnereigroßen, alten, intracerebralen Hämatom hoch-frontoparietal.

Bei einem weiteren 30jährigen Patienten traten innerhalb von 4 Monaten zunehmende Kopfschmerzen, sensorisch-aphasische Störungen und eine leichte Hemihypästhesie rechts auf. Bei einer Liquoruntersuchung fanden sich 36/3 Leukocyten, keine Erythrocyten und keine Xanthochromie. Im linksseitigen Carotisangiogramm war der Syphon geöffnet, der Anfangsteil der Media angehoben und die vordere Hälfte des Schläfenlappens erschien relativ gefäßarm. Die Anterior war leicht nach rechts verlagert. Die Operation ergab ein kapilläres Angiom mit einem Hämatom in der vorderen Hälfte des Schläfenlappens.

Ein 31jähriger Patient hatte seit einem Jahr unter zunehmenden Kopfschmerzen zu leiden und fiel in seiner Umgebung durch psychische Veränderungen im Sinne von Antriebsarmut, Gleichgültigkeit usw. auf. Später traten fragliche Dämmerattacken und dann jacksonartige Anfälle der rechten Körperseite auf, denen schließlich eine spastische Hemiparese rechts und sensorische Aphasie folgten. Im EEG bestanden Herdzeichen über der mittleren linken Hemisphäre. Im linksseitigen Carotisangiogramm war die Anterior nach rechts verlagert. Der Übergang vom Inselteil der Media zum Endaufzweigungsgebiet war stark hyperämisch. Im Posteriorgebiet fanden sich auffallend dünne, pinselstrichartige Gefäße mit einem linsengroßen Gefäßfleckchen. Die Operation ergab ein kleinapfelgroßes, intracerebrales Hämatom parieto-occipito-temporal links (siehe Abb. 1).

Ein 17jähriger Patient erkrankte vor Jahren an Schmerzen und einer flüchtigen Parese im linken Bein. Die Beschwerden klangen nach Einreibungen mit hyperämisierenden Salben wieder ab. Später traten noch gelegentlich Wadenkrämpfe und gelegentlich Kopfschmerzen auf. Das jetzige Krankheitsbild entwickelte sich innerhalb von einigen Tagen, wobei heftige Kopfschmerzen, Erbrechen und eine linksseitige Halbseitenparese auftraten. Unter dem Verdacht einer Poliomyelitis wurde er in eine Nervenklinik eingewiesen, wo auf Grund eines rechtsseitigen Carotisangiogramms ein infiltrierend wachsender Tumor (Oligodendrogliom oder Glioblastom) im Marklager des rechten Stirnhirns angenommen wurde. Bei einer Kontrolle des Arteriogramms durch eine rechtsseitige Carotisserienangiographie fand sich im sagittalen Strahlengang auf der rechten Seite im cranialen Abschnitt der A. cerebri anterior ein etwa 3 cm im Durchmesser messender, kreisförmiger, gefäßarmer Bezirk, der von größeren Gefäßen umlaufen wurde. Im seitlichen

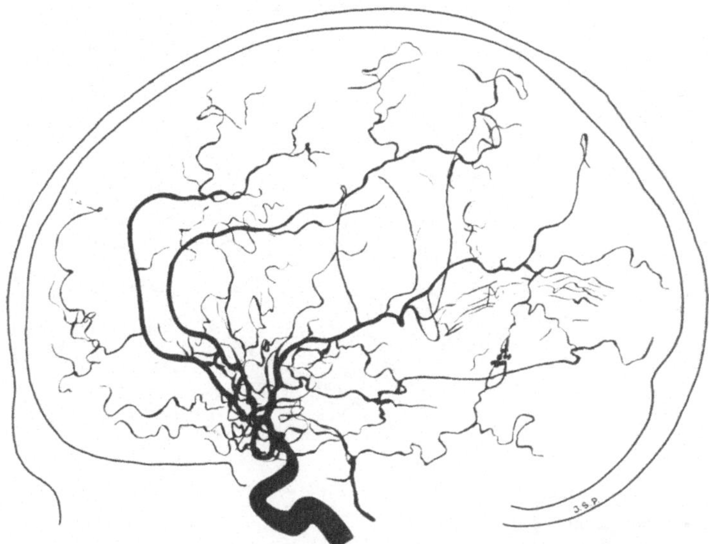

Abb. 1. Arterielle Phase eines linksseitigen Carotisangiogramms mit Hyperämie im Anfangsteil der A. cerebri media, Herabdrängung der dünn dargestellten A. cerebri posterior, pinselstrichartige Gefäßanfärbung unter der Endaufzweigung der A. cerebri media mit Darstellung eines linsengroßen, traubigen Kontrastmittelfleckchens. Kapilläres Angiom mit intracerebralem Hämatom.

Strahlengang erschien die A. pericallosa im mittleren und hinteren Drittel herabgedrängt und die A. calloso-marginalis bogenförmig konkav nach oben aufgebogen. Sie begrenzte nach caudal und hinten einen relativ gefäßarmen Bezirk im frontoparietalen Übergangsgebiet. Etwa 2 Querfinger hinter der Kranznaht fand sich unmittelbar oberhalb der A. calloso-marginalis ein kleiner, traubenförmiger Kontrastmittelfleck. Bei der Operation fand sich ein intracerebrales Hämatom von etwa Hühnereigröße nahe der Mantelkante im hinteren Teil des Stirnlappens und im Marklager der Präzentralregion. Aus der Hämatomwand konnte ein linsengroßes Gefäßknäuel, in welches eine bleistiftminendicke Arterie einmündete, herauspräpariert werden (siehe Abb. 2).

Bei einer 25jährigen Patientin bestanden seit einem Jahr zunehmende Kopfschmerzen, die sich besonders während der ersten 3 Monate einer Gravidität steigerten und mit Erbrechen und wechselnden Bewußtseinsstörungen einhergingen. Es entwickelten sich eine geringe Stauungspapille, eine Ficialisschwäche links und eine leichte spastische Parese links. Im EEG bestand ein Herdbefund

rechts temporo-occipital. Im rechtsseitigen Carotisangiogramm war die Anterior
bogenförmig nach links verlagert und die Media vom Inselabschnitt an stark angehoben. Die Endaufzweigungsäste zeigten einen gestreckten Verlauf. In der
spätarteriellen Phase stellte sich eine fingernagelgroße Anfärbung mit einer kräftig
gefüllten abführenden Vene parieto-occipital dar. Die Operation ergab ein kapilläres Angiom mit einem intracerebralen Hämatom, welches sich etwas vom Gyrus
angularis in der Tiefe des Markes fast bis zum Occipitallappenpol hin erstreckte.

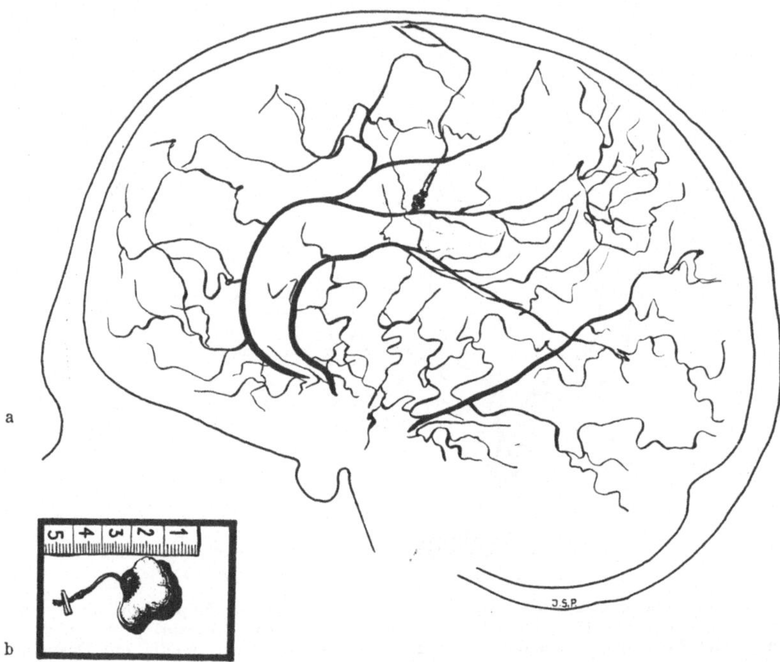

Abb. 2. a Späte arterielle Phase eines rechtsseitigen Carotisserienangiogramms bei einem
intracerebralen Hämatom frontopräzentral nahe der Mantelkante. Linsengroßes, kapilläres
Angiom oberhalb der A. calloso-marginalis. b Makroskopisches Bild des exstirpierten Angioms
mit zuführendem Gefäß.

Eine 14jährige Patientin litt seit einem Jahr unter zunehmenden, anfallsartigen
Kopfschmerzen mit Erbrechen, später auch Bewußtsseinstörungen, einer vertikalen
Blickparese und starkem Blickrichtungsnystagmus nach beiden Seiten. Im EEG
fand sich ein Herd im Bereiche der linken Hemisphäre. Die linksseitige Carotis-
angiographie ergab einen raumfordernden Prozeß links-occipital ohne Tumoranfärbung, jedoch mit Darstellung einer Vene in der spätarteriellen Phase. Erst
im Vertebralisserienangiogramm fanden sich Anfärbungen im Sinne von traubigen
Kontrastmittelflecken im Verlaufe der A. cerebri posterior. Die Operation ergab ein kapilläres Angiom mit einem kleinapfelgroßen Hämatom im linken
Occipitallappen.

Diese wenigen Beispiele, denen wir noch eine Reihe weiterer typischer
Fälle folgen lassen könnten, mögen genügen, um einmal die Gleichförmig-

keit dieses Krankheitsbildes zu zeigen und anderseits auf die Schwierigkeit der differentialdiagnostischen Abgrenzung gegen einen schnell wachsenden, intracerebralen Tumor hinzuweisen. Da das apoplektiforme Geschehen, welches man von den Hirnblutungen im höheren Lebensalter auf Grund von Gefäß- und Blutdruckerkrankungen gewöhnt ist, bei unseren Fällen fast stets vermißt wurde, war die Annahme einer Geschwulst durchaus gerechtfertigt. Die richtige Diagnose kann jedoch bei technisch einwandfreier serienangiographischer Untersuchung in vielen Fällen gestellt werden, wenn man die typischen Bilder der kapillären Angiome kennt. Schon *Decker* wies auf die Notwendigkeit einer sorgfältigen Analyse der Einzelgefäße zur Erkennung der kleinen Angiome hin. In unseren Fällen handelte es sich um kleinste, einen bis wenige Millimeter große, traubige Kontrastmittelfleckchen, in deren Umgebung sich das Hämatom als gefäßarmer Bezirk oder auch mit feinsten, pinselstrichartigen Randgefäßen darstellte. Die kleinen Kontrastmittelfleckchen des Angioms sind leicht zu verwechseln mit den Gefäßfleckchen an den Knotenpunkten der spinnengewebeartigen Netzmaschen mancher Glioblastome, nur treten letztere in der Mehrzahl auf. Besonders leicht kann das Hämatom mit den gefäßarmen Typen des Glioblastoms verwechselt werden. Dann führt das selten zu vermissende kleine Angiomfleckchen zur richtigen Diagnose. Die deutliche Darstellung nur einer Vene innerhalb der arteriellen Phase spricht eher für ein Angiom, während sich bei den arteriovenösen Kurzschlüssen im Glioblastom meist mehrere Venenabflüsse innerhalb der spätarteriellen Phase in nicht so kontrastreicher Weise wie beim Angiom darstellen.

Die Kenntnis des klinischen und angiographischen Bildes des kapillären Angioms erscheint uns wichtig, weil diese Fälle offenbar gar nicht so selten sind, wie man bisher angenommen hatte — sie fanden sich in den letzten Jahren etwa in 2 bis 3% unserer operierten Tumorfälle —, anderseits weil die Prognose der operativen Behandlung ausgesprochen günstig ist und eine Röntgenbestrahlung, die unter Umständen in der Annahme eines Glioblastoms durchgeführt würde, das Krankheitsbild keinesfalls günstig beeinflussen, unter Umständen jedoch Schaden stiften könnte.

Zusammenfassung

An Hand einer gedrängten Darstellung einiger Fälle wurde auf die Schwierigkeit der Differentialdiagnose des nicht so selten vorkommenden intracerebralen Hämatoms durch Blutung eines „kapillären Angioms" und des in den ersten drei Lebensjahrzehnten seltener auftretenden Glioblastoms hingewiesen. Auf den klinischen Begriff des „kapillären Angioms" und des „spontanen, intracerebralen Hämatoms" wurde kurz eingegangen.

Summary

Based on a summary of case records the difficulties in differential diagnosis of an intracerebral hemorrage from a capillary angioma and from a glioblastoma, rare in the first three decades, are pointed out. The clinical concepts of capillary angioma and spontaneous intracerebral hematoma are shortly defined.

Résumé

A l'occasion de quelques cas les auteurs tirent l'attention sur le diagnostic différentiel difficile entre l'hématome intracérébral relativement fréquent, suite à une hémorragie d'un angiome capillaire, et le glioblastome moins fréquent dans les 3 premières décades. La notion clinique de l'angiome capillaire et de l'hématome cérébral spontané est discutée.

Riassunto

Sulla base di alcuni casi si parla della diagnosi differenziale fra i non rari ematomi endocerebrali da emorragia di un angioma capillare ed i più rari (entro i primi tre anni di vita) glioblastomi. Si accenna brevemente al significato clinico dell'angioma capillare e dell'ematoma intracerebrale spontaneo.

Resumen

Basados en un resumen de la historia de algunos casos se señalan las dificultades de diagnostico diferencial entre hemorragis procedentes de angiomas capilares y de glioblastomas, raros en las primeras tres décadas. Se definen cortamente los conceptos clinicos de angioma capilar y de hematoma intracerebral espontaneo.

Literatur

Decker, K., Ier Congrés International de Neurochirurgie 1957, Rapports et Discussions, S. 237—248. — *Gerlach, J.,* und *H. P. Jensen,* Ärztl. Wschr. *13* (1958), 977—988 (dort weitere Lit.). — *Kautzky, R.,* und *K. J. Zülch,* Neurologisch-Neurochirurgische Röntgendiagnostik. Springer-Verlag, 1955. — *Krayenbühl, H.,* Ier Congrés International de Neurochirurgie 1957, Rapports et Discussions, S. 263—267. — *Tönnis, W.,* Ier Congrés International de Neurochirurgie 1957, Rapports et Discussions, S. 205—215. — *Zülch, K. J.,* Handbuch der Neurochirurgie. 3. Band, Springer-Verlag, 1956.

K. Decker (München): **Die pathologische Vaskularisation des Glioblastoms im Röntgenkinofilm.** (Filmvorführung, kein Manuskript.)

Aus der Neurochirurgischen Universitätsklinik Genua (Italien)
(Prof. *L. Perria*)

Weitere Beobachtungen über Pathologie und Klinik der multiformen Glioblastome

Von

L. Perria, R. Crudeli und **A. Carpino**

Bei unseren offiziellen Ausführungen *, die wir im Januar 1956 in San Remo anläßlich des sechsten Kongresses der italienischen Gesellschaft für Neurochirurgie hielten, haben wir die verschiedenen Aspekte der Pathologie und der Behandlung des multiformen Glioblastoms behandelt, wobei wir die Ergebnisse unserer Beobachtungen bei 107 kontrollierten Fällen vortrugen.

Wir halten es für angebracht, aus diesen Ausführungen hier an die folgenden abschließenden Punkte zu erinnern:

a) Trotz der hohen Operations-Sterblichkeitsquote (39,8%) und trotz der beträchtlichen Anzahl der nachher nur noch kurzfristig weiterlebenden Kranken muß die auf einen Eingriff abgestellte Orientierung vorherrschen, und zwar nicht nur aus wissenschaftlichen Gründen, sondern auch und vor allem aus menschlichen Gründen.

Anderseits gibt es Fälle, welche eine Operation lange überleben und sich später in neurologisch mehr als zufriedenstellendem Zustand befinden, so daß ihre Wiedereinreihung in die soziale Gesellschaftsordnung möglich ist.

b) Ob eine Operation vorgenommen werden soll, muß je nach der Charakteristik des Tumors und dem Gesamtzustand des Kranken streng abgewogen werden. Was die erstere anbetrifft, so ist es erforderlich, daß die Diagnose durch die zur Verfügung stehenden diagnostischen Möglichkeiten präzisiert und möglichst zuverlässig geklärt wird, wobei als wichtigstes die Angiographie heranzuziehen ist. Es genügt nicht allein, den Sitz des Tumors aufzuzeigen, sondern es ist nötig, möglichst die gesamte Größenordnung der Neubildung zu kennen, und nicht nur was Volumen und Ausdehnung angeht, sondern auch die Tiefe und die feststellbaren Begrenzungen des Prozesses und somit das Verhältnis zu der Hirngegend, die es beherbergt.

Das Studium der angiographischen Daten bezüglich der Massenverschiebungen kann auch über die Vorgänge des Wachstums des Tumors, ob vor-

---

* *Perria, L.*, e coll., Patologia e Clinica del glioblastoma multiforme. Chirurgia *12* (1956), 261.

wiegend expansiv oder vorwiegend nach innen gerichtet, zerstörend, Auskunft geben.

Was den Zustand des Kranken anbetrifft, so ist die Beobachtung und Bewertung des Zustandes des neurovegetativen Systems, besonders im Zusammenhang mit der Ortsbestimmung des Tumors, von größtem Wert.

c) Ablehnung der Anwendung therapeutischer Behandlung mit halbem Erfolg und klare Zielsetzung einer chirurgischen Hilfe mit radikaler Absicht. Die Eingriffe mit nur noch erleichternder Wirkung — wir beziehen uns hier vor allem auf die sogenannte innere Dekompression — müssen als unumgängliche Notwendigkeit nur da betrachtet werden, wo man wegen der Charakteristiken und Beziehungen des Tumors nicht zu einer makroskopisch totalen Tumorentfernung schreiten kann.

Zu unserer Serie von Glioblastomen, auf welche wir uns im Januar 1956 bezogen, fügen wir heute 43 Fälle hinzu, so daß unsere Fälle sich am 31. Dezember 1957 auf insgesamt 150 belaufen.

Abgesehen von der Tatsache, daß sich die operatorische Sterblichkeit in dieser letzten Serie von 43 Fällen, die von uns registriert wurden, auf 34% im Verhältnis zu den 39,8% der vorhergehenden Serie beläuft, müssen wir sagen, daß keine nennenswerten Veränderungen zu bemerken sind bezüglich der Ergebnisse, die vom Typ der Chirurgie abhängen: Eingriffe meist mit der Absicht einer radikalen Behandlung, bezüglich der Lage der Tumoren, des durchschnittlichen allgemeinen Überlebenskoeffizienten im Verhältnis zum Alter der Patienten, welches von uns immer in zwei getrennten Gruppen betrachtet wurde: solche unter 50 und solche über 50 Jahren.

Wir kommen somit zu dem Schluß, daß uns auf klinischem Gebiet die inzwischen gemachten Erfahrungen dazu raten, die 1956 aufgezeigten Gesichtspunkte zu bestätigen.

Wenn wir von Glioblastomen sprechen, so scheint es uns vor allem wichtig, auf einige Punkte hinzuweisen, welche nach unserer Ansicht die Grundlage der noch nicht gelösten Probleme bilden.

Das interessanteste Problem, dem wir die meiste Aufmerksamkeit schenken müssen, ist heute nicht klinischer Natur: Es gehört vor allem in die Pathologie. Die Chirurgie dagegen, wenn sie die pathologischen Aspekte in den verschiedenen Entwicklungsstadien parallel zur klinischen Phänomenologie kontrolliert, gestattet es, die Fragen auf biologischen Grundlagen aufzubauen. Daher die Notwendigkeit, beim Glioblastom auf der Chirurgie zu bestehen.

Die grundlegendsten Fragen, die unsere auf der Beobachtung basierende Erfahrung uns aufdrängt, sind die folgenden:

1. Warum bestehen solche starke Unterschiede in der biologischen Verhaltensweise des Glioblastoms, weshalb dieses, unabhängig von jeder Art von künstlicher Interferenz und von seinem Sitz, seinen Entwicklungszyklus in kürzester Zeit — bei einem Fall unserer Serie in 10 Tagen — oder auch in langen Monaten vollenden kann? Warum finden sich derartige Unterschiede nicht beim Medulloblastom, dessen Verhalten in großen Zügen einem wohl bekannten Paradigma folgt?

2. Warum kann man, unabhängig vom Sitz des Tumors, von der Dauer der Krankheit und vom streng neurologischen Syndrom des Patienten, solch tiefgreifende Veränderung des allgemeinen Zustandes beobachten, der vom Normalzustand bis zum „typisch psychosomatischen Zustand" *(Olivecrona)* oder zur sogenannten „rotten appearance" *(Busch* und *Christensen)* führt?

Nach unserer Auffassung, die übereinstimmt mit dem, was *Sacchi* in San Remo sagte, ist das Glioblastom heute eine Nummer eines „grading" und als solche ist es dabei, seine Autonomie als Onkotyp zu verlieren, welche die Klassifizierungen auf hystogenetischer Basis ihr zugedacht hatten.

In anderen Worten, wenn wir die Möglichkeit des Bestehens von sekundären Glioblastomen annehmen — und nicht nur sekundär zu den Astrocytomen — und wenn wir dem Vorhandensein im Inneren der Tumoren von cytologischen Elementen verschiedener Art und verschiedener Morphologie — wie z. B. von lymphocytenähnlichen Zellen oder kleinen runden Zellen, von Zellen der spongioblastischen Serie vom apolaren Typ, ein- oder zweipolig, der zwar seltenen Astroblasten, der großen und normalen Astrocyten — einige Bedeutung zuerkennen, dann kann man das Glioblastom als eine Art Schmelztiegel ansehen, in welchen — als Folge von Dedifferenzierungsprozessen — verschiedene Gliome einfallen können.

Diese Sonderheiten, wenn wir sie akzeptieren, können nur bis zu einem gewissen Punkt die verschiedenen Entwicklungsveränderungen erklären. Es wird aber oft beobachtet, daß bei gleicher cytologischer Beschaffenheit manchmal beachtliche Unterschiede in der klinischen Entwicklung bestehen.

Anderseits hat sicherlich unser aller Erfahrung schon Astrocytome vom zweiten Typ nach *Adson* kontrollieren können, die auf der gleichen Ebene geblieben waren, auch nach einem zweiten Eingriff, der nach verschieden langer Zeitdauer durchgeführt worden war, im Gegensatz zu anderen Beobachtungen, wo der Typ sich rasch auf die höchsten Grade der Bösartigkeit ausrichtete.

Wir müssen somit unsere Aufmerksamkeit offensichtlich dem vaskulären Stroma zuwenden, weil das „hinterlistige Parenchym" — wie *Sacchi* es nennt — uns nicht weiterhelfen kann.

Man muß sich auch darüber im klaren sein, daß andere Autoren, die mit den hystogenetischen Kriterien unzufrieden waren, die stromalen Veränderungen als beitragende Faktoren bei der Bestimmung der mehr oder weniger starken Bösartigkeit des Glioblastoms beschuldigten: insbesondere *Davis* und Mitarbeiter. Sie stellten den angiothrombotischen als im Verhältnis zum angioproliferativen viel bösartigeren Typ heraus: Das heißt eine viel auffallendere Bösartigkeit da, wo leicht degenerierende Phänomene auftreten können, nämlich die Hämorrhagien und die Nekrosis.

Wir haben selbst in verschiedenen Arbeiten die Bedeutung des vaskulären Stromas aufgezeigt: In Synthesis können wir sagen, daß das Stroma von allein oder als Folge der tumorbefallenen Zellen dem Bild der Neubildung morphologische Aspekte und physio-pathologische Voraussetzungen verleihen kann, die ganz charakteristisch sind.

Es trifft zu, daß das gleiche Parenchym — mittels der angiotaktischen Aktion — als auf die Variationen der Gefäße interferierend angesehen werden kann, aber es ist anderseits auch wahr, daß das Stroma, welches strukturell anormal ist, alle Voraussetzungen besitzt, um leicht Funktionsveränderungen zu bekommen, die sich ihrerseits wieder auf die Vitalität des Parenchyms auswirken.

Im Grunde sind somit die Unterschiede der biologischen Verhaltensweise, die wir erleben, wahrscheinlich als Ergebnisse gegenseitiger Beeinflussung qualitativer und quantitativer Art zwischen den beiden Gewebekomponenten anzusprechen. Die Vielfalt der Interaktionen unter den verschiedensten qualitativen und quantitativen Zell- und Stromaverhaltensweisen ist für das Glioblastom als typisch anzusehen, während ihnen die verhältnismäßige Gleichförmigkeit der cyto-stromalen Lage gegenübersteht, die das Ergebnis einer allgemeinen konstanten Strukturzusammensetzung, in anderen Gliomen, die auch sehr bösartig sind und deren biologische Verhaltensweise im allgemeinen paradigmatisch ist, darstellt.

Wir sind der Ansicht, daß die parenchymastromale Gleichgewichtsinkonstanz notwendigerweise früher oder später eine funktionelle Insuffizienz des Stromas im Verhältnis zu den hohen Anforderungen der Zelltätigkeit mit nekrotisch-hämorrhagischen Erscheinungen hervorruft; dieser Umsturz könnte dann zu dem klinischen Ausdruck der Bösartigkeit, die mit der „rotten appearance" identifizierbar ist, führen.

Das wird auch durch unsere persönliche Erfahrung bestätigt, da wir feststellten, daß dieses klinische Bild sich auch bei jenen Fällen zeigt, wo bei einer chirurgischen Untersuchung ein tiefsitzender Tumorstoff festgestellt wurde, der sich grießähnlich präsentiert, weich ist und reichlich intratumorale thrombosierte Gefäße und Flächen hat, die sich in Nekrosis oder in cystischer Degeneration befinden.

Das vaskuläre Stroma des Glioblastoms birgt nach unserer Ansicht den Schlüssel des Ganzen und könnte wirklich neue, aufklärende Elemente zum Problem der Biologie dieses ·Tumors beitragen.

Zu diesem Schluß kamen wir auf Grund einer Korrelation klinischer, angiographischer, chirurgischer und histopathologischer Daten unseres Materials. Wir glauben jedoch, daß nur eine enge, intime Zusammenarbeit zwischen der Klinik, der Pathologie und der Histochemie präzisere Daten hervorbringen kann und vielleicht eine eventuelle weitergehende Unschädlichmachung dieser Tumorart.

Zusammenfassung

Bericht über 150 Glioblastomfälle. Es wird die Ansicht vertreten, daß das biologische Verhalten des Glioblastoms nicht nur vom Tumorparenchym, sondern in besonderem Maße auch von seinem Stroma abhängt, wobei Parenchym und Stroma sich gegenseitig beeinflussen. Als Therapie wird die möglichst radikale Tumorentfernung empfohlen. Die Mortalität betrug früher 39,8%, bei den letzten 43 Fällen nur 34%.

Summary

Report on a 150 cases of glioblastoma. The conclusion is reached that the biological characteristics of this tumor do not depend exclusively from its parenchyma, but also from its stroma, there being a factor of mutual influence. As therapeutic radical extirpation seems to be indicated. Mortality used to be 39,8% and is of 34% in the last 43 cases.

Résumé

Communication concernant 150 cas de glioblastome. Les auteurs sont d'avis que le comportement biologique du glioblastome ne dépend pas seulement du parenchyme tumoral mais aussi en grande partie de son stroma. Le parenchyme et le stroma s'influencent en sens contraire. Comme thérapie les auteurs conseillent l'exérèse la plus radicale possible. Antérieurement la mortalité s'élevait à 39,8%, pour les 43 derniers cas seulement à 34%.

Riassunto

Gli AA. si riferiscono a 150 casi di glioblastomi. Sono di avviso che il comportamento biologico di questi tumori non dipende soltanto dal parenchima neoplastico, ma anche, e in modo speciale, dal suo stroma; in modo che parenchima e stroma hanno una influenza reciproca e contraria. Quale terapia si consiglia l'asportazione più radicale. La mortalità, prima del 39,8%. è discesa negli ultimi 43 casi al 34%.

Resumen

Informe sobre 150 casos de glioblastoma. Se llega a la conclusion que el comportamiento biológico de los glioblastomas no depende solamente del parenquima tumoral, sino tambien del estroma, existiendo un factor de influencias mutuas. Como terapeutica se aconseja la extirpacion radical del tumor. La mortalidad antes era de 39,8% en los ultimos 43 casos ha sido de 34%.

Aus der Neurochirurgischen Universitätsklinik Genua (Italien)
(Prof. *L. Perria*)

Mengenmäßige cytostromale Veränderungen bei bösartigen Rückfallgliomen

Von

R. Crudeli

Einleitung

In einer Reihe von Arbeiten, die ich mit *Muratorio* in den Jahren 1954 bis 1956 veröffentlichte, untersuchten wir die mengenmäßigen, cytologischen und stromalen Merkmale astrocytärer Tumoren und glaubten, folgende Ergebnisse erzielt zu haben:

Vom Gesichtspunkt des Zellenreichtums aus gesehen: Das Astrocytom ist als verhältnismäßig zellenarm anzusehen, das Übergangsastrocytom als „bescheiden mit Zellen angereichert" und das multiforme Glioblastom als „stark zellenreich".

Auf Grund unserer Untersuchung, die mit einer statistischen Methode bei 113 Fällen durchgeführt wurde, zeigten wir die zahlenmäßig genauen Grenzen auf, innerhalb welcher sich diese zwar bequemen, aber ungenauen Angaben bewegten. Wenn auch bestätigt wurde, was schon behauptet worden und schon bekannt war, daß nämlich die weniger unreifen Typen weniger zellreich erscheinen, so kamen wir auf Grund einer Reihe von Überlegungen doch zu dem Schluß, daß der Faktor „Zellreichtum" mit einer gewissen Elastizität zu betrachten sei, soweit er als nützliches Element für eine morphologische Diagnose der astrocytären Neubildung herangezogen wird, besonders wegen der weitgehenden Wertschwankungen im Rahmen ein- und desselben Onkotyps.

Vom Gesichtspunkt der stromalen Dichtigkeit aus gesehen: Wenn man einige Vorbehalte über die Stromadefinition als solche sowie auch über die Unterscheidung zwischen vasculärem und avasculärem Stroma vorausschickt, konnten wir nach Feststellung auf Grund einer ebensolchen statistischen Erforschung bei 101 Fällen von astrocytären Tumoren behaupten, daß, in Übereinstimmung mit allen derartigen früher schon durchgeführten Forschungen, bei astrocytären Gliomen eine stärkere Stroma-Anreicherung stärkere Unreife der Neubildung bedeutete. Wir stellten jedoch auch auffallende Unstimmigkeiten fest, welche in Fällen von wenig stromalen Glioblastomen oder stark stromalen Astrocytomen bestanden: Dies führte uns dazu, bezüglich der Rückschlüsse einige Vorbehalte auszusprechen, welche teils aus technischen Gründen gerechtfertigt erscheinen und zum Teil deswegen, weil wir bei unseren Forschungen nekrotische und hämorrhagische Zonen unberücksichtigt gelassen hatten.

Mit einer solchen Erfahrung versehen, haben wir uns bei dieser Arbeit vorgenommen, eventuelle mengenmäßige Abänderungen, sei es zellulärer oder stromaler Art, bei Fällen bösartiger Rückfallgliome oder jedenfalls nach einem Zeitraum von innerhalb 5 bis 35 Monaten wieder operierten Fällen, festzustellen.

Methodik

Wir haben aus unserer Reihe von Rückfallgliomen 20 Fälle von Tumoren der astrocytären Serie herausgesucht, die vom morphologischen Gesichtspunkt aus sowohl als sogenannte primitive Glioblastome wie auch als Astrocytome vom zweiten, dritten oder vierten Typ nach *Kernohan* klassifizierbar erschienen. Mit einer Methodik, die bereits von uns (*Muratorio* und *Crudeli*) angewandt wurde, ebenso wie von *Yung Shang Huang*, haben wir die Zellen von fünf Feldern gezählt, die, möglichst von verschiedenen Stücken, willkürlich entnommen waren, und sie auf Schnitten von 5 bis 7 μ bei 525facher Vergrößerung beobachtet und analog die von vasculärem Stroma besetzten Oberflächen berechnet, die in die Leuchtkammer bei 145facher Vergrößerung projiziert wurden, dann mittels eines Planimeters gemessen und in prozentualem Verhältnis auf die Gesamtfläche des Feldes übertragen wurden. In einer Tabelle stellen wir die Mittelwerte von fünf Beobachtungen eines jeden Falles nach dem ersten und nach dem zweiten chirurgischen Eingriff dar.

Die bereits für unsere vorhergehenden Arbeiten gemachten Vorbehalte gelten natürlich auch für die vorliegende Forschung, und zwar:

1. Die Beobachtung von nur fünf Feldern bei Tumoren, welche bekannterweise derart polymorph sind wie bösartige Gliome, könnte für unzureichend gehalten werden.

2. Bei der Berechnung der stromalen Dichte hat uns das Weglassen größerer nekrotischer oder hämorrhagischer Oberflächen notwendigerweise zum Ausschluß ausgedehnter stromaler Flächen gezwungen, die mit derartigen Flächen in engem Kontakt stehen.

Ergebnisse

Obige Vorbehalte vorausgeschickt, die sich jedoch nach statistischen Gesichtspunkten einheitlich auf alle Fälle auswirken müßten, gehen wir zur Betrachtung der erzielten Ergebnisse über (siehe Tab. 1).

Vom zellulären Gesichtspunkt aus: In allen Rückfallfällen haben wir eine Zunahme des Zellreichtums festgestellt, welcher manchmal bis zum Dreifachen des beim ersten Eingriff festgestellten Wertes stieg.

Konkret ausgedrückt, während 68% der zum erstenmal operierten Fälle einen Zellendichtigkeitsdurchschnitt zwischen 132 und 670 aufwiesen, lag bei 68% der gleichen, zum zweitenmal operierten Fälle, die Zellendichtigkeit bedeutend höher, und zwar zwischen 195 und 1065.

Die Berechnungen wurden auf der Grundlage der folgenden Formeln durchgeführt:

$$\bar{X} = \frac{1}{N} \Sigma x \text{ wobei N = Anzahl der Fälle und}$$

$$\Sigma x = \text{Gesamtheit der Dichtigkeitswerte aller Fälle ist } \sigma = \sqrt{\frac{\Sigma (x - \bar{x})^2}{N - 1}}$$

Die Werte zwischen $-\sigma$ und $+\sigma$ stellen zirka 68% der Fälle, weshalb

<table>
<tr><td>1. Eingriff</td><td>2. Eingriff</td></tr>
<tr><td>$\bar{X} = 269$</td><td>$\bar{X} = 435$</td></tr>
<tr><td>$\sigma = 401$</td><td>$\sigma = 630$</td></tr>
<tr><td>$132 = \leq \bar{X} \leq 670$</td><td>$195 = \leq \bar{X} \leq 1065$</td></tr>
<tr><td>68%</td><td>68%</td></tr>
</table>

Tabelle 1

Fall		1. Eingriff		2. Eingriff	
		Zellen	Stroma	Zellen	Stroma
1	B. B. (68—51/52)	493	1,8	672	4,—
2	B. L. (211—51/52)	480	3,9	666	3,3
3	M. G. (599—51/52)	226	0,9	344	1,5
4	A. E. (640—51/52)	229	1,4	356	3,8
5	S. L. (654—51/52)	317	3,2	438	5,8
6	T. I. (816—51/52)	343	5,7	482	4,2
7	V. N. (622—52/53)	184	2,7	297	3,1
8	R. R. (318—53/54)	350	4,8	382	6,2
9	R. S. (225—54/55)	284	4,6	398	4,—
10	D. C. (277—54/55)	371	4,3	624	4,6
11	T. G. (907—54/55)	181	3,6	265	8,6
12	F. C. (918—54/55)	346	4,7	928	7,6
13	F. A. (V. M.—2854/1955)	382	15,1	520	17,—
14	B. T. (V. M.—3009/1955)	124	4,3	236	4,5
15	G. P. (V. M.—3303/1955)	287	3,2	319	4,6
16	M. S. (322—55/56)	190	3,7	483	5,1
17	T. T. (850—55/56)	58	3,4	211	3,5
18	R. G. (V. M.—4590/1956)	124	4,6	483	4,7
19	E. E. (836—56/57)	133	3,1	304	4,3
20	V. G. (V. M.—7001/1958)	306	3,7	311	6,—

Vom stromalen Gesichtspunkt aus gesehen: Bei etwa der Hälfte der Fälle ließ sich eine beträchtliche Zunahme der Bindegewebeflächen in den wieder-operierten Tumoren feststellen, während bei der anderen Hälfte die stromale Quote als unverändert im Verhältnis zum ersten Eingriff, in einigen Fällen sogar als vermindert, angesprochen werden konnte.

Als Kommentar zu all dem oben Gesagten können wir folgende Feststellungen treffen:

1. Von den 20 untersuchten Fällen konnten 11 zur Zeit des ersten Eingriffs als sogenannte primitive Glioblastome angesehen werden und 9 als

sogenannte Übergangsastrocytome (des zweiten und dritten Typs nach *Kernohan*); sowohl bei den einen wie bei den anderen wurde beim Zeitpunkt des zweiten Eingriffs eine Zunahme des Zellreichtums festgestellt, was in beiden Fällen eine Bestätigung der Entwicklung in Richtung auf eine weitere Unreife hin bedeutet.

Auf Grund der Beständigkeit und des Ausmaßes dieser Untersuchung muß die Zunahme des Zellreichtums als Tatsache von beträchtlichem biologischem Wert gewertet werden, sei es auch mit den erforderlichen Vorbehalten bezüglich ihres prognostischen Wertes, auf den wir schon an anderer Stelle hinwiesen (*Crudeli* und *Muratorio*).

2. Mehr zweifelhaften Wertes erschienen uns die das Stroma betreffenden Daten. Wir haben schon an die Gründe erinnert, die unsere Zweifel bekräftigen: Die schwierige theoretische und praktische Unterscheidungsmöglichkeit zwischen vasculärem und avasculärem Stroma, die Ausschließung aus unseren Untersuchungen von großen nekrotischen und hämorrhagischen Flächen, die oftmals reich an Bindegeweben sind, und die bereits von uns gemachte Feststellung einer stromalen Anreicherung bei sehr reifen „Graden" und, im Gegensatz dazu, einer Armut bei morphologisch sehr unreifen Tumoren. Wir weisen darauf hin, daß auch, besonders auf dem Gebiet des multiformen Glioblastoms, unser statistisches Studium keinerlei bedeutsame Abhängigkeit zwischen stromaler Dichtigkeit und biologischem Verhalten aufzeigen konnte.

3. Von großer Bedeutung ist die Tatsache, daß alle untersuchten Fälle in der Zwischenzeit zwischen dem ersten und dem zweiten Eingriff einer Röntgenbehandlung unterzogen wurden, mit Dosierungen zwischen 3000 und 10.000 r in Serien verschiedenen zeitlichen Abstands von je 1800 bis 3500 r.

Diese Feststellung läßt ein Problem wiedererstehen, welches sich schon oft denjenigen, welche sich mit Röntgentherapie und der Biologie der Gliome befaßten, stellte (*Tarlov; Lyman, Kupalov, Scholz; Vitale* usw.) nämlich: ob und welche mengenmäßige Abänderungen — außer den morphologischen, zellulären und stromalen — durch die Strahleneinwirkung hervorgerufen werden.

Bekanntlich waren die Schwierigkeiten, die durch die Fragen aufgeworfen wurden, immer schon derart, daß sie keine sichere Beantwortung zuließen (*Vitale*). Während fast übereinstimmend festgestellt wird, daß die nekrotischen und hämorrhagischen Flächen bei den bestrahlten Gliomen zunehmen, ist bekannt, daß die Feststellung einer Zunahme des vasculären Bindegewebes nach einer Röntgentherapie nicht konstant ist und, wie anderseits die Kontrollen, welche einige Autoren (*Tarlov*) an nicht bestrahlten Gliomen vornehmen konnten, des öfteren bei diesen eine stärkere Bindegewebebildung aufzeigten als dies bei bestrahlten Fällen der Fall war.

Auch was die zellulären Veränderungen nach der Röntgentherapie anbetrifft, liegen zwar zahlreiche Beobachtungen über morphologische Veränderungen vor, während die Beobachtungen über mengenmäßige Veränderungen nicht so zahlreich und übereinstimmend sind, obwohl man allgemein eine Zunahme des Zellreichtums mit erhöhter Frequenz von Mitosefiguren annimmt.

Wir sind jedenfalls der Ansicht, daß, trotz der wenig genauen Kenntnis, die wir über die röntgenologischen Auswirkungen in bezug auf die Zellen- und Stromazusammensetzung des Glioms haben, die von uns ermittelten Daten nicht in absolutem Sinne als reiner Ausdruck zweier aufeinanderfolgender Phasen der biologischen Entwicklung der untersuchten Tumoren gelten können: Zu den schon zahlreichen Fragen, welche die Entwicklung der glialen Tumoren aufwirft und die uns des öfteren an der Echtheit der beobachteten morphologischen und mengenmäßigen Befunde zweifeln ließ, interferiert sehr oft als zweifellos wichtige Tatsache die durch die Röntgenbehandlung hervorgerufene Abänderung, die in unserem Fall viele Vorbehalte gegenüber der Zuverlässigkeit unserer Daten als biologisches Ausdrucksmittel stellen muß.

Wir sind jedoch der Ansicht, daß es, bei Beachtung aller aufgezeigten Vorbehalte, nicht unnütz war, diese mengenmäßige Untersuchung durchgeführt zu haben, die neben die zahlreichen anderen, auf morphologischem Gebiet gemachten, gestellt werden kann und die ja alle darauf hinauslaufen, die verschiedenen Entwicklungsaspekte der bösartigen Gliome der astrocytarischen Serie festzustellen.

Zusammenfassung

Bei 20 Astrocytomen, bei denen eine Rezidivoperation ausgeführt wurde, sind Tumorzellzahl und Stromaanteil bestimmt worden. Die entsprechenden Werte des bei der Erstoperation und bei der Rezidivoperation entnommenen Tumorgewebes wurden miteinander verglichen.

. Während bei allen Rezidiven eine erhebliche Zunahme des Zellreichtums festzustellen war, waren die Veränderungen bezüglich des Stromas nicht konstant. Nur bei etwa der Hälfte der Rezidive hatte der Bindegewebeanteil zugenommen. Auf die mögliche Bedeutung, die einer zwischen den beiden Operationen ausgeführten Röntgentherapie zukommt, wurde hingewiesen.

Summary

The number of tumor cells and the areas of the stroma were determined in 20 cases of astrocytary gliomas, where a reoperation became necessary, comparing the obtained values with similar data obtained from the first specimen. While in all cases there was a definite increase in tumor cells, the alterations in the stroma were inconstant. Only in 50% of the cases there was an increase in connective tissue. The importance of radiotherapy between both operations is pointed out.

Résumé

L'auteur a déterminé, dans 20 gliomes astrocitaires opérés pour récidive, le nombre de cellules tumorales et la participation du stroma. Les valeurs respectives sont comparées avec celles établies lors de la première intervention.

Dans toutes les récidives l'augmentation de la richesse cellulaire était considérable. Les altérations concernant le stroma n'étaient pas constantes. La participation du tissu conjonctif n'était augmentée que dans la moitié des cas. L'auteur suggère la signification éventuelle de la radiothérapie, appliquée entre les deux opérations.

Riassunto

Nella osservazione di 20 casi di gliomi astrocitari recidivi, in occasione del riintervento, fu tenuto conto del numero delle cellule neoplastiche e dello stroma. I valori ottenuti vennero paragonati con quelli riscontrati in occasione di ciascun intervento primitivo. In tutte le recidive fu constatato un aumento del numero delle cellule, mentre le alterazioni stromale non erano costati. Solo nella metà dei casi la parte stromale appariva aumentata.

Viene accennato alla possibile azione esercitata dalla Roentgenterapia nell'intervallo fra i due interventi.

Resumen

Fueron determinados el número de celulas tumorales y del estroma en 20 casos de astrocitomas, en los cuales fué necesaria la reexploración quirúrgica, comparándose los valores obtenidos con valores similares obtenidos para la pieza procedente de la primera operación. Mientras que en todos los casos observó un aumento del número de celulas, las alteraciones observadas para el estroma no fueron constantes. Unicamente en la mitad de los casos el tejido conectivo habia sufrido un incremento. Se señala la importancia posible de una radioterapia intercalada entre las dos operaciones.

Literatur

Crudeli, R., und *A. Muratorio,* Densità dello stroma vascolare e comportamento biologico del glioblastoma multiforme. Pathologica, Genova, *48* (1956), 103—107. — *Crudeli, R., A. Muratorio* und *L. Boretti,* Correlazione fra densità cellulare e comportamento biologico dei tumori cerebrali della serie astrocitaria. Sistema nerv. 5 (1955), 359—364. — *Yung, Shang, Huang,* Cellular density in gliomas of the brain. Fol. psychiatr. Jap. *6* (1952), 192. — *Laman, R., P. Kupalov* und *W. Scholz,* Effect of X-rays on the central nervous system. Results of large doses on the brain of adult dogs. Arch. Neurol. Psychiatr. 29 (1933), 56—87. — *Muratorio, A.,* und *R. Crudeli,* I limiti di densità cellulare dei varî tipi di tumori cerebrali neuroectodermici. Pathologica, Genova, *46* (1954), 303—307. — *Muratorio, A.,* und *R. Crudeli,* I limiti di densità stromale dei tumori gliali astrocitarî. Pathologica, Genova, *47* (1955), 195—198. — *Tarlov, I. M.,* Effect of roentgentherapy on gliomas. Arch. Neurol. Psychiatr. 38 (1937), 513—536. — *Vitale, E.,* La radioterapia del glioblastoma multiforme. VI° Congresso Soc. Ital. di Neurochirurgia, 1956. Chirurgia, *XI* (1956), 318—324.

Aus der Neurochirurgischen Universitätsklinik Freiburg i. Br.
(Direktor: Prof. Dr. *T. Riechert*)

Untersuchungen zur Hämodynamik bei neurochirurgischen Eingriffen unter besonderer Berücksichtigung der malignen Tumoren

Von

Klaus Schmidt

Mit 3 Textabbildungen

Patienten mit malignen Hirntumoren kommen häufig in so schlechtem Zustand in unsere Behandlung, daß ihnen eine Operation nicht zugemutet werden kann. Daran sind häufig nicht die zentralen Dysregulationen durch

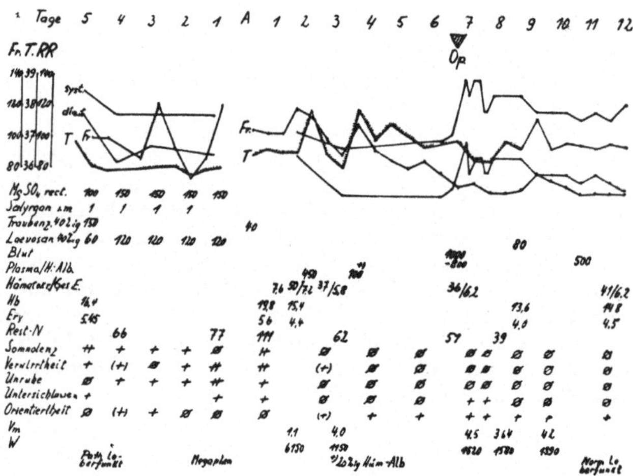

Abb. 1. Organmangeldurchblutung durch exzessive Entwässerung. 5—1 = Tage vor der Aufnahme; A = Aufnahme in der hiesigen Klinik; Fr = Pulse/min; T = Temperatur in Grad Celsius; RR = Blutdruck in Millimeter Hg; Vm = Herzminutenvolumen (Liter/min); W = peripherer Gefäßwiderstand, Dyn sec/cm⁵. Weitere Erläuterungen siehe im Text.

den Hirntumor oder Allgemeinschäden durch das Malignom selbst, sondern eine bedrohliche Fehlsteuerung der Hämodynamik schuld. Nicht selten ist sie sogar die Folge einer inadäquaten Vorbehandlung, wie dies unser 1. Beispiel zeigen soll:

Es handelt sich um eine 49jährige Frau mit einem temporalen apfelgroßen Glioblastoma multiforme. Seit 3 Wochen vor der Aufnahme bei uns zunehmende motorische Unruhe, Verwirrtheit, Untersichlassen. Deshalb Sedierung mit SEE und Mischspritzen. Der letzte Abschnitt der Behandlung in einer auswärtigen Klinik ist aus der Abb. 1 ersichtlich. Der Allgemeinzustand bei der Aufnahme war schlecht. Entscheidend waren der Anstieg des Rest-N mit 111 mg%, des Hämoglobins mit 19,8 g%, der Erythrocytenzahl mit 5,6 Millionen und des Bilirubins mit 1,3 mg% bei leicht pathologischen Leberfunktionsproben.

Zusammen mit den klinischen Zeichen, hoher unruhiger Puls, kleine Blutdruckamplitude, Zunahme der psychischen Veränderung, bestand kein Zweifel an der Diagnose: „Organmangeldurchblutung bei Plasmamangel und Hämokonzentration." Als ihre Ursache muß man die äußerst intensive, aber — wie wir glauben — über das Ziel hinausschießende Entwässerungstherapie ansehen. Die bereits aus der Anamnese zu schließende unzureichende Ernährung wird bewiesen durch das niedrige Gesamt-Serum-Eiweiß nach Auffüllen des Kreislaufs. Das scheinbar normale Hämoglobin und die annähernd normalen Erythrocytenzahlen täuschen über den tatsächlichen Blutvolumenmangel. Die Patientin hatte 1. große Mengen Magnesiumsulfat in hypertonischer Lösung rektal erhalten. 150 g Magnesiumsulfat können aber der Blutbahn bis zur isotonischen Verdünnung $2^{1}/_{4}$ Liter Wasser entziehen, ohne daß dabei nennenswerte Mengen harnpflichtiger Substanzen mitentfernt werden.

2. erhielt die Patientin jeden Tag eine Ampulle Salyrgan, das, wie wir wissen, direkt an der Niere angreift und zu einer Kochsalz- und Wasserausschwemmung führt. Die tägliche Gabe von Salyrgan ist abzulehnen. Mindestens zwei- bis achttägige Abstände müssen eingehalten werden, wenn eine Nierenschädigung vermieden werden soll. Salyrgan wirkt jedoch, zum Unterschied von Magnesiumsulfat, nur so lange, wie die Filtrationsleistung der Niere erhalten ist. Sinnvoll für die physiologische Entwässerung ist vor allem 60 bis 80 ccm 40%ige Lävulose intravenös. Die beiden erstgenannten Diuretika verursachen primär eine Verringerung des Schlag- und Minutenvolumens und ein Ansteigen des peripheren Widerstandes durch Verminderung der zirkulierenden Blutmenge. Unsere hämodynamischen Analysen zeigen dagegen, daß die Zufuhr von Lävulose stets, auch in Narkose und in vegetativer Dämpfung, zu einer Zunahme des Schlag- und Minutenvolumens auf rund das Doppelte des Ausgangswertes, zu einem Absinken des peripheren Widerstandes und gleichzeitig meist zu einer wesentlichen Senkung des Liquordruckes führt. Die allerdings nur kurzfristige Blutverdünnung durch Vermehrung der zirkulierenden Blutmenge erzeugt einen schnelleren Blutumlauf bei Herabsetzung der Viscosität; dadurch werden Organmangeldurchblutungen vorübergehend aufgehoben. Dies erscheint bei Glioblastomen mit ihrer starken Tendenz zum begleitenden Hirnödem besonders wichtig. Die mangelhafte Durchblutung erzeugt über eine vermehrte Anhäufung niedermolekularer Stoffwechselprodukte eine Bindung von Lösungswasser und damit ein Ödem. Sowohl ein direkter Wasserentzug aus dem interzellulären Bereich mit der dadurch verringerten Diffusionsstrecke von der Kapillarwand zur Zelle als auch

114   K. Schmidt:

eine Verbesserung des Gewebestoffwechsels durch eine bessere Durchblutung mit ihrer Verringerung der osmotisch ungünstigen niedermolekularen
Stoffwechselabbauprodukte wirken dem Hirnödem entgegen.

Die Vermehrung des Blutvolumens beim Einströmen von Flüssigkeit nach
Lävulose setzt die volumenregulatorischen Reflexe in Aktion, d. h. es wird
so lange Wasser ausgeschieden, bis das Blutvolumen wieder normal ist.
Hämodynamisch, pharmakologisch und energetisch wirkt Lävulose also
günstig. Als physiologisches Diuretikum ist es für die Dauerbehandlung
geeignet. Die Zufuhr von Blutserum, von 20%igem Humanalbumin oder von Blut hat einen ähnlichen, je-doch anhaltenderen und langsamer einsetzenden Effekt wie Lävulose. Wasserentzug auf Kosten der Durch-blutung, wie beim Magnesiumsul-fateinlauf und durch die Diuretika, umgeht die physiologischen Regu-lationen und kann zu schwersten Schädigungen führen, wenn nicht durch Blut- und Plasmazufuhren für ein genügendes Blutvolumen gesorgt wird.

Die Bedeutung des Blutvolumens als Regelgröße für die Hämodyna-mik kann kaum überschätzt wer-den.

Abb. 2 zeigt das Parallelgehen von hämodynamischen Verände-rungen mit Blutverlust und Blut-zufuhr während der Operation eines malignen cystischen Tempo-raltumors. Nicht der Einfluß des

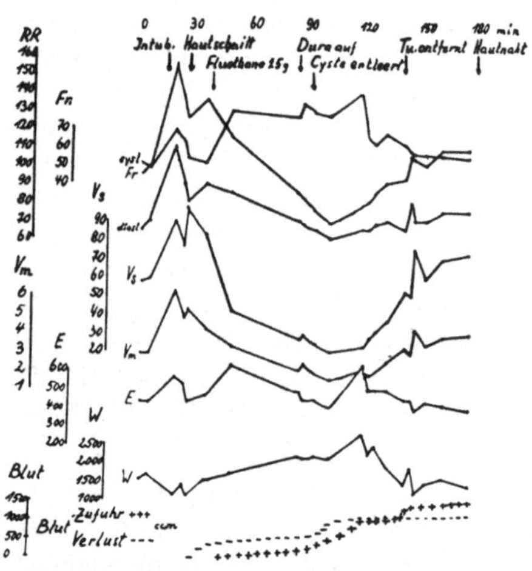

Abb. 2. Abhängigkeit der Hämodynamik von
Blutverlust und Blutzufuhr. RR = Blutdruck in
Millimeter Hg; Fr = Pulse/min; Vs = Herz-
schlagvolumen in Kubikzentimetern; Vm =
Herzminutenvolumen in Liter/min; E = ela-
stischer Widerstand in Dyn cm⁵; peripherer
Widerstand = Dyn sec/cm⁵; Blutzufuhr und
Blutverlust in Kubikzentimetern.

Tumors, sondern die Blutvolumenveränderung spielt die entscheidende
Rolle. Absichtlich haben wir hier den Patienten zuerst in ein Blutdefizit,
dann in den Blutausgleich und zuletzt mit einer schnelleren und später
langsamen Bluttransfusion in eine leichte Überkompensation gebracht. Mit
dem Blutausgleich wird die Ausgangslage wieder erreicht. Derartige Versuche sind reproduzierbar.

Einen erwünschten Einfluß auf die Hämodynamik ermöglicht uns die
vegetative Dämpfung. Sie ist ein Mittel zum Schutz des Patienten vor über-
schießenden Regulationen.

Abb. 3 zeigt die Kreislaufanalysen bei einem 23jährigen Mädchen mit
einer primären hypodynamen Kreislaufdysregulation beim Kipptest nach
Brehm. Er gibt uns einen Reaktionsvergleich bei orthostatischer Verminderung der zirkulierenden Blutmenge vor und nach intramuskulärer Injektion von 400 mg Panthesin, 75 mg Dolantin, 50 mg Atosil und 0,6 mg
Hydergin.

Ohne Dämpfung kommt es zur Einengung der Blutdruckamplitude, zur Pulsfrequenzsteigerung und zu starkem Absinken des Schlag- und Minutenvolumens. Dagegen sind mit Dämpfung die niedrige Pulsfrequenz, der niedrige periphere Widerstand bei relativ geringem Absinken des Minutenvolumens Zeichen einer mehr ökonomischen Kreislaufregulation. Das Absinken des Blutdruckes bei gutem Schlagvolumen läßt uns dabei sofort und vor Eintritt einer kritischen Verminderung des Minutenvolumens die Mangellage erkennen. Wie die anschließende Lävosaninjektion demonstriert, ist gerade auch bei der vegetativen Dämpfung zum Erreichen einer guten

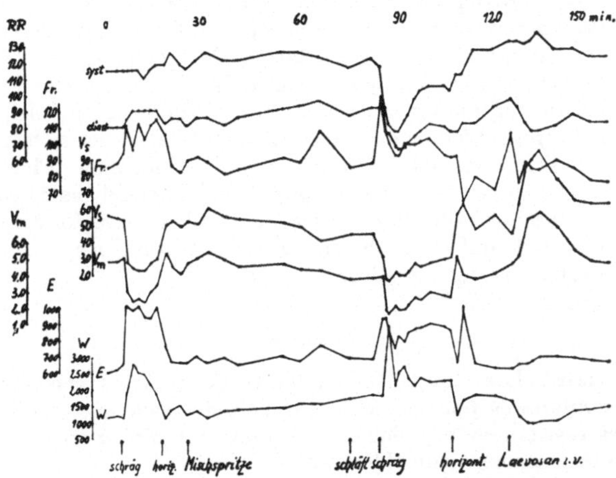

Abb. 3. Veränderungen der hämodynamischen Reaktionsweise im Kipptest nach *Brehm* durch vegetative Dämpfung. Legende wie Abb. 2.

zirkulatorischen Einstellung ein entsprechendes Blutvolumen erforderlich. So ist für uns auch ein postoperativ absinkender Blutdruck trotz vegetativer Dämpfung praktisch immer ein Zeichen des Blutvolumenmangels.

Unsere vergleichenden statistischen Untersuchungen ergaben bei kontinuierlicher vegetativer Blockade in der postoperativen Phase deutlich niedrigere Pulswerte, also eine der Herzmuskel entlastende Einstellung, wie sie ohne vegetative Dämpfung meist nicht zu beobachten ist.

Zusammenfassung

Bei Patienten mit malignen Hirntumoren wurden Kreislaufanalysen zur Bestimmung des Herzschlagvolumens, des Herzminutenvolumens, des elastischen und peripheren Gefäßwiderstandes vor, während und nach neurochirurgischen Eingriffen sowie beim Kipptest nach *Brehm* durchgeführt. Unzureichende Ernährung, unphysiologische entwässernde Maßnahmen, Aufrichten aus der Horizontallage, große Blutverluste bei Operationen beeinflussen die Hämodynamik erheblich im ungünstigen Sinne durch Absinken des Herzschlag- und Minutenvolumens. Vegetative Dämpfung und das Blutvolumen steigernde Maßnahmen, wie Plasma und Blutzufuhr, gute Er-

8*

nährung und intravenöse hochprozentige Fruktosegaben greifen dagegen im günstigen Sinne in die Hämodynamik ein. Gute hämodynamische Verhältnisse erscheinen aber gerade für die Glioblastombehandlung von Bedeutung, da für diese Patienten mit ihrer verlangsamten Hirndurchblutung das Vermeiden von zusätzlichen cerebralen und allgemeinen Schädigungen durch ungünstige Blutzirkulation von Bedeutung für den Operationsausgang und die Erholungsphase sein können.

Summary

In patients with malignant tumors of the brain studies to determine the values of cardiac output, minute volume, elastic and peripheric resistance before, during and after operation, as well as during the reclining test (*Brehm*), were carried out. Undernutrition, unphysiological dehydration procedures, sitting up, and loss of blood during operation exert a negative influence through the diminution of cardiac output. Damping of the autonomic nervous system, as well as plasma and blood infusions, good nutrition as well as infusion of high percentage solutions of fructose improve cardiac output. Good haemodynamic conditions are of importance in patients with glioblastomas, as avoidance of further cerebral and general damage trough unfavourable circulatory conditions may be of importance for operative results and recuperation.

Résumé

L'auteur a fait, chez des malades atteints de tumeurs cérébrales malignes, des examens circulatoires pour déterminer le volume systolique, le débit cardiaque par minute, les résistances vasculaires élastiques et périphériques avant, pendant et après des interventions neurochirurgicales.

Une alimentation insuffisante, les facteurs déshydratants antiphysiologiques, le passage de la position horizontale à la position verticale, les grosses déperditions sanguines au cours des opérations ont un effet très défavorable sur l'hémodynamique, en diminuant le volume systolique et le débit cardiaque par minute. La stabilisation végétative, l'augmentation du volume sanguin, par administration de plasma et de sang, une bonne alimentation et l'administration intraveineuse de fructose à haute concentration influent au contraire de façon favorable sur l'hémodynamique. Or, de bonnes conditions hémodynamiques sont importantes, précisément dans le traitement des glioblastomes; il peut, en effet, être important, pour le résultat opératoire et pour la période de convalescence, d'éviter à ces malades dont la circulation cérébrale est ralentie des dommages cérébraux et généraux supplémentaires dus à une mauvaise circulation sanguine.

Riassunto

In pazienti con tumori cerebrali maligni vennero eseguite ricerche sulla circolazione, per determinare il volume sistolico, il volume minuto, la resistenza vascolare elastica e periferica, prima, nel corso e dopo interventi neurochirurgici, nonchè il Kipptest secondo *Brehm*. Un insufficente nutrimento, misure disidratanti non fisiologiche, il sollevarsi dalla posizione orizzontale, perdite di sangue notevoli nel corso di interventi danneggiano notevolmente la emodinamica, diminuendo la sistole cardiaca ed il volume minuto.

L'attenuazione dei processi vegetativi e le misure intese ad aumentare la massa ematica, quali le trasfusioni di plasma o di sangue, una nutrizione adatta, la somministrazione endovena di fruttosio ad alta percentuale favoriscono la emodinamica.

Di nòtevole importanza appaiono i fattori emodinamici nel trattamento del glioblastoma, in quanto, coesistendo un rallentamento del circolo cerebrale, la possibilità di evitare ulteriori danni circolatori cerebrali e generali significa anche la possibilità di ottenere un buon esito operatorio ed una sollecita ripresa.

Resumen

Determinaciones del volumen cardíaco, del volumen minuto, de las resistencias elástica y periferica fueron llevadas a cabo antes, durante y después de operaciones y test de reclinación (Brehm) en pacientes portadores de un tumor cerebral maligno. Nutrición deficiente, medidas de deshidratación no fisiológicas, incorporarse y perdidas de sangre durante la operación ejercen una influencia negativa sobre la hemodinámica. Control del sistema neurovegetativo, infusiones de plasma o de sangre total, como tambien la buena nutricion y el suministro de soluciones de fructosa en altas concentraciones favorecen las condiciones circulatorias. Las buenas condiciones hemodinámicas son de importancia en pacientes portadores de glioblastomas, como el evitar daño cerebral o general puede ser de influencia decisiva sobre el resultado operatorio y de la recuperación.

Literatur

1. *Aschoff, J.*, Regelgrößen des Kreislaufs. Nauheim. Fortbild.-Lehrg. *20* (1955), 2—16. — 2. *Benzer, A., W. Caithaml, A. Groszschedel* und *H. Stolzer*, Prophylaxe und Bekämpfung des Operationsschocks bzw. schockähnliche Zustandsbilder mittels der neurovegetativen Dämpfung. Langenbeck's Arch. klin. Chir. *281* (1955), 215—224. — 3. *Benzer, A., W. Chaithamel, A. Groszschedel* und *H. Stolzer*, Die Chirurgie von Carcinomen des Oesophagus, der Kardia und des oberen Magenteiles unter neurovegetativer Dämpfung. Langenbeck's Arch. klin. Chir. *281* (1956), 342—350. — 4. *Brehm, H.*, und *W. Wetzler*, Untersuchungen zur Frage der Kreislaufregulation des Menschen beim Wechsel der Körperlage. Zschr. exper. Med. *120* (1953), 481—508. — 5. *Brehm, H.*, Der orthostatische Symptomenkomplex und seine Therapie. Zschr. Kreisl.forsch. *44* (1955), 471—482. — 6. *Brehm, H.*, Kreislauftest zur Prüfung der Operationsfähigkeit. Arch. Gynäk., Kongreßband, *186*, 437—442. — 7. *Cahn, J., J. M. Melon, M. Dubrasquet* und *J. Bodiou*, Die neurovegetative Dämpfung im sogenannten „künstlichen Winterschlaf" mit hydrierten Mutterkornalkaloiden. Anaesthesist *4* (1955), 82—88. — 8. *Gänshirt, H.*, Die Sauerstoffversorgung des Gehirns und ihre Störung bei der Liquordrucksteigerung und beim Hirnödem. Springer-Verlag, 1957. — 9. *Gotsch, K.*, und *E. Borkenstein*, Die Herz-Kreislaufwirkung der Dextrose und Lävulose. Zschr. Kreisl.forsch. *42* (1953), 434—447. — 10. *Hockerts, Th.*, und *W. Lamprecht*, Untersuchungen über den Herzstoffwechsel. Medizinische, Stuttgart, *8* (1957), 289—292. — 11. *Haid, B.*, Bluttransfusion bei normalem Blutvolumen. Anaesthesist *7* (1958), 85—88. — 12. *Hale, D. E.*, und *W. E. Laude*, Schockprophylaxe und künstliche Blutdrucksenkung. Anaesthesist 5 (1956), 97—105. — 13. *Helmreich, E., K. Stuhlfauth* und *St. Goldschmidt*, Vergleichende Untersuchungen über den aeroben Fruktose- und Glukoseverbrauch von Gewebeschnitten aus Gehirnrinde, Leber und Herz der Ratte. Zschr. Naturforsch., Tübingen, *7 b* (1952), 418—419. — 14. *Mellinghoff, C. H.*, Die Ernährung frischoperierter Patienten. Dtsch. med. Wschr. *83* (1958), 1158—1164. — 15. *Meyer, M.*, Die künstliche Hypotonie in der Hirnchirurgie. Anaesthesist 7 (1958), 6—10. — 16. *Miller, M., J. W. Craig, W. R. Drucker* und *H. Woodward*, jr., Der Fruktosestoffwechsel des Menschen.

Referat aus: J. Biol., Yale, *29* (1956), 335. — 17. *Pampus, F., O. Prokop* und *C. Heidelmann,* Direkte Bestimmung der zirkulierenden Blutmenge mit nicht agglutinierbaren Erythrocyten durch Differentialhämolyse. Langenbeck's Arch. klin. Chir. *281* (1956), 555—572. — 18. *Pampus, F.,* Präoperative Veränderungen des Blutvolumens und der Blutzusammensetzung bei neurochirurgischen Patienten, ihre Bedeutung und ihre Behandlung. Langenbeck's Arch. klin. Chir. *286* (1958), 582 bis 619. — Die Veränderungen des Blutvolumens und der Blutzusammensetzung bei hirnchirurgischen Eingriffen. Langenbeck's Arch. klin. Chir. *288* (1958), 135—155. — 19. *Quadbeck, G.,* und *H. Helmchen,* Die Blut-Hirnschranke. Dtsch. med. Wschr. *82* (1957), 1377—1382. — 20. *Reindell, Schildge, Klepzig* und *Kirchhoff,* Kreislaufregulationen. Thieme, 1955. — 21. *Ries, W.,* Zur osmotischen Wirkung der Laevulose. Therap. Gegenw. *1955,* 295—297. — 22. *Sarre, H.,* Nierenkrankheiten. Thieme, 1958. — 23. *Schianerz, G.,* Ärztl. Forsch., Wörishofen, 7 (1950), 178. — 24. *Shenkin, H. A., E. B. Spitz, F. C. Grant* und *S. S. Kety,* The acute effects on the cerebral circulation of reduction of in increased incranial Pressure by means of intravenous Glucose or ventricular drainage. J. Neurosurg., Springfield, 5 (1948), 466. — 25. *Thauer, R.,* Kreislauf in Narkose. Verh. Dtsch. Ges. Kreisl.-forsch. *1957,* 3—32. — 26. *Wense, Th.,* Pathophysiologie des Kreislaufes bei unphysiologischem Blutvolumen. Anaesthesist 7 (1958), 147—150. — 27. *Wollheim, E.,* und *K. W. Schneider,* Das Blutvolumen nach Plasma- und Bluttransfusionen. Dtsch. med. Wschr. *83* (1958), 1117—1120.

Instituto Cajal — Sección de Neurologia (Director: *J. J. Barcia-Goyanes*), Valencia (Spanien)

Die Palencephalographie in der Diagnose der Glioblastome des Großhirns

Von

J. J. Barcia-Goyanes und **J. L. Barcia-Salorio**

Mit 6 Textabbildungen

Seit fünf Jahren beschäftigen wir uns mit der Verbesserung eines Verfahrens, das wir zusammen mit *W. Calvo* ausgearbeitet haben, um jene Schwingungen einzufangen und zu registrieren, die der Blutkreislauf im Gehirn verursacht und die jenseits der unteren Hörschwelle liegen. Anfangs glaubten wir an die Möglichkeit, schwache, aber hinreichend verstärkte Geräusche festzuhalten und dachten deshalb, unser Verfahren „Phonencephalographie" zu nennen. Aber bald stellten wir fest, daß diese Schwingungen trotz ihrer großen Intensität nicht durch das Gehör wahrgenommen werden können — es sei denn, sie würden millionenfach verstärkt werden — da es sich um Schwingungen sehr niedriger Frequenz handelt (unter 15 Sekundenperioden). Nach *Bekesy* [1] ist bei einer Frequenz von einer Periode pro Sekunde eine Intensität von 3000 dyn/cm² nötig, damit die Hörschwelle erreicht wird, während bei 800 bis 2000 Sekundenperioden die Grenze auf 10^{-3} dyn/cm² sinkt. Deshalb nannten wir unser Verfahren „Palencephalographie", indem wir von der griechischen Wurzel παλλείη = stoßen, erschüttern, ausgingen [2].

Das Verfahren besteht darin, daß die Schwingungen mit einem Mikrophon für niedrige Frequenzen aufgenommen und durch einen Vorverstärker mit RC-Kopplung, mit einer Zeitkonstante von 0,03, und einen Verstärker direkter Kopplung verstärkt und registriert werden. In einigen Fällen registrierten wir mit einem Kathodenstrahl-Oszillographen. In der Klinik benützen wir jedoch die direkte Aufzeichnung mit unserem Elektroencephalographen, da das Trägheitsmoment des Papierschreibers bei diesen niedrigen Frequenzen unbedeutend ist.

Die intracraniellen Schwingungen werden, wie alle Vibrationen, durch das Einwirken einer Kraft auf ein „schwingungsfähiges" System erzeugt. Im Schädel finden sich nun eine Reihe von Kräften, die endocraniale Schwingungen hervorrufen können, wobei auf der Hand liegt, daß der Blutdruck die wesentlichste ist. Es handelt sich um eine dank Systole und Diastole rhythmisch arbeitende Kraftquelle. Die elastische Struktur wird vom Nervengewebe des Gehirns, vom vasculären Bindegewebe, von Meningen,

Liquor und Knochenschädel gebildet. Wenn nun die systolische Welle die Hirngefäße erreicht, verursacht sie rhythmische Änderungen des endocranialen Blutdrucks, die sich mit jeder Herzperiode wiederholen. Wir müssen neben der arteriellen auch die venöse Druckwelle beachten.

Die Eigenarten dieses verschiedenen Blutdrucks im Gehirn sind typisch und unterscheiden sich wesentlich von denen anderer Organe, und zwar hauptsächlich auf Grund zweier Faktoren: 1. der großen Entfernung, die das Gehirn vom Herzen trennt und seiner reichen Vascularisation, bei der es sich meist um feine Endarterien handelt; 2. des Schutzes des Gehirns durch mehrere Hüllen wie Meningen, Liquor und Knochenschädel, die nicht nur die Wirkung der von außen kommenden Einwirkungen abschwächen, sondern auch als wirkliche Dämpfer der in den endocranialen Raum gelangenden Kräfte wirken.

Wenn wir vergleichend den Druck in einem der großen herznahen Gefäße wie der A. carotis und den Druck im Gehirn untersuchen, so bemerken wir die durch den einen oder anderen Faktor hervorgerufenen Modifikationen. Wir können aber den zweiten, dämpfenden Faktor ausschalten, indem wir während operativer Eingriffe am geöffneten Schädel arbeiten. Mit einem Mingographen *Elema* registrierten wir gleichzeitig den arteriellen und venösen sowie den cerebralen Puls.

Auf dem ersten Bild sieht man die Verschiedenheiten zwischen Carotis- und Gehirnpuls. Ersterer unterscheidet sich kaum vom Aortenpuls, da es sich bei der A. carotis um ein herznahes Gefäß handelt: wir sehen eine sehr hohe Hauptwelle und eine sehr klar gezeichnete dikrote Zacke. Dagegen ist der Puls im Großhirn typisch peripher: die Hauptwelle hat an Intensität eingebüßt und das gleiche geschieht mit der dikroten Welle, dagegen tritt die zweite reflektierte Welle deutlicher hervor. Natürlich geschieht das nur am freiliegenden, seiner Hüllen baren Gehirn, weil dann der Puls nur von a) der von der Carotis kommenden systolischen Pulswelle, b) der Elastizität der Gefäßwände, und c) der Elastizität des nervösen Gewebes selbst beeinflußt ist. Leiten wir dagegen von dem von seinen natürlichen Hüllen umgebenen Gehirn ab, so finden wir, daß dieses pulsierende Organ in einem festen, aber elastischen Gewölbe eingeschlossen ist, das den cerebralen Puls sehr empfindlich abdämpft (Abb. 1).

Eine der wichtigsten Komponenten des Palencephalogramms bilden also die langsamen Wellen, die der durch die Gehirnhüllen beeinflußte Puls hervorruft. Es handelt sich dabei um ein wirkliches Sphygmogramm.

Aber im Palencephalogramm (PEG) finden wir noch eine andere Schwingungsquelle: die vom Blutstrom verursachte Wandreibung beim Durchtritt durch die Gefäße. Wie bekannt, ist die Strömung in den Blutgefäßen laminar. Sobald aber die Geschwindigkeit der Blutsäule die *Reynolds*sche Zahl überschreitet

$$v_0 = \frac{n}{p \cdot d}$$

so verwandelt sich die laminare in eine turbulente Strömung mit Druckverringerung, gesteigertem Energieverlust und dem Auftreten von Wirbeln, die Schwingungen hervorrufen können. Wir selbst beobachteten, daß bei einer plötzlichen Beschleunigung des arteriellen Pulses, die ja auch eine

Beschleunigung des Blutstroms mit sich bringt, eine Komponente schneller Schwingungen in Erscheinung tritt, die über dem Normalwert liegt. Die Frequenz dieser Komponente ist weit höher als die der durch die cerebralen Pulsationen hervorgerufenen Wellen (Abb. 2). Aber eben diese Schwingungen erfahren ein bemerkenswertes Anwachsen in jenen pathologischen Fällen, die eine Änderung eines der Faktoren der *Reynolds*schen Zahl her-

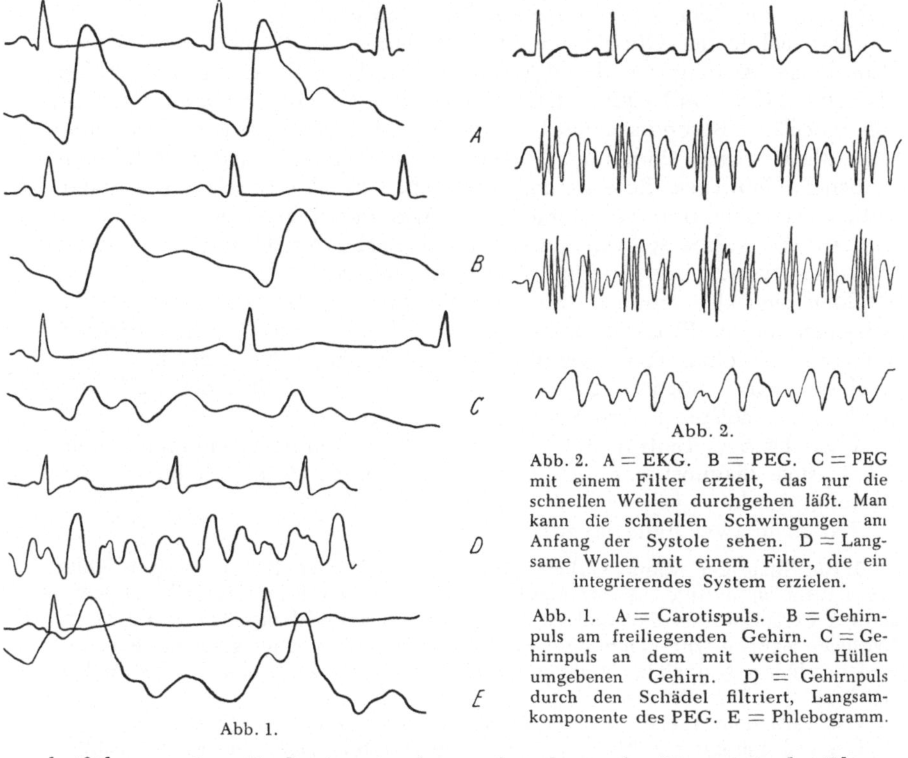

Abb. 1.

Abb. 2.

Abb. 2. A = EKG. B = PEG. C = PEG mit einem Filter erzielt, das nur die schnellen Wellen durchgehen läßt. Man kann die schnellen Schwingungen am Anfang der Systole sehen. D = Langsame Wellen mit einem Filter, die ein integrierendes System erzielen.

Abb. 1. A = Carotispuls. B = Gehirnpuls am freiliegenden Gehirn. C = Gehirnpuls an dem mit weichen Hüllen umgebenen Gehirn. D = Gehirnpuls durch den Schädel filtriert, Langsamkomponente des PEG. E = Phlebogramm.

beiführen, wie z. B. die Arteriosclerose, bei der ja die Viscosität des Blutes sowie Form und Durchmesser der Gefäße modifiziert werden, oder die reich vascularisierten Geschwülste.

Da die Frequenz dieser schnellen Komponente nahe der Eigenfrequenz des Gehirns und seiner Hüllen liegt, kann es hier zu einem Resonanzphänomen kommen und in diesem Falle würden die Hüllen, anstatt als Dämpfer zu wirken, die Amplituden dieser Schwingungen derart erweitern, daß eine schädliche Wirkung auf das Nervensystem daraus erwachsen könnte.

Wir haben nun diese Resonanzeffekte im Zusammenhang mit Ohrengeräuschen beobachtet und studieren zur Zeit die möglichen causalen Zusammenhänge dieser Phänomene sowie ihre mögliche Verbindung mit einigen Fällen von Halluzinationen. Außerdem haben wir vor, den Einfluß dieser anormalen Schwingungen bei vasculären Degenerationsprozessen und bestimmten Gliosearten, und überdies bei einigen epileptischen Manifestationen zu untersuchen (Abb. 3 und 4). Auf dem dritten und vierten Bild sehen wir diese Resonanz-Phänomene bei zwei Fällen und erkennen dabei die großen Amplituden, die diese Schwingungen erreichen. Beide Patienten litten an Ohrengeräuschen, obwohl bei einem von ihnen der N. acusticus durchtrennt worden war. Der andere litt, außer an Ohrengeräuschen, auch an visuellen Halluzinationen.

Und nun wollen wir uns dem Palencephalogramm als Hilfsmittel bei der Diagnose von Glioblastomen der Großhirnhemisphären zuwenden.

Das multiforme Glioblastom ist wohl einer der Tumoren, bei dessen Lokal- und Artdiagnose das PEG die besten Dienste leisten kann. Schon *Bailey* [3], *Zülch* [4] und *Calvo* [5] haben vom histologischen Standpunkt aus auf die vasculären Besonderheiten hingewiesen, die für diesen Tumor so außerordentlich typisch sind, und *Almeida Lima* [6], *Tönnis* [7] und *Miletti* [8] u. a. haben als Chirurgen diese Befunde bestätigt. Charakteristisch ist der außerordentliche Reichtum an Blutgefäßen sowie deren anatomische Veränderungen wie Kaliberschwankungen, pathologische Verdickung der Intima, Mikroaneurysmen und arteriovenöse Anastomosen.

Man kann also schon a priori eine Verstärkung der Schwingungen voraussehen, die im PEG zur Lokaldiagnose führen werden. Es ist außerdem nicht nur mit einer Intensivierung der Schwingungen zu rechnen, sondern auch mit einer morphologischen Veränderung der Wellen des PEG, die auch in den meisten Fällen eine Artdiagnose zulassen.

Unser heutiger Beitrag stützt sich auf 13 Fälle, bei denen ein multiformes Glioblastom diagnostiziert und beim operativen Eingriff auch histologisch bestätigt wurde.

Ich greife zwei Fälle heraus:

1. Ein 55jähriger Mann, verheiratet, von Beruf Fischer: Seit 3 Monaten leidet der Patient an heftigen Kopfschmerzen in der rechten Frontalgegend bei linksseitiger Facialisparese. Seit einigen Tagen Erbrechen und linksseitige Hemiparese. Die neurologische Untersuchung ergibt eine rechtsseitige Stauungspapille, eine Parese des linken N. facialis, gesteigerte Reflexe und ein links positives Barrésches Zeichen.

Das EEG deutet auf einen rechtsseitigen fronto-temporalen Focus.

Das rechtsseitige Carotisangiogramm zeigt das Bild eines Tumors im rechten Temporalpol, der weite Gefäße und Blutseen aufweist.

PEG: Starkes Ansteigen der Schwingungsintensität im rechten Temporalraum. Langsame Wellen mit guter Unterscheidung beider Töne.

Diagnose: Multiformes Glioblastom des rechten vorderen Temporalpols. Die vordere Hälfte des Temporallappens wird amputiert. Der histologische Befund bestätigt die Diagnose.

2. Ein 50jähriger Hufschmied: Vor 5 Monaten ganz plötzliches Auftreten von Erbrechen und Nausea. Augenblicke später konvulsive Krise mit Bewußtseinsschwund und konjugierter Drehung der Augen. In den darauffolgenden Tagen Sprechstörungen und Schwierigkeiten beim Erkennen von Gegenständen. Seit einem Monat haben sich die Kopfschmerzen im linken temporo-occipitalen Raum lokalisiert und gleichzeitig tritt eine Unbeholfenheit im rechten Bein und Hand auf. Die neurologische Untersuchung ergibt eine rechtsseitige Hemiparese, rechtsseitige untere Facialisparese und auf der gleichen Seite einen Babinskischen Fußsohlenreflex.

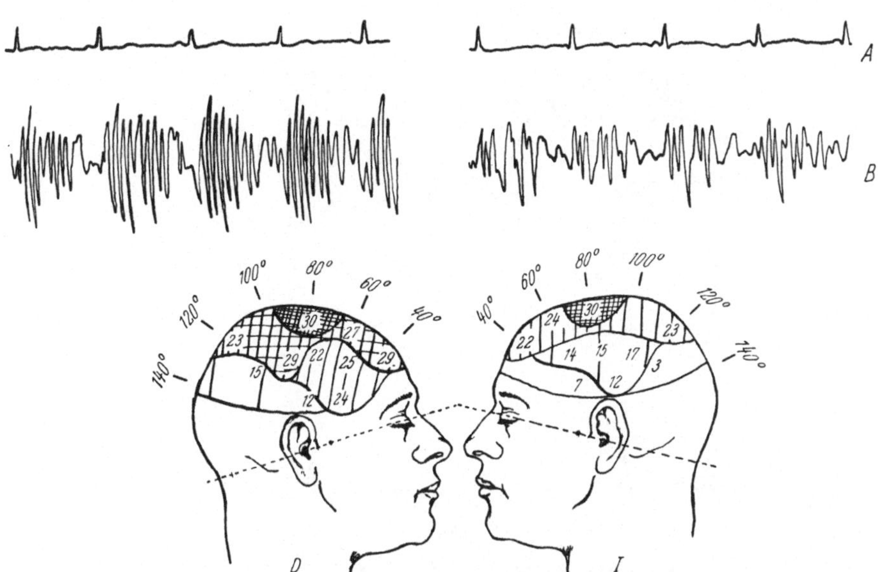

Abb. 3. Die schraffierten Zonen zeigen die Kopfteile mit gleicher Intensität der Schwingungen.
Diese Größe ist durch Nummern repräsentiert. Man nennt diese Zonen *Isopallien*. A = EKG.
B = Sehr hohe, schnelle Schwingungen bei einem Patienten mit Ohrgeräuschen. D = Rechts.
I = Links.

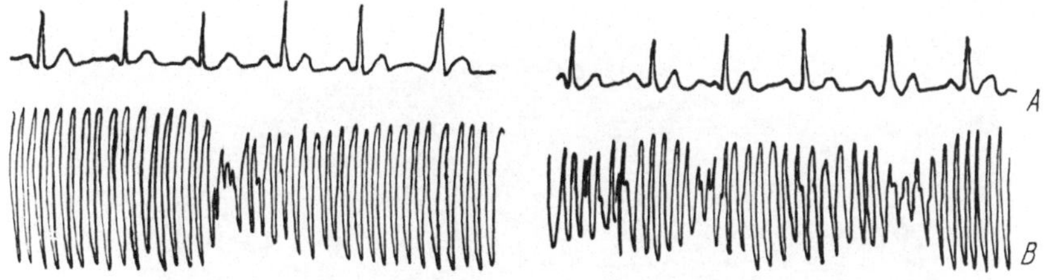

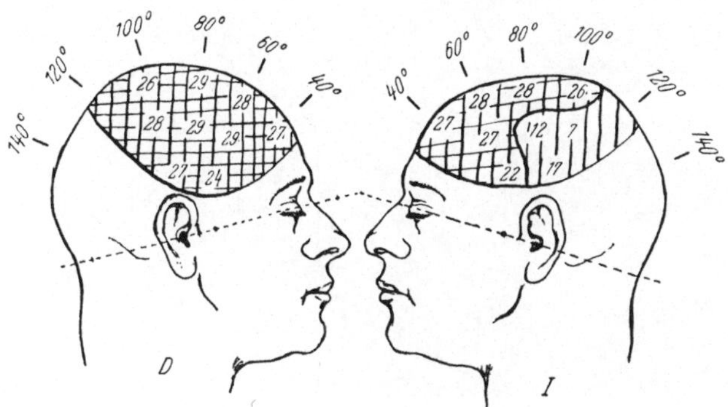

Abb. 4. Dasselbe wie Abb. 3.

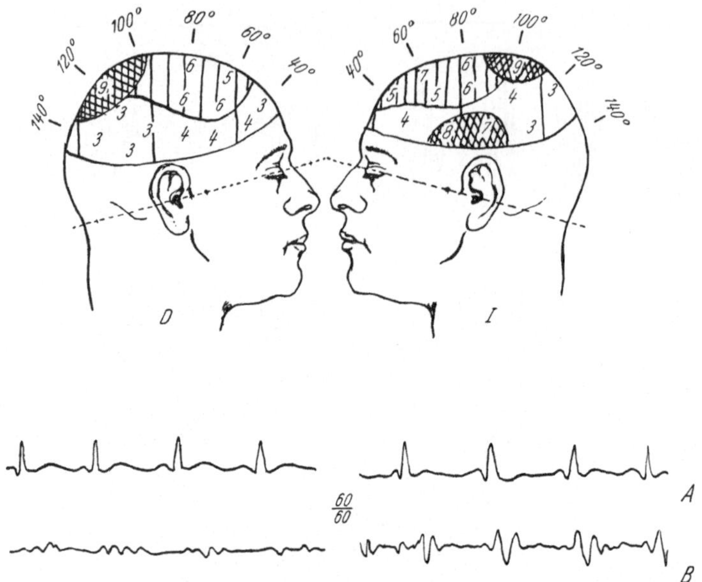

Abb. 5. Glioblastoma multiforme des linken Schläfenlappens. D = Rechte Seite. I = Linke Seite. Links sieht man eine Zone mit der doppelten Schwingungsintensität gegenüber rechts (7,8 anstatt 3,4). Hier befindet sich die Geschwulst. A = EKG. B = Langsame (mit Filter erzielte) Welle des PEG.

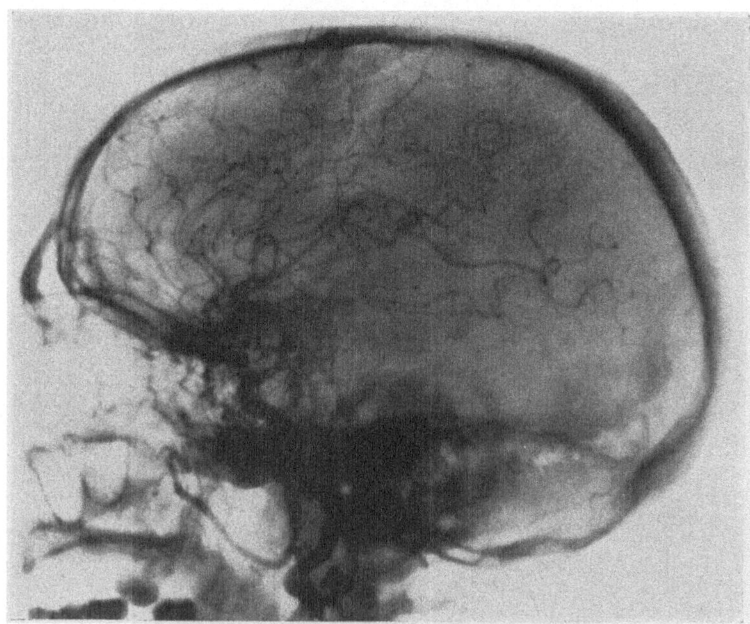

Abb. 6. Arteriographie des Falles der Abb. 5.

EEG: Kontinuierliche Theta- und Delta-Wellen über der linken Temporalregion. Keine Veränderung durch Hyperventilation.

Das Angiogramm der linken A. carotis zeigt ein Geflecht zahlreicher Eigengefäße mit aneurysmatischen Erweiterungen und arteriovenösen Anastomosen, die in den Sinus sigmoides einmünden.

PEG: Anstieg der Schwingungsintensität über der linken Temporalregion mit unregelmäßigen langsamen Wellen.

Beim Eingriff stößt man auf ein tief infiltrierendes multiformes Glioblastom des linken Temporallappens (Abb. 5 und 6).

Ergebnisse

Beim multiformen Glioblastom tritt das PEG in 70% der Fälle als eine Intensivierung der Schwingungen in einer umgrenzten Zone in Erscheinung, deren aktivster Punkt mit der parietalen Projektion des Tumors übereinstimmt. Über diesem Raum zeigen die Wellen folgende Besonderheiten, die sie von anderen Prozessen unterscheiden:

A. Die schnellen Töne sind aufgehoben oder außerordentlich abgeschwächt und in manchen Fällen durch eine langsame flache Welle ersetzt.

B. Die Töne setzten sich also aus langsameren Wellen zusammen als die normalen.

C. Die Wellen haben eine Neigung zu Unregelmäßigkeiten und sind aspektmäßig den polymorphen Wellen des EEG ähnlich.

D. Verstärkung der venösen A-Welle.

Unserer Meinung nach beruhen diese Besonderheiten vorwiegend auf der großen Anzahl Eigengefäße der multiformen Glioblastome. Die abnormale Gruppierung der Gefäße bewirkt eine Intensivierung der Wellen, wodurch eine Lokaldiagnose leicht wird.

Der Ersatz der schnellen Wellen durch langsame ließe sich durch das Vorherrschen starker Gefäße erklären, die meist von Mißbildungen wie lakunären Erweiterungen begleitet sind, welche ihrerseits die Ursache der Vielgestalt der Wellen wären. Wenn auch histologisch die verschiedensten Gefäßkaliber bei diesen Tumoren festzustellen sind, so zeigt die Angiographie doch, daß es sich meist um Gefäße größeren Durchmessers handelt im Vergleich zu den übrigen Gliomen und Meningiomen.

Es besteht eine sichtliche Verbindung zwischen dem Ansteigen der Töne und dem arteriographischen Bild. In den Fällen, bei denen die Diagnose sich auf eine größere Wellenintensität stützte, zeigte die Arteriographie ein tumorales Bild, dessen kontrastgefüllte Gefäße ihre Durchlässigkeit bewiesen. Wir haben nur 2 Fälle erlebt, bei denen die Angiographie negativ ausfiel, aber es ist gut möglich, daß das Tumorareal in Erscheinung getreten wäre, wenn man mit einem Seriographen gearbeitet hätte.

In 30% unserer Fälle bestand eine lokalisierende Abnahme der Geräusche, obwohl es sich nach dem anatomisch-pathologischen Befund um multiforme Glioblastome handelte. Bei allen diesen Fällen beobachtete man im Angiogramm eine gefäßarme Zone an der Stelle des Tumors. Auch bei mit sehr rasch arbeitenden Seriographen aufgenommenen Angiographien findet sich eine kleine Anzahl von Tumoren, in welchen keine abnorme Vascularisation nachzuweisen ist. Zum Teil kann dies damit erklärt werden, daß z. B. in der hinteren Hälfte des Temporal- oder Occipitallappens lokalisierte Gliome von Ästen der A. vertebralis gespeist werden, oder auch, daß das Lumen der histologisch nachweisbaren Gefäße verschlossen ist, und diese damit für die Blutzufuhr ausfallen.

Es kann aber auch sein, daß nur wenig eigentliches Tumorparenchym vorhanden ist, und der Rest der Geschwulst aus einer nekrotischen Zone oder aus einer mit Flüssigkeit gefüllten Cyste besteht.

Es liegt auf der Hand, daß das PEG bei letzteren Tumoren eine Abschwächung der Geräusche anzeigen wird, die keine Differentialdiagnose gegenüber den anderen Gliomen zuläßt.

Vergleichende Ergebnisse mit anderen Untersuchungsmethoden

Verglichen mit dem EEG zeigt sich die Palencephalographie bei der Lokaldiagnose multiformer Glioblastome weit überlegen. Bei unserer Versuchsreihe hatte das PEG ein 100%iges Ergebnis, während das EEG nur 33% erreichte. Daß dies so sein muß, ist verständlich, denn das EEG erfaßt ja gerade die durch Kompression oder Ödem im Metabolismus der Neuronen verursachten Änderungen, und da sich die schnell wachsenden infiltrierenden Tumoren mit einer weit ausgebreiteten Gehirnschwellung umgeben, sind die elektroencephalographischen Abwandlungen immer sehr allgemeiner Art.

Was den Vergleich mit der Angiographie betrifft, so steht sie mit einem 100%igen Ergebnis bei der Lokaldiagnose auf gleicher Stufe mit dem PEG.

Bei der Artdiagnose ist das EEG von geringem Wert. Dies trifft dagegen nicht für die Angiographie zu, die durch das den multiformen Glioblastomen charakteristische Gefäßbild mit seinen arteriovenösen Anastomosen und Aneurysmen eine Artdiagnose gestattet.

In unserer Beobachtungsreihe haben wir bei 50% der Fälle typische Gefäßabwandlungen gefunden. *Hemmingsson*[9] berichtet von 69%, *Wickbom*[10] von 41%, dagegen fand *Lorentz* in 45 Fällen nur 12, deren spezifische Veränderungen eine sichere Artdiagnose zuließen.

Grote stellte beim serienangiographischen Studium mit sehr schnellen Apparaten bei 30 Fällen von multiformen Glioblastomen fest, daß mit einer einfachen Arteriographie nur 50% der arteriovenösen Fisteln zum Vorschein kamen, während mit seinem Verfahren alle arteriovenösen Anastomosen sichtbar wurden. Aber die arteriovenösen Anastomosen sind nicht ausschließlich Bestandteil der multiformen Glioblastome sondern finden sich auch bei anderen Gliomen, Angiomen oder Sarkomen.

Andere Autoren wie *Zülch* glauben nicht an eine Beziehung zwischen der vasculären Struktur der Tumoren und den Grad ihrer Malignität.

Unserer Meinung nach kann man mit Hilfe des PEG in 58% eine ausreichend sichere Diagnose stellen. Bei den 13 von uns beobachteten Fällen wiesen 7 das charakteristische Gefäßbild der multiformen Glioblastome auf.

Palencephalographische Differentialdiagnose mit anderen Prozessen

Wenn ein Ansteigen der Schwingungsintensität vorliegt, ist es leicht, die multiformen Glioblastome von anderen pathologischen Veränderungen zu unterscheiden, bei denen ein Absinken der Intensität eintritt wie z. B. Embolie, Cysten, Arachnitis cystica, Abszesse, Hämatome, usw.

Auch bei Meningiomen kommt es zu einer Intensivierung der Schwingungen, aber hier herrschen schnelle Wellen des ersten Geräusches vor, sowie eine Verschmelzung des ersten und zweiten Tons, so daß ein klarer Unterschied zu den multiformen Glioblastomen besteht.

Die Arteriosclerose ruft eine allgemeine Intensivierung hervor, aber manchmal zeichnen die Isopallien sehr unregelmäßige Linien auf und zeigen an bestimmten Stellen ein lokalisiertes Anschwellen der Schwingungen an, die immer mit dem Bereich einer Cortexatrophie zusammenfallen. Da auch hier der erste Teil der schnellen Welle des ersten Geräusches aufgehoben ist, gleicht die Aufzeichnung der eines multiformen Glioblastoms. Trotzdem ist eine Abweichung sichtbar, denn bei Arteriosclerose sind die Wellen langsamer und gleichmäßiger.

Wenn aber eine lokalisierte Abnahme der Schwingungen vorhanden ist, weil z. B. das Parenchym des Tumors sehr reduziert ist und der Rest aus einer nekrotischen Masse oder cystischen Ansammlungen besteht, so gleicht das PEG dem der restlichen Gliomarten. Obwohl dann zwar eine sichere Lokaldiagnose möglich ist, kann doch keine Artdiagnose gestellt werden.

Zusammenfassung

Die Palencephalographie ermöglicht eine Registrierung und Messung der kreislaufbedingten mechanischen Schwingungen des Schädels. Bei den multiformen Glioblastomen zeigt das Palencephalogramm in 70% der Fälle eine Zunahme derartiger Schwingungen, vor allem in dem Schädelbereich über dem Tumor. Dabei verschwinden die schnellsten Frequenzen, und an deren Stelle treten in vielen Fällen langsame flache Wellen. Somit zeichnen sich bei Glioblastomen die mechanischen Schwingungen durch einen gegenüber dem Normalen langsameren und unregelmäßigeren Rhythmus aus.

Summary

By means of Palencephalography the mechanical oscillations of the skull which arise from the pulsation of the blood can be recorded and their size can be measured. The frequency is usually less than 15 Hertz. In 70% of the cases with Glioblastoma multiforme the Palencephalogram shows an increased amplitude of the recorded oscillations usually in the field of projection of the adjoining skull. The faster frequencies were abolished and in some cases they are replaced by slower flatter waves, so that the mechanical oscillations of Glioblastomas combined slower frequencies with those of the normal brain. Also the waves were irregular in these pathological cases.

Résumé

La palencéphalographie permet d'enregistrer les vibrations mécaniques du crâne dues à la circulation sanguine, et de mesurer leur intensité. — Les fréquences sont pour la plupart inférieures à 15 Hertz. Dans le glioblastome multiforme, le palencéphalogramme montre dans 70% des cas une augmentation de l'intensité des vibrations enregistrées, surtout dans le territoire de projection sur le crâne. Les fréquences plus élevées sont supprimées, et dans de nombreux cas remplacées par une onde plate plus lente, de sorte que les vibrations mécaniques dans les glioblastomes s'associent en fréquences plus lentes que dans le cerveau normal. Les ondes sont aussi plus irrégulières.

Riassunto

La palencefalografia permette di registrare e misurare le oscillazioni cefaliche di origine vascolare.

Nel 70% dei casi di glioblastomi multiformi il palencefalogramma mostra un aumento di tali oscillazioni, sopratutto nella zona cefalica corrispondente al tumore. Si verifica anche la scomparsa delle oscillazioni più rapide, mentre subentrano in molti casi delle onde lente e pianeggianti. Nei glioblastomi quindi le oscillazioni meccaniche appaiono più lente di quelle normali e con un ritmo meno regolare.

Resumen

La Palencefalografia (PEG) consiste en el registro y la medida de las vibraciones que se producen en la cavidad craneal. Tales vibraciones son producidas por alteraciones mecánicas debidas a la circulación de la sangre. De ellas podemos distinguir dos tipos: las producidas por frotamientos de la sangre, ya sea en su régimen laminar o turbulento y siempre en función de su velocidad con una frecuencia relativamente rápida (30 c/s) y aquellas que son debidas a fenómenos de tipo oscilante amortiguado del pulso arterial (6 c/s).

En el palencefalograma de los pacientes con glioblastoma de los hemisferios aparece en un 70% de los casos un aumento de la intensidad de estas vibraciones localizadas principalmente en la zona de proyección des tumor sobre la superficie craneal. En el 30% restante existe una disminución por lo que la localización es fácil en ambos supuestos. En el registro del primer grupo existe un aumento de intensidad de las dos clases de ondas durante todo el sístole lo cual da una forma irregular a su registro. Hay una clara relación entre éste y la vascularización del tumor ya que casi todos estos pacientes tenian una arterografia con una imagen tumoral muy rica en vasos y fistulas arteriovenosas. En cambio, en el grupo de enfermos con una disminución en la intensidad de las vibraciones la imagen arteriográfica era avascular. Ello permite que solo en un 70% de casos se pueda diagnosticar la índole del tumor.

Literatur

1. *Bekesy, V. G.*, Über die Hörschwelle und Fühlgrenze langsamer sinusförmiger Luftdruckschwankungen. Ann. Physik. *26* (1936), 554. — 2. *Barcia-Goyanes, J. J.*, *W. Calvo* und *J. L. Barcia-Salorio*, Un nuevo método de exploración del encéfalo: la palencefalografia. Rev. españ. oto-neuro-oftalm. *31* (1956), 83—84. — 3. *Bailey, P.*, Intracranial Tumors. 2 ed. Ch. Thomas, 1933. — 4. *Zülch, K. J.*, in: Handbuch der Neurochirurgie, herausgegeben von *Olivecrona* und *Tönnis*, III. Band. J. Springer, 1956. — 5. *Calvo, W.*, Angiotectónica de los Tumores Encefalomedulares. Tesis Doctoral, Madrid, 1950. — 6. *Almeida Lima, P.*, Cerebral Angiography. Oxford U. P., London, 1950. — 7. *Tönnis, W.*, Artdiagnose der Hirngeschwülste durch Arteriographie. 61. Wanderverslg. Südwestdtsch. Neur. u. Psych., Baden-Baden, 1937. — 8. *Milletti, M.*, Die Differentialdiagnose der Gehirngeschwülste durch die Arteriographie. Acta neurochir., Wien, Suppl. I. (1950). — 9. *Hemmingson, H.*, Arteriographic diagnosis of malignant glioma. Acta radiol., Stockholm, *20* (1939), 499—519. — 10. *Wickbom, I.*, Angiographic determination of tumour pathology. Acta radiol., Stockholm, *40* (1953), 529—546. — 11. *Lorenz, R.*, Differentialdiagnose der arteriographisch darstellbaren intrakraniellen Geschwülste: Glioblastom. Meningeom, Sarkom. Zbl. Neurochir. *5* (1940), 30—60.

Aus dem Forschungslabor der Neurochirurgischen Klinik des Hufeland-Krankenhauses, Berlin-Buch (Chefarzt: Dr. *Weickmann*)

Operative Leitfähigkeitsbestimmungen des Hirngewebes zur Ortsdiagnostik raumfordernder Prozesse

Von

H. J. Steinke und W. Buchholz

Mit 6 Textabbildungen

Während Leitfähigkeitsbestimmungen in homogenen Flüssigkeiten seit Jahrzehnten zu den Routinemethoden der Technik und chemischen Maßanalyse zählen [3, 6, 10, 11, 12, 18, 23], ergeben sich bei der Ermittlung der Leitfähigkeit biologischer Gewebe eine Anzahl versuchstechnischer Probleme, besonders dann, wenn die Messungen gewebsschonend unter physiologischen Bedingungen und in vivo durchgeführt werden sollen:

1. *Das zu messende Substrat* (Gewebe) ist keine homogene Lösung freier Elektrolyte, sondern kann bedingt als Suspension von Zellen in einer mehr oder weniger eiweißreichen Elektrolytlösung aufgefaßt werden. Die Widerstände und Kapazitäten der Zellmembranen stellen für den niederfrequenten Strom der üblichen Leitfähigkeitsmessungen nach *Kohlrausch* [10] ein nahezu unüberwindliches Hindernis dar, so daß die leitenden Anteile des Zellinneren kaum miterfaßt werden [7, 8, 9].

Biologische Trennung der Gewebsanteile, Messung in wässerigen Gewebsextrakten, chemische oder physikalische Zerstörung der Zellmembranen oder zusätzliche Messungen im Hochfrequenzbereich sind zur exakten Bestimmung der biologisch-elektrischen Leiteigenschaften erforderlich.

2. *Die in der Technik üblichen Elektroden* (planparallele, in bestimmtem Abstand gegenüberstehende oberflächenbehandelte Platten) eignen sich unter Umständen noch für den Tierversuch; für das lebende menschliche Hirngewebe kommen dagegen nur gewebsschonende Elektroden in Sondenform in Frage.

3. Unter diesen Bedingungen ist die *Eichung* der Anlage, besonders aber *der Meßsonden*, problematisch, da die angewendeten Elektrolyt-Eichlösungen hinsichtlich Homogenität, freier Ionenbeweglichkeit und Benetzbarkeit der sehr kleinen Elektrodenoberfläche nicht ohne weiteres mit dem Gewebe verglichen werden können.

Leitfähigkeitsbestimmungen an tierischen Organen wurden von mehreren Untersuchern durchgeführt (Literatur und Ergebnisse siehe unter [21]), über die Hirngewebsleitfähigkeit berichten *Crile, Hosmer* und *Rowland* [2] für das Kaninchen, *Fomin* und *Strahesko* [4] nach Messungen wässeriger Hirnextrakte des Hundes und *Gangler* [5] nach Versuchen am freiliegenden, in situ befindlichen Hundehirn.

Für die *Hirntumordiagnostik* am freiliegenden Menschenhirn wurde die Leitfähigkeitsmessung erstmalig von *Meyer* [15, 16] und *Schlüter* [22] 1921 als modifiziertes *Kohlrausch*-Verfahren unter Verwendung einer Meßsonde angegeben. Am Normal-Kleinhirn ermittelten die Verfasser zirka 660 Ohm gegenüber 260 Ohm innerhalb eines Kleinhirnbrückenwinkeltumors. Weitere Untersuchungen in der gleichen Weise wurden von *Lihotzky* [13] und *Pauli* und *von Redwitz* [19] mitgeteilt, während wenige Jahre später von *Bohnenkamp* und *Schmäh* [1] eine Methode zur Tumordiagnostik am uneröffneten Schädel angegeben wurde. Nach einer Pause von etwa 25 Jahren wurden diese seinerzeit zeitraubenden und technisch noch unvollkommenen Messungen erst im Jahre 1953 von *Merrem* und *Niebeling* [14] wieder aufgegriffen und unter Nutzung wesentlich besserer technischer Voraussetzungen [17] zur operativen Tumordiagnostik auch heute noch angewendet. Für das normale Großhirn fanden diese Autoren etwa 1000 Ohm, für gliomatöse Tumoren Werte um 200 Ohm, während Meningeome generell mehr als 1000 Ohm zeigten.

Diese Ergebnisse veranlaßten uns, seit 1956 ebenfalls operative Leitfähigkeitsmessungen mit einer eigenen neukonstruierten Apparatur routinemäßig durchzuführen, darüber hinaus aber das Verfahren bezüglich der *Ortsabgrenzung* raumfordernder Prozesse zu *verbessern*, die vorhandenen *Fehlergrenzen einzuengen* und die Möglichkeit einer *grob-orientierenden Artdiagnostik* auf Leitfähigkeitsbasis in Erwägung zu ziehen.

Der wesentlichste Vorteil der Methode für den Operationsverlauf liegt in der raschen Auffindung und Größenabgrenzung tiefliegender, nicht zur Oberfläche gelangender raumfordernder Prozesse; darüber hinaus ergeben sich eine Anzahl wissenschaftlicher Fragestellungen (Hirnödem-Hirnschwellung, Durchblutungs- und Stoffwechselfragen [vgl. auch [20]], artdiagnostische Differenzierungen), die unter diesem Aspekt untersuchungswürdig sind.

Technik und Methodik

Zur Meßeinrichtung gehören Gerät und Meßsonde (Abb. 1). Das *Gerät* besteht aus folgenden Baueinheiten:

1. Stabilisiertes Netzteil	4. Meßverstärker
2. 1000-Hz-Generator	5. Gleichrichter
3. Wheatstone-Meßbrücke	6. Anzeigeinstrument

Gemessen wird mit einer 1000-Hz-Spannung von 0,1 Volt die zwischen Sondenspitze und Meßring herrschende Hirngewebsleitfähigkeit bzw. ihr reziproker Wert, der Widerstand bei 1000 Hz. Reizeffekte treten bei dieser Spannung und Frequenz nicht auf. Die Meßspannung wird in einem rückgekoppelten Generator erzeugt und zur Erzielung einer möglichst großen Belastungsunabhängigkeit über ein Leistungsverstärkerrohr der Brücke zugeleitet. Diese besteht aus drei Festwiderständen, den vierten, variablen Widerstand bildet das zu messende Hirngewebe. Der durch Verstimmung der Brücke in Abhängigkeit vom Meßwert entstehende Brückenstrom wird durch Koppelglieder einstufig verstärkt und in der darauffolgenden Gleich-

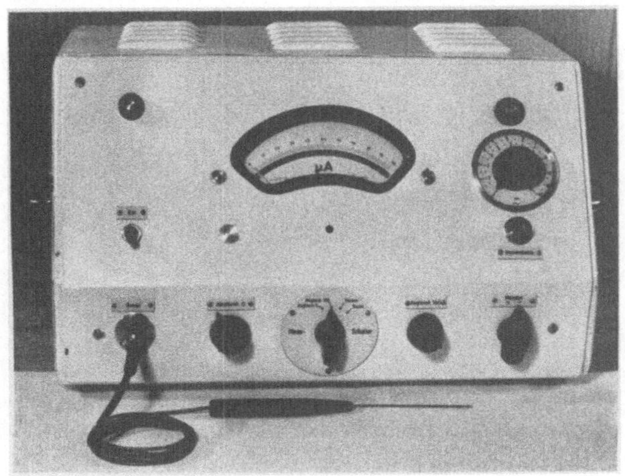

Abb. 1. Meßgerät mit angeschlossener Sonde. Durch Umschaltung der Sonde am Meßschalter des Gerätes kann die Sondenspitze auch als monopolare Reizelektrode benutzt werden.

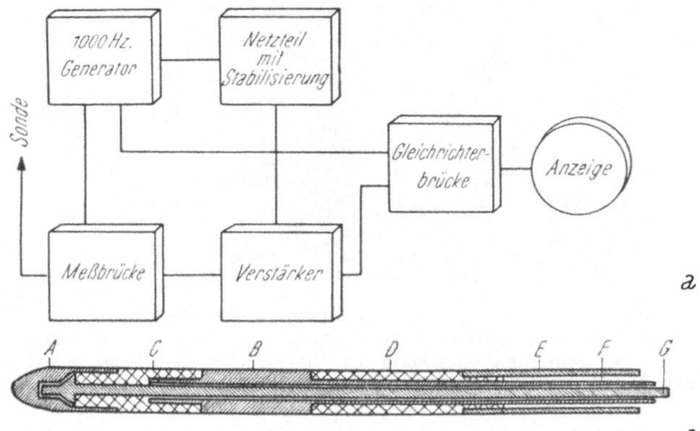

Abb. 2. a Blockschaltbild des Gerätes. b Sondenvorteil, stark vergrößert, schematisch im Längsschnitt. A Platinspitze; B Platin-Meßring; C und D Hartgummi-Zwischenstücke; E Sondenschaft (Kanülenrohr); F Zuleitung zum Meßring (B); G Zuleitung zur Sondenspitze (A).

richterbrücke gleichgerichtet. Um eine geradlinige Gleichrichtung bis zum Nullpunkt zu gewinnen, ist die Gleichrichterbrücke phasenrichtig mit einer aus dem Generator entnommenen Wechselspannung vorgespannt. Die Anzeige erfolgt sofort nach Einstich der Sonde an einem Galvanometer in Skalenteilen, die an Hand einer Eichkurve in Ohm abgelesen werden können (Blockschaltbild, Abb. 2 a).

Die *Meßsonde* (Abb. 2 b) hat eine Länge von 8 cm bei einer Stärke von 1,5 mm und trägt an ihrem vorderen Ende zwei gegeneinander isolierte, platinierte Platinmeßstellen in Form der Sondenspitze (A) und eines 3 mm dahinter gelegenen Ringes (B). Durch Zentimetermarken am Sondenschaft ist die Einstichtiefe ablesbar.

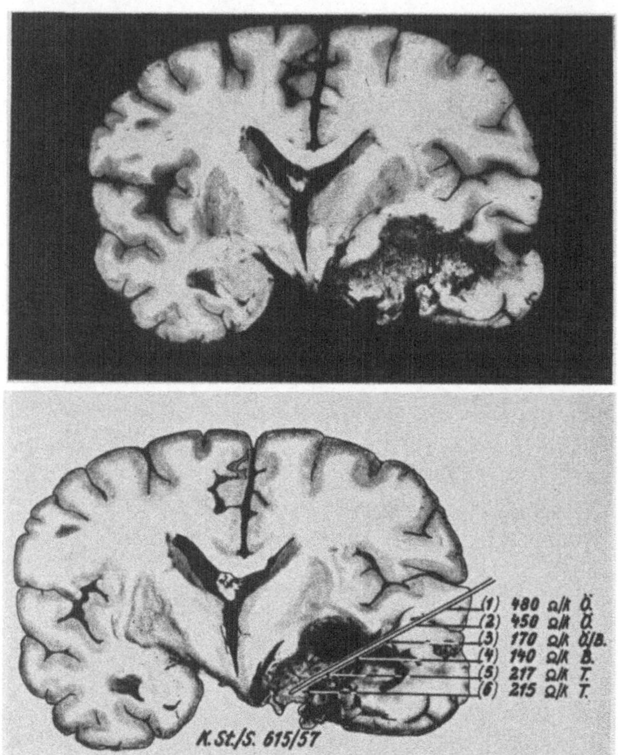

Abb. 3 a und b. Patient K. St. Glioblastom des linken Schläfenlappens. Oben (Abb. 3 a): Sektionspräparat, Schnitt in der Meßebene. Unten (Abb. 3 b): Zeichnung des Schnittes mit Angabe der operativ gewonnenen Meßwerte in den Tiefen 1 bis 6 cm. Ö = Ödemwert, Ö/B = Übergangswert, Ödem-Blutungshöhle, B = Blutungshöhle, T = Tumorwert (Glioblastom).

Die *Eichung* der Sonden erfolgt vor jeder Messung in n/10, n/50 und n/100 KCl-Lösung; die hierbei für jede Sonde ermittelte spezifische Konstante (entsprechend der Widerstandskapazität nach *Kohlrausch*) muß zur Angabe der korrigierten 1000-Hz-Ohm-Werte (Ohm/k) berücksichtigt werden, da anderenfalls die Messungen untereinander und mit verschiedenen Sonden nicht vergleichbar sind und somit erhebliche Streuungen der Werte entstehen.

Die Messungen werden nach Duraeröffnung steril durchgeführt, die Meßwerte (Skalenteile) können sofort vom Operateur am Gerät abgelesen werden.

Ergebnisse

1. *Den Normalbereich* für das *Großhirn* konnten wir auf 520 bis 570 Ohm, den des *Kleinhirns* auf 650 bis 700 Ohm einengen. Die Rinde zeigt infolge ihrer gegenüber dem Mark größeren Stoffwechselaktivität eine bessere Leitfähigkeit, d. h. niederen Widerstand (zirka 450 Ohm). Die Leitfähigkeit des Marks ist zu 95% von Mineralien abhängig, bei der Rinde können etwa 25% zu Lasten anderer Stoffe gerechnet werden.

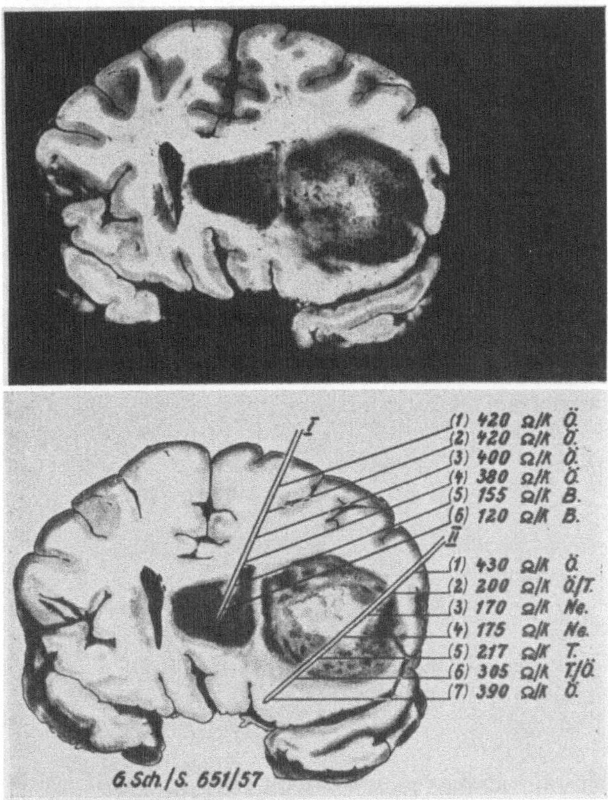

Abb. 4 a und b. Patient G. Sch. Glioblastom fast der gesamten linken Hemisphäre, zentrale blutige Erweichung. Der Tumor wurde intra operationem von 2 Stellen der Konvexität aus gemessen und in seiner Ausdehnung festgelegt. Abkürzungen wie in Abb. 3. Ne. = Nekrosenwerte.

2. *Bei Ödemen des Groß- und Kleinhirns* ist der Widerstand gegenüber dem Normalhirn deutlich erniedrigt (bessere Leitfähigkeit).

3. *Fast sämtliche Tumoren* — ausgenommen fibrilläre Meningeome ohne bzw. mit geringen regressiven Veränderungen — liegen auf Grund ihres größeren Elektrolyt- und Wassergehaltes deutlich unter den Normalwerten, etwa in der Größenordnung von 200 bis 300 Ohm. Je stärker der Regressivitätsgrad des Tumors, desto bessere Leitfähigkeit, da nun

infolge partieller Membranauflösung ein Teil der Zellinnenelektrolyte miterfaßt wird.

4. *Bei Cysten, Abszessen, Nekrosen und Erweichungsherden* beträgt
der Widerstand 100 bis 150 Ohm, im *Liquor* in Abhängigkeit vom Elek-
trolyt- und Eiweißgehalt 60 bis 80 Ohm.

In drei Fällen — zwei Glioblastomen und einem parasagittalen
Meningeom — die gemessen, aber nur entlastungstrepaniert wurden, bestätigte der Sektionsbefund im Schnitt der Meßebene eindeutig die gefundenen Werte und zeigte uns gleichzeitig damit die *Zuverlässigkeit der
Ortsabgrenzung* (Abb. 3, 4, 5), die bei den einzelnen Tumorarten unterschiedlich ist (Tab. 1).

Tabelle 1. *Sicherheit der Ortsdiagnostik bei den verschiedenen Tumorarten unter
Berücksichtigung des Vorhandenseins von Begleitödemen und regressiven Veränderungen*

Leitfähigkeits-Ortsdiagnostik			
Sicher bei:			
1. Meningeomen (fibrillär)	ohne r. V.	mit/ohne Ö.	A
2. Meningeomen (endoth., vasc.)	mit r. V.	ohne Ö.	
3. Gliomatösen Tumoren			
4. Glioblastomen und Metastasen		mit/ohne Ö.	A
5. Cystischen Tumoren, Cysten, Abszessen, Erweichungsherden und Blutungen			A
Unsicher bei:			
1. Meningeomen (endoth., vasc.)	mit r. V.	mit Ö.	
2. Gliomatösen Tumoren		mit Ö.	
3. Tumorgrößen kleiner als 10 mm Durchmesser			

A.: Artdiagnostik gegenüber anderen Gruppen möglich.
r. V.: Stärkere regressive Veränderungen.
Ö.: Starkes Begleitödem.

Eine graphisch-statistische Auswertung unserer Messungen an 25 Nor-
mal- und 75 Tumorhirnen zeigt die Abb. 6 a:

Abb. 5 a und b. Patient I. G. Rechts-parasagittales Meningeom mit zentraler Nekrose und
Blutung. Bezeichnungen wie in Abb. 3 und 4. Die Werte in 3 und 4 cm Tiefe sprachen deutlich für das Vorliegen eines Meningeoms, in 5 und 6 cm Tiefe wurden jedoch die lokal be-
grenzten regressiven Bezirke erfaßt, die nach diesen Meßwerten — allein betrachtet — auch
für einen gliomatösen Tumor bzw. Glioblastom sprechen können.

Abb. 6. a Auswertung der Meßwerte an 75 operativen Tumormessungen und 25 normalen Groß-
und Kleinhirnen. (Siehe Text.) Links neben der Ordinate die spezifischen Leitfähigkeiten der
verwendeten Eichlösungen. o. r. V. = Tumore ohne regressive Veränderungen, m. r. V. = Tumore mit stärkeren regressiven Veränderungen. b/I Fortlaufende Registrierung der *Widerstandszunahme* nach Setzen eines Clips (♥) an der gleichseitigen A. carotis interna. b/II
Fortlaufende Registrierung der *Widerstandsabnahme* während des Entstehens eines intraoperativen Hirnödems.

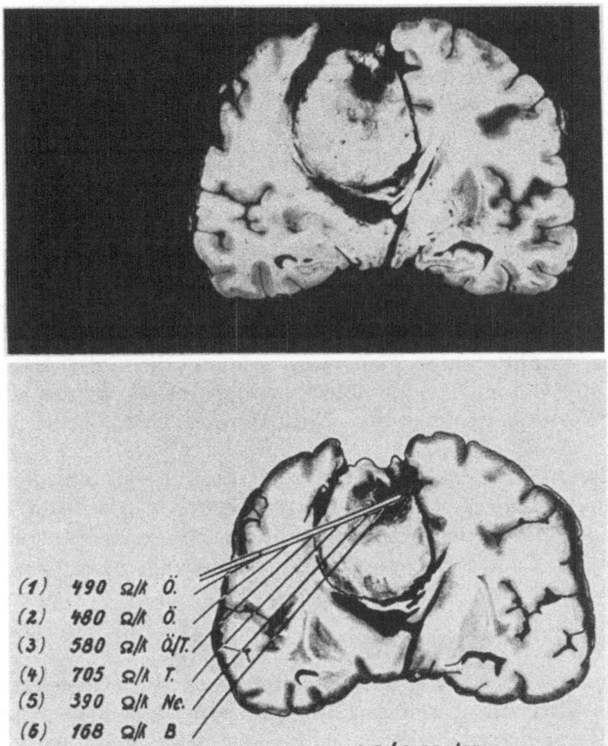

Abb. 5

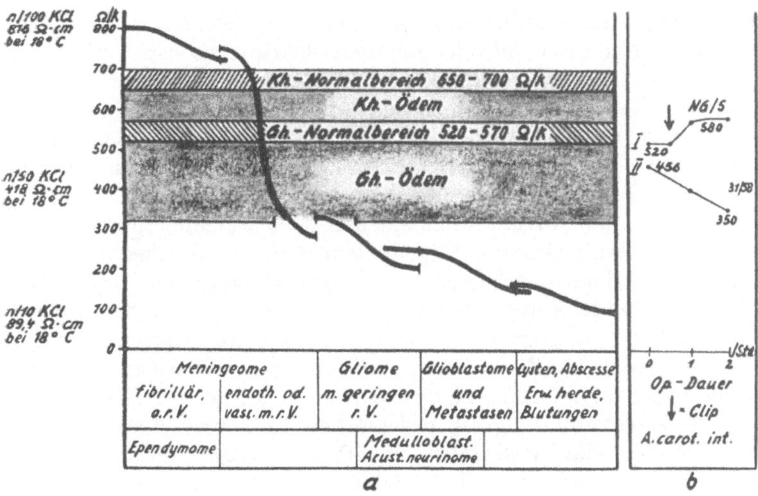

Meningeome		Gliome	Glioblastome	Cysten, Abscesse
fibrillär, o.r.V.	endoth. od. vasc. m.r.V.	m. geringen r.V.	und Metastasen	Erw. herde, Blutungen
Ependymome		Medulloblast. Acust. neurinome		

Abb. 6.

Die schraffierten Zonen stellen die *Normalbereiche für Groß- und Kleinhirn* dar, die grauen Bänder den jeweils möglichen *Ödemzuwachs*. Die Aufgliederung der Meßbereiche nach Tumorgruppen entspricht der jeweils gefundenen Häufigkeit eines Meßbereiches für die entsprechende Tumorgruppe.

Artdiagnostisch deutlich zu erkennen sind nach unseren bisherigen Erfahrungen die *fibrillär gebauten Meningeome* mit geringen regressiven Veränderungen, deren Widerstand über dem des Normalhirns liegt, ferner die *Glioblastome* und mit größter Sicherheit *Cysten, Abszesse, Blutungen, Erweichungsherde und Nekrosen.* Überschneidungen gibt es in der Gruppe der gliomatösen Tumoren, die je nach ihrem Regressivitätsgrad mehr dem einen oder dem anderen Bereich zugeordnet werden müssen. Starke Begleitödeme in unmittelbarer Tumornähe können die Ortsabgrenzung sehr erschweren. Bei einem Teil der Meningeome verhält es sich ähnlich, da hierbei die Werte gegenüber dem Normal- und Ödembereich sehr different sind.

In orientierenden Untersuchungen registrierten wir fortlaufend einmal die *Widerstandsabnahme* (Leitfähigkeitszunahme) während des Entstehens eines intraoperativen Ödems, zum anderen die Widerstandszunahme (Leitfähigkeitsabnahme) nach Setzen eines Clips an der gleichseitigen A. carotis interna (Abb. 6 b/I und II).

Diskussion der Ergebnisse

In den Punkten 1 bis 3 wurde einleitend auf die Schwierigkeiten hingewiesen, die sich der Ermittlung exakter, reproduzierbarer, spezifischer, biologischer Gewebsleitfähigkeiten entgegenstellen, wenn die Messungen am lebenden Patienten erfolgen sollen. Unsere Methodik stellt noch keineswegs eine technisch vollendete Lösung dar, sie wird in der Folgezeit auf Doppelmessungen im 1000-Hz- und Hochfrequenzbereich in Verbindung mit biochemischen Untersuchungen erweitert werden müssen, um genauere Aussagen über die elektrolytisch-elektrostatischen Verhältnisse des normalen und tumorösen Hirngewebes machen zu können. Durch eine nahezu geradlinige Verstärkung und Meßgleichrichtung, in erster Linie jedoch infolge Oberflächenbehandlung und Eichung der Sonden mit Ermittlung einer für jede Sonde spezifischen Konstante gelang es uns, mit jeder verwendeten Sonde reproduzier- und vergleichbare Werte zu erhalten, somit eine Anzahl Fehlerquellen auszuschalten und die aus den vorliegenden vergleichbaren Mitteilungen [14, 17] ersichtlichen Schwankungsbreiten der Meßwerte erheblich einzuengen. Unter Annahme einer wahrscheinlichen Sondenkonstante von 2 bis 2,5 lassen sich die von *Merrem* und *Niebeling* [17] angegebenen höheren Ohmwerte reduzieren und liegen dann etwa in der Größenordnung unserer und der von *Crile, Hosmer* und *Rowland* [2] mit technischen Plattenelektroden gefundenen Werte.

Der Frequenzabhängigkeit biologischer Leitwerte Rechnung tragend, bezeichnen wir die Meßzahlen als 1000-Hz-Werte; erfaßt werden mit dieser Frequenz vermutlich bei intaktem Gewebe nur die extrazellulären Stromträger, so daß wir unserer Auffassung nach nicht berechtigt sind, von einer spezifischen 1000-Hz-Leitfähigkeit (bzw. Widerstand) des Gesamtgewebes zu sprechen. Dagegen zeigten Untersuchungen am Leichenhirn und exstirpierten Tumorteilen, die vergleichend mit technischen Plattenelektroden und unserer Sonde durchgeführt wurden, bei Berücksichtigung der für beide Elektroden verschiedenen spezifischen Konstanten relativ gute Übereinstimmung der Werte, so daß unsere Bedenken hinsichtlich schlechter Gewebsanlage und Benetzung der kleinen Elektrodenoberflächen der Sonde untergeordnete Bedeutung erlangten.

Zusammenfassung

Es wird über operative 1000-Hz-Leitfähigkeitsmessungen am freiliegenden Hirn zur Ortsdiagnostik raumfordernder Prozesse berichtet, wobei einleitend auf die Problematik und die besonderen Versuchsbedingungen der Methodik hingewiesen wird. Nach der technischen Beschreibung der Anlage und deren Eichung wird die Möglichkeit und Sicherheit der Tumor-Ortsdiagnostik an Hand der operativ gewonnenen Meßwerte in drei Fällen vergleichend mit den nachträglich gewonnenen Sektionspräparaten im Schnitt der Meßebene dargestellt. Eine orientierende Artdiagnostik auf Leitfähigkeitsbasis kann nach einer bisherigen Übersicht über 75 gemessene Tumorfälle diskutiert werden. Für definitive Aussagen in dieser Hinsicht sind jedoch zusätzliche Hochfrequenzmessungen in Verbindung mit biochemischen Untersuchungen erforderlich. Die 1000-Hz-Leitfähigkeitsmessung in der von uns geschilderten Weise kann somit vorerst lediglich als recht zuverlässige ortsdiagnostische Methode zur raschen Auffindung und Größenabgrenzung tiefliegender raumfordernder Prozesse bezeichnet werden.

Summary

Results of the determination of conduction of 1000 c/s in brain tissues exposed during operation are presented, discussing first the problems and experimental conditions inherent to such a method. After the description of the apparatus and its calibration the effectiveness of the method is shown on localizing data obtained, as compared to the post mortem specimen. Based on data obtained in 75 cases the etiologic diagnosis can be discussed evaluating the particularities of conduction, but other data concerning high frequencies and biochemistry have to be obtained, before definite statements can be made. As far as today the method can be considered a rather exact one for the determination of site and size of a brain tumor.

Résumé

Communication sur la mesure de conductibilité pour les courants de 1000 Hz exécutée sur le cerveau exposé dans le but de localiser un processus expensif.

L'auteur, en guise d'introduction, attire l'attention sur les problèmes et les conditions expérimentales de la méthode. Ensuite il décrit la technique et l'étalonnage de l'appareillage. Il discute les possibilités et la sûreté du diagnostic topographique de la tumeur en comparant pour 3 cas les mesures obtenues avec les pièces de section, prélevées ultérieurement dans le plan de la mesure. A l'occasion de 75 cas mesurés, on peut discuter la possibilité d'un diagnostic de nature tumorale basé sur la conductibilité. Pour tirer des conclusions définitives en ce sens il faut pourtant encore effectuer des mensurations de haute fréquence complémentaires, en même temps que des recherches biochimiques.

Pour le moment la mensuration décrite de conductibilité pour 1000 Hz ne présente pas encore une méthode tout à fait sûre pour le diagnostic de la topographie et de l'étendue des processus expensifs profonds.

Riassunto

Sono riferite delle misurazioni della conducibilità elettrica del tessuto cerebrale, a cervello scoperto, e, dopo aver accennato ai metodi di ricerca, si indaga sulla loro importanza per la diagnosi di sede di processi endocranici occupanti spazio.

Vengono paragonati i dati ottenuti in 3 casi di neoplasma cerebrale con quelli successivamente osservati su sezioni del cervello in quelle determinate sedi. Un diagnosi di orientamento basata sulla conducibilità elettrica è stata finora tentata, a giudicare dalla letteratura, in 75 casi di tumore cerebrale. Per un giudizio definitivo sono tuttavia necessarie delle misurazioni con correnti ad alta frequenza. La misura della conducibilità secondo il metodo degli AA. sembra un metodo adatto alla rapida ricerca di processi profondi occupanti spazio.

Resumen

Se comunican los resultados de la medición de la conducción de oscilaciones de 1000 Hz en tejido cerebral expuesto durante operaciones, refiriéndose primero a los problemas y las condiciones experimentales especiales inherentes a este metodo. Despues de la descripción del aparato y de su calibración, se demuestra la efectividad del metodo de localización en tres casos, comparando los resultados de la medición con el estudio de la pieza de autopsia. En base a los estudios efectuados en 75 casos se puede discutir acerca del diagnostico etiologico de los tumores a través de sus facultades de conducción, pero hace falta efectuar mediciones suplementarias de altas frecuencias en conjunto a estudios bioquímicos. El metodo de medición de conducción de 1000 Hz hasta ahora puede ser considerado un metodo relativamente seguro de localizacion de tumores profundos encefalicos.

Literatur

1. *Bohnenkamp, H.*, und *J. Schmäh*, Über den Nachweis von Hirntumoren durch elektrische Widerstandsbestimmung. Verh. Ges. Dtsch. Nervenärzte *19* (1929), 309—312. — 2. *Crile, G. W., H. Hosmer* und *A. F. Rowland*, The Electrical Conductivity of Animal Tissues Under Normal and Pathological Conditions. J. Physiol. *60* (1922), 59—106. — 3. *Dobenecker, O.*, Leitfähigkeitsmessung von Flüssigkeiten. Praktische Anwendungen. Arch. techn. Mess. V (3. Mai 1937), 3514. — 4. *Fomin, S. W.*, und *D. N. Strashesko*, Physikalisch-chemische Eigenschaften des Nervengewebes, II. Mitteilung: Über die Ursache der elektrischen Leitfähigkeit, die Viskosität und die pH des Nervengewebes. Ukrain. biochem. Z. *9* (1936), 897—915. — 5. *Gangler, J.*, Experimentelle Untersuchungen über den elektrischen Widerstand der Hirnsubstanz bei Commotio und Compressio cerebri. Dtsch. Zschr. Chir. *249* (1938), 508—528. — 6. *Geyger, W.*, Leitfähigkeitsmessung von Flüssigkeiten. Arch. techn. Mess. V (1. Juni 1933), 3514. — 7. *Höber, R.*, Eine Methode, die elektrische Leitfähigkeit im Inneren von Zellen zu messen. Pflügers Arch. Physiol. *133* (1910), 237—253. — 8. *Höber, R.*, Ein zweites Verfahren, die Leitfähigkeit im Inneren von Zellen zu messen. Pflügers Arch. Physiol. *148* (1912), 189—221. — 9. *Höber, R.*, Physikalische Chemie der Zelle. 476—494. Leipzig, 1926. — 10. *Kohlrausch, F.*, und *L. Holborn*, Lehrbuch der praktischen Physik. 60—71. Leipzig, 1916. — 11. *Krönert, J.*, Wechselstrombrücken, Meßbrücken zur Bestim-

mung der Leitfähigkeit von Flüssigkeiten. Arch. techn. Mess. *J* (9. Februar 1933), 921. — 12. *LeBlanc, M.,* Lehrbuch der Elektrochemie. 84—101. Leipzig, 1925. — 13. *Lihotzky,* Weitere Erfahrungen mit der Hirnrheometrie nach A. W. Meyer. Zbl. Chir. *53* (1926), 452—458. — 14. *Merrem, G.,* und *H. G. Niebeling,* Ergebnisse der Hirnwiderstandsmessung. Zbl. Neurochir. *13* (1953), 193—206. — 15. *Meyer, A. W.,* Methode zum Auffinden von Hirntumoren bei der Trepanation durch elektrische Widerstandsmessung. Zbl. Chir. *48* (1921), 1824. — 16. *Meyer, A. W.,* Neuer Hirnrheometrieapparat (Methode zum Auffinden von Hirntumoren). Arch. klin. Chir., Berlin, *148* (1927), 252. — 17. *Niebeling, H. G.,* und *W. Thieme,* Technik der Hirngewebswiderstandsmessung. Zbl. Neurochir. *13* (1953), 206—211. — 18. *Ostwald, W.,* und *R. Luther,* Physiko-chemische Messungen: Leitfähigkeit der Elektrolyte. 460—495. Leipzig, 1910. — 19. *Pauli, W. E.,* und *E. v. Redwitz,* Bemerkungen zur Konstruktion und Verwendung der Meyer-Schlüterschen Sonde. Dtsch. Zschr. Chir. *193* (1925), 343—348. — 20. *Ruf, R.,* Fortlaufende Bestimmung des Leitungswiderstandes am subcutanen Bindegewebe von Warmblütern. Inauguraldissertation, Jena, 1937. — 21. *Schäfer, H.,* Elektrophysiologie. I., 34—37, Wien, 1940. — 22. *Schlüter,* Apparat zur Bestimmung des elektrischen Widerstandes im Gehirn. Zbl. Chir. *48* (1921), 1827—1828. — 23. *Wolf, F.,* und *H. Kinzlmeier,* Eine Methode zur fortlaufenden Registrierung der elektrischen Leitfähigkeit. Ärztl. Forsch., Wörishofen, *11* (1957), II/85.

Anschrift des Verfassers: Dr. med. *Hans Jürgen Steinke,* Neurochirurgische Klinik des Hufeland-Krankenhauses, Berlin-Buch, Karowerstraße 11.

R. Kautzky (Hamburg): **Gedanken zur Altersdisposition der Gliome.** Der Beitrag erscheint an anderer Stelle.

Aus der Neurochirurgischen Universitätsklinik Freiburg im Breisgau
(Direktor: Prof. Dr. *T. Riechert*)

Radio-Wismut $\left(\mathrm{Bi}^{206}_{83}\right)$ als neues, spezifisches Hirntumordiagnostikum[*]

Von

F. Mundinger[**]

Mit 9 Textabbildungen

Seit einigen Jahren werden künstlich radioaktive Isotope auch zur extracraniellen Lokalisationsdiagnose von Hirngeschwülsten herangezogen. So haben als erste *Moore* und Mitarbeiter 1948 die erhöhte Anreicherung des mit dem Mischstrahler J^{131} markierten Fluoresceins im Tumor zur Ortsdiagnose verwendet, indem sie durch geeignete Detektoren und Verstärker die emittierte Gammastrahlung erfaßten. Da aber das Di-Jod^{131}-Fluorescein nur für etwa $1^1/_2$ Stunden ein konstantes Meßplateau über dem Tumor abgibt, hat diese Arbeitsgruppe später das radio-jodierte menschliche Serumalbumin injiziert. Es zeigt für etwa 2 Tage eine gute meßbare Differenz über dem Tumor gegenüber dem normalen Gehirn. Die Sicherheitsrate der Ortslokalisation eines cerebralen pathologischen Prozesses wird von *Moore* und Mitarbeitern, *Ashkenazy, Chou, Davis* und *Craigmile* u. a. zwischen 60 und 95% angegeben. Bei anderen Untersuchern hingegen waren die Resultate erheblich ungünstiger. *Sweet* und *Brownell* haben schließlich 1953 durch Messungen der Vernichtungsstrahlung des Positronenstrahlers As^{74}, der sich ebenfalls im Tumor erhöht anreichert, versucht, die Herdlokalisation noch schärfer herauszuarbeiten, zumal auch bei ihren Nachprüfungen der obenerwähnten Radio-Jodverbindungen eine Diagnosestellung bei bestimmten Lokalisationen versagt hatte. Weitere speichernde Radio-Isotope wie K^{42} und As^{76} haben sich in praxi wegen ihrer zu kurzen Halbwertszeit (HWZ) und auch anderer Nachteile nicht durchsetzen können. Allen gemeinsam ist nun die fehlende Tumorspezifität, so daß sie nur eine sehr unsichere Differentialdiagnose gegenüber pathologischen cerebralen Prozessen, wie Thrombosen, Hämatomen, Demyelisationsprozessen usw. zulassen. Auch die artdiagnostischen Aussagemöglichkeiten sind mit ihnen noch unbefriedigend, was zum Teil durch den Anreicherungsmodus, aber auch technisch (Scannermethode) bedingt ist.

---

[*] Mit Unterstützung der Deutschen Forschungsgemeinschaft.
[**] Herrn Prof. Dr. *K. Philipp* zum 65. Geburtstag gewidmet.

Seit langem ist nun die biologische Verwandtschaft der beiden Elemente Arsen und Wismut bekannt. Wir haben daher zunächst im Tierexperiment (*Mundinger*, 1956), später auch klinisch (*Mundinger*, 1957) geprüft, ob sich das Wismut im Tumor speichert, ob es tumorspezifisch ist und gegebenenfalls mit ihm die art- und differentialdiagnostischen Möglichkeiten verbessert werden können.

Bereits 1930 haben *v. Hevesy* und *Wagner* die günstigen Erfahrungen, die *Kahn* mit einer kombinierten Wismut-Röntgen-Strahlenbehandlung beobachtet hatte, tierexperimentell untersucht. Sie markierten dazu ein Handelspräparat von kolloidalem Wismut („Bi-Diasporal") mit Bi^{210} (Ra-E). Es ist dies ein Betastrahler der Uranzerfallsreihe mit einer HWZ von 5 Tagen. Bei ihren damals noch elektroskopischen Messungen fanden nun *v. Hevesy* und *Wagner* in einer Serie von sieben experimentellen Mäusetumoren eine erhöhte Anreicherung des Bi. *Lacassagne* und Mitarbeiter sowie andere Untersucher kamen hingegen zu einem anderen Ergebnis. Die damals auf die Therapie ausgerichtete Fragestellung war demnach noch nicht abgeklärt, wurde unseres Wissens in jüngerer Zeit auch nicht weiter verfolgt (mündliche Mitteilung von *v. Hevesy*).

Für uns ist nun unter dem neuen Aspekt einer möglichen Tumorlokalisation die Frage, nimmt der Tumor Wismut in gesteigertem Maße auf oder nicht, wieder bedeutungsvoll geworden. Vor wenigen Jahren ist nämlich als weiteres Radio-Wismut-Isotop das Bi^{206}, das als reiner Gammastrahler für eine extracranielle Messung günstige Eigenschaften haben müßte, aufgedeckt worden (*Templeton, Alberger* und *Pryce*). Es ist dies ein 6,4-Tage-HWZ-Körper, der beim Bombardement eines reinen Bleispiegels mit Deuteronen im Cyclotron entsteht und durch 100% K-Einfang unter Aussendung einer weichen Röntgenstrahlung von 73 KeV zerfällt. Der hochangeregte Folgekern des Bi^{206}, das Pb^{206}, fällt dann unter Emission eines komplexen Gammaspektrums zwischen 0,18 bis 1,7 MeV in seine Ruhelage zurück. Das Bi^{206} wird von der Fangscheibe chemisch abgetrennt.

Wir haben nun bei über 300 reinrassigen Ratten, die subcutan implantierte solide Jensen-Sarkome und Walker-Carcinome, außerdem Walker-Ascites-Tumoren hatten *, intramuskulär, intravenös, intraperitoneal, sowie intratumoral je 30 µC Bi^{206}-Nitrat und als organische Depot-Verbindung Bi^{206}-Lecithin des Camper-Carbonats ** injiziert und danach sowohl speziell im Hinblick auf eine eventuelle Speicherung des Wismuts im Tumor als auch unter verschiedenen anderen Gesichtspunkten komparativ Organverteilungs- und Verlaufsuntersuchungen angestellt, die ja als Vorbedingung einer klinischen Anwendung bekannt sein müssen. Zur Aktivitätsmessung gelangten 2364 Einzelorgane und Körperstrukturen.

Gemessen wurden die Bi^{206}-Aktivität des Tumors, des Gehirns und aller großen Körperorgane sowie die des Sternums und von einer Portion aus der Rückenmuskulatur und dem Blut. Die Frischorgane haben wir gewogen, im

---

* Die Tumorenstämme wurden uns dankenswerterweise von Herrn Professor Dr. *Drukrey* (Laboratorium der Chirurgischen Universitätsklinik in Freiburg) zur Verfügung gestellt.
** Firma Valeas s. p. a., Mailand/Italien.

gesamten zermörsert, mit Aceton getrocknet, pulverisiert und nach dem Zurückwiegen des Gesamttrockenorgans von jeweils 50 mgr mit dem Scintillationszähler die Impulsraten bestimmt. Oder die Organe wurden mit HNO_3 in toto feucht verascht und im Bohrlochkristall auf ihre Aktivität untersucht. Die großen Organe sowie der Tumor wurden nach Aufteilung

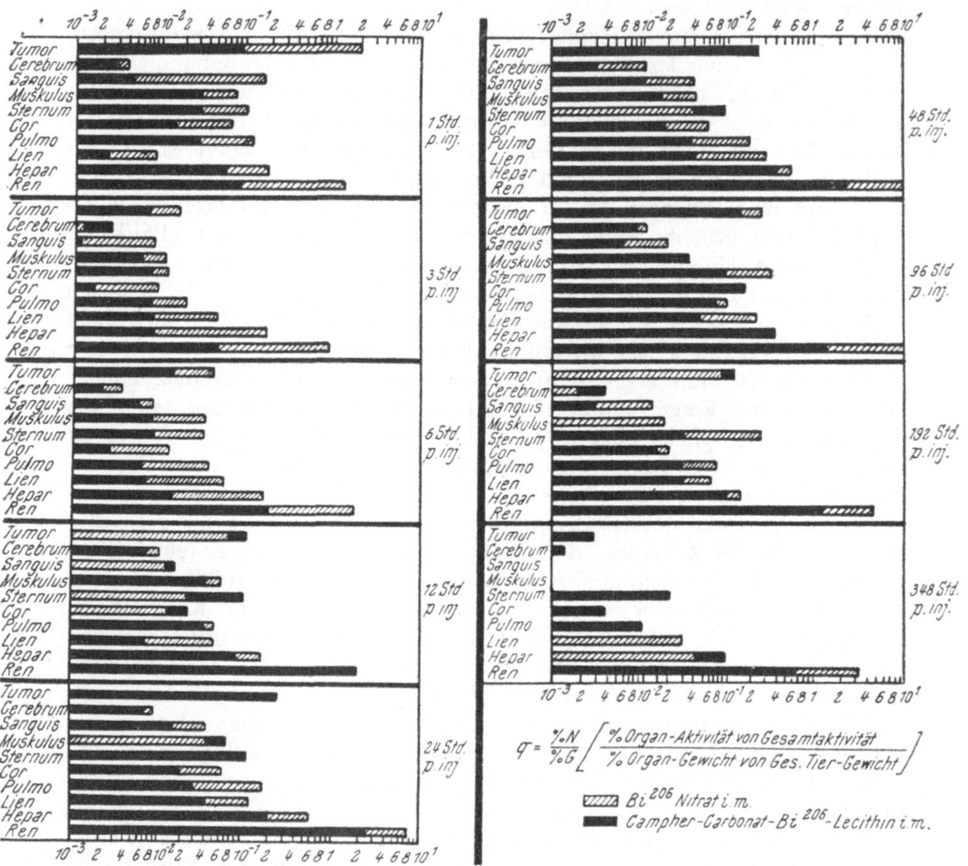

Abb. 1. Bi[206]-Aktivitätsverteilung (Mittelwerte ausgedrückt als relativer Aktivitätsquotient „q", siehe Text) nach intramuskulären Injektionen von 30 µC Bi[206]-Nitrat (gestrichelte Blöcke) und 30 µC Bi[206]-Lecithin-Campher-Carbonat (solide Blöcke) in Jensen-Sarkomen und den Einzelorganen des Rattenorganismus.

in 2 bis 3 Portionen jeweils getrennt verarbeitet und gemessen, um einen gesicherten Mittelwert zu erhalten. Die mittlere quadratische Abweichung durch den organ-abhängigen spezifischen Austrocknungsfaktor bei der Aceton-Trocknungsmethode liegt unter 8%.

Im folgenden werden im thematischen Zusammenhang nur ausschnittsweise einige Befunde wiedergegeben. Die ausführliche Darstellung erfolgt an anderer Stelle.

Im Blockdiagramm (Abb. 1) ist die Aktivitätsverteilung in zeitlicher Abhängigkeit von der intramusculären Injektion bei Jensen-Sarkom-Ratten aufgetragen. Die organische Depotverbindung Campher-Carbonat-Lecithin-Bi^{206}

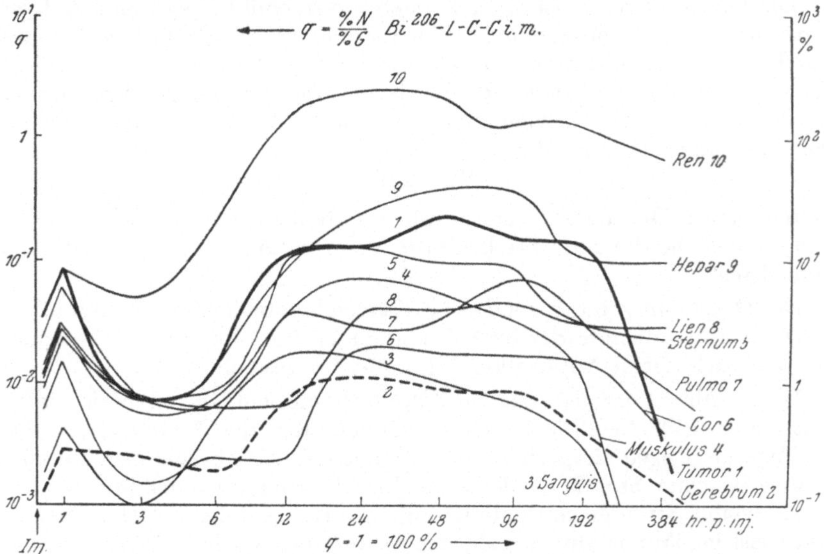

Abb. 2. Verlauf der Bi^{206}-Tumor- und Organ-Aktivitätsverteilung über 16 Tage bei Jensen-
Sarkom-Ratten nach intramusculärer Injektion von 30 µC Bi^{206}-Lecithin-Campher-Carbonat.

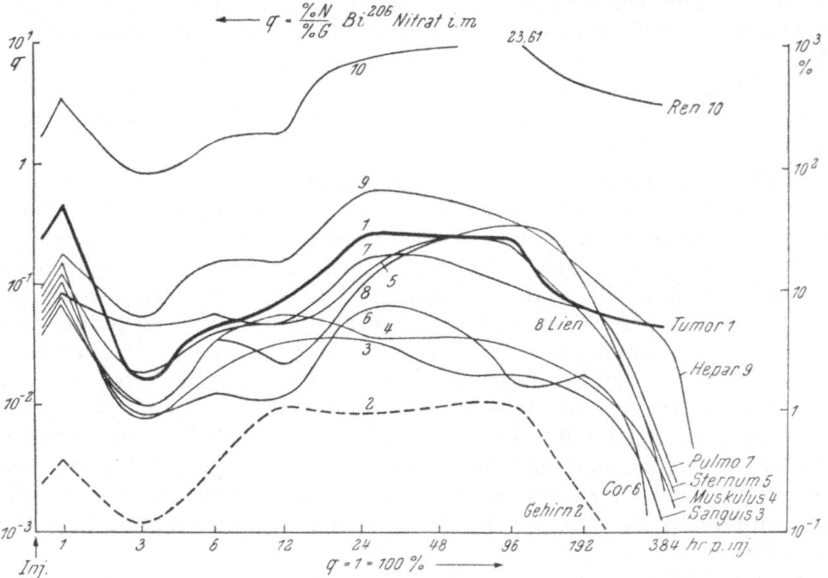

Abb. 3. Verlauf der Bi^{206}-Tumor- und Organ-Verteilung über 16 Tage bei Jensen-Sarkom-Ratten
nach intramusculärer Injektion von 30 µC Bi^{206}-Nitrat.

(L-C-C = schwarze Blöcke) ist dem anorganischen Bi^{206}-Nitrat (gestrichelte Blöcke) gegenübergestellt. Die Standard-Abweichung der dargestellten Mittelwerte von 642 Organen und Körperstrukturen liegt unter 12%.

Die Organ-Aktivität ist nach Korrektur des Null-Effektes und Aufwertung auf den Injektionszeitpunkt (Eliminierung des physikalischen Abfalles) durch unseren sogenannten „relativen Aktivitäts-Quotienten" ausgedrückt. Es wird gebildet aus dem prozentualen Anteil der Organ-Aktivität von der injizierten Gesamtaktivität zum prozentualen Anteil des Organgewichtes vom Gesamttiergewicht, also

$$q = \frac{\%N}{\%G}$$

Durch diesen Quotienten können wir die biologischen Gewichtsschwankungen und die beiden verschiedenen Verarbeitungs- und Meßmethoden eliminieren.

Das Diagramm zeigt, besonders im Vergleich zum Gehirn, eine signifikant hohe Anreicherungsrate der Bi^{206}-Verbindungen im Tumor. Die Bi^{206}-Organaktivität nach Nitrat-Applikation liegt dabei im gesamten höher.

In der Abb. 2 ist der relative Aktivitäts-Quotient „q" nach der intramusculären Bi^{206}-Lecithin-Campher-Injektion für die Einzelorgane über 16 Tage als Kurve dargestellt. Das Bi reichert sich nach einem initialen Anstieg bei einer Stunde — der Organdurchblutungsphase entsprechend — sukzessiv ab 6 Stunden mit unterschiedlicher Höhe in den Einzelorganen an und weist im Tumor ein protrahiertes Maximum zwischen 12 Stunden und 8 Tagen auf. Der Gipfel liegt bei 48 Stunden. Dieser zweite Anstieg ist durch eine echte Bi-Deponierung bedingt. Die Aktivitätsanreicherung im Tumor liegt zum Teil zehnmal höher gegenüber den anderen hier aufgeführten Organen (mit Ausnahme der Leber und Niere). Gegenüber dem normalen Gehirn, was bei unserer Problemstellung speziell interessiert, beträgt die Tumoraktivität sogar den Faktor 25. In der Reihe aller Organe steht der Tumor hinsichtlich seiner Bi-Speicherung an dritter Stelle, zeitweilig sogar an zweiter Stelle hinter der Niere.

Nach der intramusculären Applikation von Radio-Wismut-Nitrat (Abb. 3) finden wir bei gleicher Darstellungsart wie Abb. 2 ein erstes höheres Anreicherungsmaximum im Tumor und den anderen Organen bei einer Stunde (Durchblutungsphase), nach der intravenösen Injektion (hier nicht dargestellt) zwischen 20 und 30 Minuten. Die Bi-Deponierung setzt ab 3 Stunden ein. Die Tumorelektivität ist ebenfalls sehr ausgeprägt. Das Speicherungsmaximum liegt zwischen 1 und 4 Tagen. In der Organreihenfolge steht der Tumor an dritter Stelle hinter der Niere und Leber. Gegenüber dem Gehirn ist die Anreicherung um den Faktor 13 erhöht. Gleich hohe signifikante Aktivitätsquotienten erhielten wir auch in den soliden Walker-Carcinomen und nach einer Passage über den Aszites bei den Aszites-Walker-Carcinomzellen, ferner bei Yoshida-Sarkomen und 4-Dimethylaminostilben-Carcinomen. Bei allen Serien speicherten die kleinsten Tumoren am stärksten.

Die Ausscheidung des Bi erfolgt hauptsächlich über die Niere, die zugleich auch als das „kritische Organ" angesehen werden muß, und in geringerer Menge über den Darm. Bei der Anwendung von Tracerdosen ist jedoch, wie unsere histologischen Untersuchungen zeigten, mit den üblichen Färbemethoden keine parenchymale oder mesenchymale Nierenschädigung

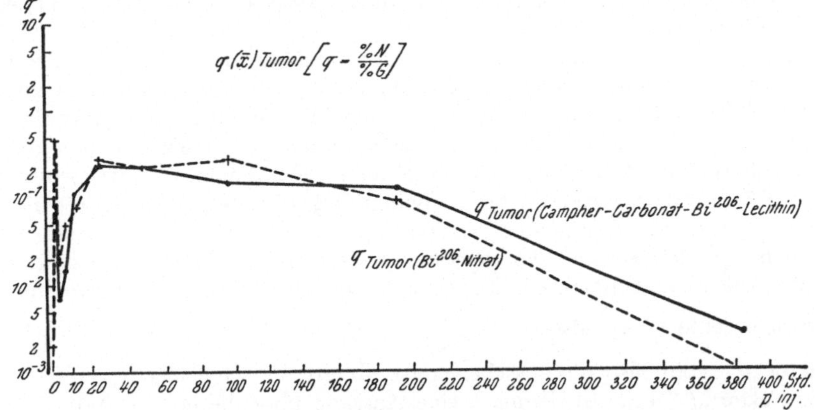

Abb. 4. Vergleichende Bi[206]-Aktivitätsverschwinderate in Jensen-Sarkomen nach intramusculärer Injektion von Bi[206]-Nitrat und Bi[206]-Lecithin-Campher-Carbonat.

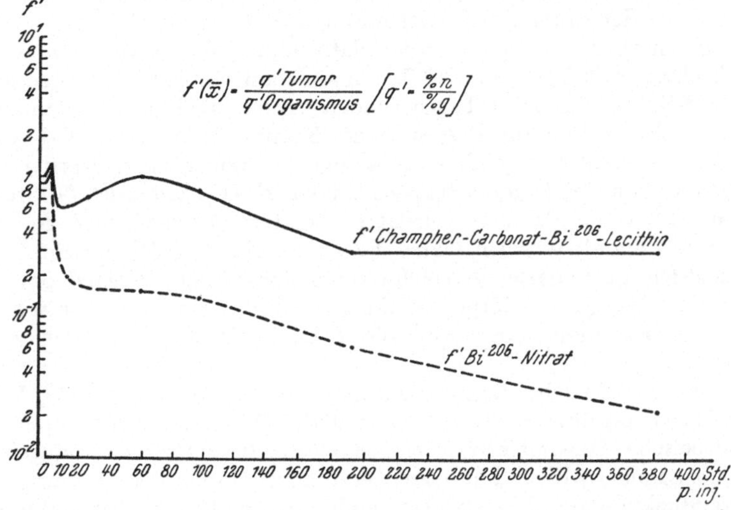

Abb. 5. Bi[206]-Tumor-Körperorgane-Relation (ausgedrückt durch „f'", siehe Text) nach Injektion von Bi[206]-Nitrat und Bi[206]-Lecithin-Campher-Carbonat

erkennbar. Die Remobilisierung und Ausscheidung des Bi ist nach den Nitratgaben zwischen 8 und 16 Tagen abgeschlossen, nicht unerheblich verzögert jedoch bei dem Depotpräparat L-C-C.

In der Abb. 4 haben wir den relativen Aktivitäts-Quotienten („q") der Tumoren beider Serien herausgezogen. Man sieht, daß die Verschwinderate des Bi[206] nach der Nitratapplikation nur unerheblich größer ist, obwohl es wesentlich rascher aus dem Gesamtorganismus ausgeschieden wird! Die biologische HWZ des Bi^{206} als Nitrat verabreicht, beträgt im Tumor — vom 2. Speicherungsmaximum an ermittelt — 6,4 Tage und als Campher-Carbonat-Lecithin gegeben 7,2 Tage. $T_{1/2\ biol}$ ist also drei- bis viermal gegenüber dem Jodserumalbumin, das nach *Davis* eine $T_{1/2\ biol} = 2$ Tagen aufweist, länger.

Um eine Aussage auch über die Aktivitätshöhe des Tumors in bezug auf den Organismus machen zu können, haben wir in der Abb. 5 in zeitlicher Abhängigkeit von der Injektion beider Verbindungen den jeweiligen Mittelwert der Speicherungsfaktoren des Tumors im Vergleich zu den restlich untersuchten Körperorganen aufgetragen. Der Faktor „f" ist gebildet aus „q'" des Tumors zu „q'" des restlichen Organismus. „q'" bedeutet hierbei den Aktivitäts-Quotienten aus dem prozentualen Aktivitätsanteil des Tumors von der Summe der gemessenen Organ-Aktivitäten (%n) zu dem prozentualen Gewichtsanteil des Tumors von der Summe der gewogenen Organgewichte (%g), also $q' = \dfrac{\%n}{\%g}$. In q' und dem daraus gebildeten Faktor „f" geht also die ausscheidungsbedingte Verschwinderate nicht ein. Der Faktor „f" erlaubt demnach eine Aussage über die relative Aktivitätshöhe und die Aktivitätsverschiebung innerhalb des Organismus und in bezug auf den Tumor. Es wird nun auf dieser Abbildung deutlich ersichtlich, daß bei der organischen Verbindung L-C-C die Bi^{206}-Tumor-Aktivität im Vergleich zu den Körperorganen relativ höher und durch die verzögerte Ausscheidung zwischen 8 und 16 Tagen konstant verbleibt im Gegensatz zu dem Bi^{206}-Nitrat, das ab 4 Tagen nahezu exponentiell auch im Tumor abfällt. Trotz der an sich günstigeren Tumor-Körperrelation nach L-C-C-Gaben muß der Vorbehalt der größeren Strahlenexposition gemacht werden.

Durch Gaben des Komplexbildners $Ca\ Na_2$-EDTA kann nach 30 Stunden eine im Mittel 30 bis 50% verstärkte effektive Verminderung der Bi^{206}-Organdepots erzielt werden. Durch die starke Haftung des Bi^{206} im Tumor und zugleich gesteigerte Remobilisierung der übrigen Organdepots verbessert sich das Tumor-Körperverhältnis erheblich, was meßtechnisch günstig ist, insbesondere aber wird die Strahlenbelastung merklich herabgesetzt.

Wie ist der Speicherungsmechanismus im Tumor zu erklären? Unsere Vorstellungen darüber sind noch lückenhaft. Wir können aber annehmen, daß anionische Wismut-Eiweißkomplexbildungen entstehen, wodurch das Bi solubilisabel wird und die Zellmembranen durchwandern kann. Eine Transportfunktion der Eiweißkörper finden wir z. B. auch beim Übergang des Bi vom Blut über den Aszites in die Aszites-Tumorzellen.

Die gedrängte Wiedergabe einiger unserer tierexperimentellen Ergebnisse zeigt zusammenfassend, daß das Wismut unerwartet hoch und lang anhaltend im Tumor gespeichert wird. Daraus folgt, daß das 6,4-Tage-Wismut in Tracerdosen auch für die Hirntumorlokalisationsdiagnostik extra cranium gut geeignet sein müßte, wobei infolge seiner langen biologischen HWZ im Tumor beide Verbindungen auch für langfristige Verlaufsmessungen — eine Voraussetzung artdiagnostischer Untersuchungen — geeignet sein dürften.

Vor der klinischen Anwendung des Wismuts haben wir nun eine Reihe unseres Erachtens unerläßlicher Dosisberechnungen durchgeführt, um die zu erwartende Strahlenbelastung nach der Inkorporation abschätzen zu können, zumal wir bei der Hirntumordiagnostik höhere Testaktivitäten als z. B. zur Schilddrüsenfunktionsprüfung mit J^{131} benötigen. Grundsätzlich liegt bei der Verwendung eines reinen Gammastrahlers gegenüber den Mischstrahlern ein Vorteil darin, daß er großteils erst außerhalb des Körpers ionisiert.

Tabelle 1. *Accumulierte Inkorporationsdosen zur extracraniellen Hirntumordiagnostik verwendbarer Radio-Isotope*

Isotop	Applizierte Aktivität (mC)	$T_{phys.}$	Totale cumulative Inkorporationsdosis (rep/gr) **	f
I. Cu^{64} *	0,3	12,8 h	0,0415	0,009
Ga^{72} *	0,3	14,3 h	0,198	0,05
As^{76} *	0,3	26,1 h	0,627	0,17
J^{131}	0,3	8,0 d	1,150	0,36
As^{74}	0,3	17,0 d	4,981	1,37
Bi^{206}	0,3	6,4 d	3,64	1,0
II. J^{131}	0,5—1,0		1,92 — 3,84	0,53—1,06
As^{74}	1,0—1,5		16,580—24,900	4,55—7,85
Bi^{206}	0,3		3,64	1,0

Totale effektive accumulierte Inkorporationsdosen

Isotop	Applizierte Aktivität (mC)	$T_{eff.}$	Totale effektive Inkorporationsdosis (rep/gr) ***	f
III. J^{131}	0,5—1,0	1,0	1,420— 2,840	0,67—1,30
As^{74}	1,0—1,5	3,84	7,850—12,580	3,58—5,74
Bi^{206}-Nitrat	0,3	3,84	2,19	1,0
Bi^{206}-L-C-C	0,3	18,40	10,35	4,6

* Wegen der kurzen HWZ in praxi nicht verwendbar.

** Die Selektivspeicherung einzelner Organe, z. B. des J^{131} in der Schilddrüse mit 30 bis 35% sowie die biologische Ausscheidung sind nicht berücksichtigt.

*** Angenommen ist eine homogene Verteilung.

In der Tab. 1/I sind vergleichsweise auch für die bereits in praxi verwendeten Diagnostik-Isotope bei einer angenommenen inkorporierten Aktivitätsdosis von 0,3 mC (erforderliche Testdosis von Bi^{206}) die totalen cumulativen Absorptionsdosen (bis zum endgültigen physikalischen Zerfall) in rep/gr berechnet. Die Tab. 1/II zeigt die Absorptionsdosen für die tatsächlichen Testaktivitäten.

10*

Die effektiven totalen accumulierten Inkorporationsdosen, also unter Berücksichtigung des physikalischen Abfalls und der biologischen Ausscheidung, und für die erforderliche Testaktivität sind aus Tab. 1/III zu ersehen. Demnach führt die Inkorporation von Bi^{206}-Nitrat in der angegebenen Dosierung im Mittel zu einer Strahlenbelastung, die in der Größenordnung *einer* Röntgenaufnahme liegt.

Die Dosisberechnungen zeigen also, daß auch unter dem Gesichtspunkt der Strahlenabsorption die klinisch-diagnostische Anwendung des Radio-Wismut in der angegebenen Aktivitätsdosis dem Patienten zumutbar ist.

Wie sehen unsere bisherigen Ergebnisse bei der Radio-Lokalisationsdiagnose von Hirntumoren aus?

Aus 144 Radio-Lokalisations-Testen (RLT) bei 47 Patienten sind im folgenden einige Beispiele herausgegriffen. Wir führten jeweils eine Vielfeldermessung nach der intravenösen Injektion von 0,3 mC Bi^{206}-Nitrat oder intramusculären Injektion des Bi^{206}-Campher-Carbonat-Lecithin durch. Die Impulsraten (Imp./Min.) wurden mit einem collimierten Scintillationszähler, der in Kristallhöhe allseits mit 8 cm Blei abgeschirmt war, aufgenommen. Zusätzlich wurde mit einer 5 cm dicken Bleiplatte in Schulterhöhe eine weitere Absorption der Körperstrahlung erzielt. Die in den Abbildungen eingezeichneten Differenz-Impulsraten (DIR) ermittelten wir nach Korrektur des geometrieabhängigen Leerwertes einer jeden Horizontalreihe durch Subtraktion der Impulsraten identischer, einander gegenüberliegender Areale. „R" bedeutet Rechtsüberwiegen der DIR, „L" Linksüberwiegen. Von allen Patienten haben wir — soweit möglich — mehrere Verlaufs-RLT'e aufgenommen. Sie erstreckten sich zum Teil bis über einen Zeitraum von 5 Tagen.

Die Abb. 6 bis 9 stellen eine Wiedergabe der RLT-Protokolle dar. Die technischen Daten sowie die Beurteilung sind aus den Protokollen zu ersehen. Bei allen Fällen ist die Ortslokalisation operativ gesichert worden.

Abb. 6. Nr. 9/3. Name: W. Vorname: Ernst. Alter: 45 Jahre. Injektionsdatum: 8. IX. 1956/19.10 Uhr. Isotop: Bi^{206}-Nitrat. Aktivität: 0,3 mC i. v. I. Messung: 8. IX. 1956/20 Uhr. H. Sp.: 1000 V. E. Empf.: 200 mV, Imp./0,5 Min., ± 26—32 Imp. Verstärker: FH 49. Beurteilung: Drei- bis sechsfach höhere IR temporal links, besonders Temporalpol und temporo-basal (2/II; 2/I; 3/I). Linkstyp. Histologische und operative Diagnose: Glioblastoma multiforme, temporal links.

Abb. 7. Nr. 61/19. Name: W. Vorname: Ernst. Alter: 33 Jahre. Injektionsdatum: 1. V. 1957/8.30 Uhr. Isotop: Bi^{206}-I-C-C. Aktivität: 0,4 mC i. v. I. Messung: 1. V. 1957/10.45 Uhr. H. Sp.: 1000 V. E. Empf.: 200 mV, Imp./0,5 Min., ± 13—24 Imp. Beurteilung: Rechts centro-parietal umschriebener Herdbefund mit bis fünffach erhöhter IR 2, 3/III und 3/II). Rechtstyp.

Abb. 8. Nr. 37/12. Name: L. Vorname: Karl. Alter: 50 Jahre. Injektionsdatum: 19. I. 1956/11.30 Uhr. Isotop: Bi^{206}-Nitrat. Aktivität: 0,3 mC. I. Messung: 19. I. 1956/12.30 Uhr. H. Sp.: 1000 V. E. Empf.: 200 mV, Imp./0,5 Min., ± 37—42 Imp. Beurteilung: Isolierte, drei- bis achtfach höhere IR im Temporallappen links, mittlerer und hinterer Anteil (3/II; 4/II). In der Umgebung nach dem Temporalpol, nach frontal und parietal Impulsdifferenzen gegenüber der rechten Seite (2/I; 3/I; 1/II; 1, 2, 3/III). Diagnose: Vorne: Links-Überwiegen. Prostata-Carcinom-Metastase temporal links (arteriographisch gesichert).

Abb. 8. Nr. 76/23. Name: E. Vorname: M. Alter: 62 Jahre. Injektionsdatum: 6. VII. 1957/19 Uhr. Isotop: Bi^{206}-Nitrat. Aktivität: 0,3 mC. III. Messung: 8. VII. 1957/17.15 Uhr. H. Sp.: 1000 V. E. Empf.: 200 mV, Imp./0,5 Min., ± 12—18 Imp. Beurteilung: Konstanter Herdbefund 2/II links mit dreifach erhöhter IR. Histologische und operative Diagnose: Astrocytom temporo-parietal links.

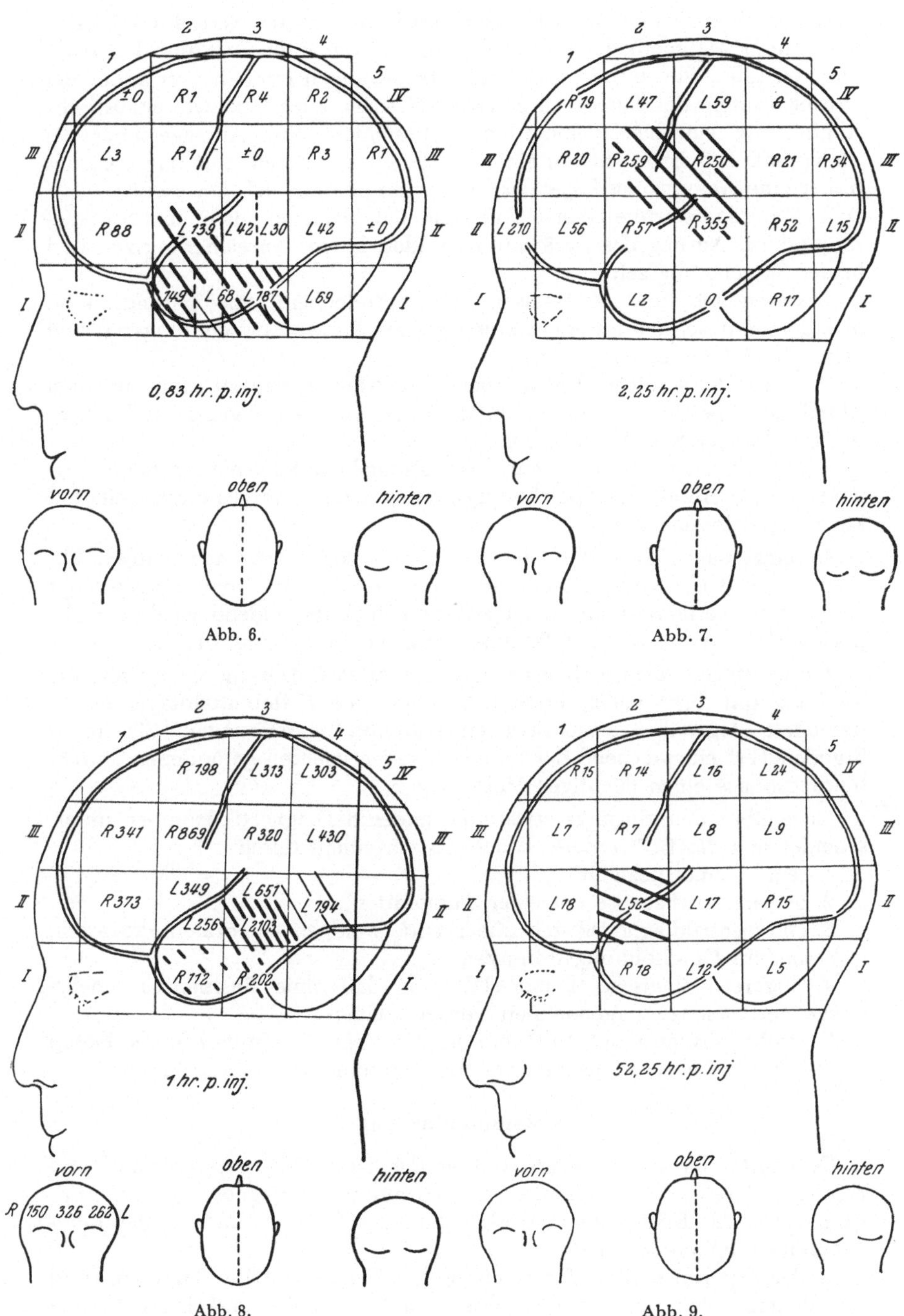
±0 R1 R4 R2
L3 R1 ±0 R3 R1
R88 L139 L42 L30 L42 ±0
149 L68 L787 L69
0,83 hr.p.inj.
vorn oben hinten
Abb. 6.
R79 L47 L59 0
R20 R259 R250 R21 R54
L210 L56 R57 R355 R52 L15
L2 0 R17
2,25 hr.p.inj.
vorn oben hinten
Abb. 7.
R198 L313 L303
R341 R869 R320 L430
R373 L349 L651 L794
L256 L2103
R112 R202
1 hr.p.inj.
R 150 326 262 L
vorn oben hinten
Abb. 8.
R15 R14 L16 L24
L7 R7 L8 L9
L18 L52 L17 R15
R18 L12 L5
52,25 hr.p.inj
vorn oben hinten
Abb. 9.

Die Sicherheitsrate der richtigen Herd- und Seitenlokalisation beträgt mit unserer Meßmethode von der Gesamtzahl der Fälle 79% und bei Hirntumoren (39 Fälle) bisher 89%. Verlaufsmessungen ermöglichen außer der Ortslokalisation des Tumors in gewissen Grenzen auch eine artdiagnostische Abgrenzung einzelner Tumorarten, insbesondere eine Aussage über die Malignität. Wir haben hierzu einige Kriterien entwickelt; mit ihnen ist uns bisher eine Abgrenzung folgender Tumorgruppen möglich gewesen:

1. Maligne entartete Gliome und Hämangioblastome mit hohem Speicherungsfaktor, Anstieg des Speicherungsgrades, kurzer Anreicherungszeit und langer Speicherungszeit.

2. Carcinome und Metastasen mit mittelhohem Speicherungsfaktor, mäßigem Anwachsen des Speicherungsgrades, kurzer Anreicherungszeit und kurzer Speicherungszeit.

3. Astrocytome mit niedrigem Speicherungsfaktor, nahezu exponentiellem Abfall des Speicherungsgrades, mittellanger Anreicherungszeit und langer bis mittellanger Speicherungszeit.

4. Meningeome mit niedrigem bis mittelhohem Speicherungsfaktor, exponentiellem Abfall des Speicherungsgrades, langer Anreicherungszeit und kurzer Speicherungszeit.

In einzelnen Fällen sind die Kriterien jedoch nicht schematisch abgrenzbar, was die Klassifizierung erschwert. Zusätzliche Nuancierungen des Auswertungsverfahrens sind dann erforderlich. Entscheidend wird auch die persönliche Erfahrung sein, die eine optimale Beurteilung zuläßt.

Bei nicht-tumoralen pathologischen cerebralen Prozessen versagt nun die Methode mit Bi^{206} völlig, ermöglicht aber eine Differentialdiagnose insbesondere gegenüber umschriebenen Durchblutungsstörungen, die im 1-Stunden-Test entsprechend der bereits tierexperimentell gefundenen Durchblutungsphase einen flüchtigen Herd zeigen.

Gegenüber den eingangs erwähnten anderen Diagnostik-Isotopen unterscheidet sich das Bi^{206} unseres Erachtens vorteilhaft durch

1. seine Tumorspezifität,

2. bessere Artdiagnose einzelner Tumorarten,

3. Differentialdiagnostik gegenüber anderweitigen cerebralen Prozessen, insbesondere Durchblutungsstörungen,

4. längere biologische Tumor-HWZ, so daß ohne Re-Injektion mehrtägige Verlaufsteste vorgenommen werden können.

Es steht uns also mit Bi^{206} ein *neues, tumorspezifisches* Radio-Isotop für die Radio-Lokalisationsdiagnose von Hirntumoren zur Verfügung.

Zusammenfassung

Es wurde der reine Gammastrahler 6,4 Tage Bi^{206}_{83} experimentell und klinisch auf seine Verwendbarkeit zur Hirntumorortsdiagnose geprüft. Injiziert wurde das Bi^{206}-Nitrat und als organische Depotverbindung das Bi^{206}-Lecithin-Campher-Carbonat.

1. Tierexperimentelle Untersuchungen: Experimentelle Tumoren und Einzelorgane der Ratte zeigen eine signifikant hohe und langdauernde

Speicherung des Bi^{206}. Nach der Inkorporation von Bi^{206} liegt hinsichtlich der Aktivitätshöhe der Tumor an 3. Stelle hinter der Niere und Leber. Der Anreicherungsfaktor von Jensen-Sarkomen gegenüber dem normalen Hirngewebe beträgt 13 bis 25. Im Anschluß an eine organspezifische Durchblutungsphase nach 1 Stunde kommt es abhängig von der inkorporierten Bi^{206}-Verbindung ab 6 bis 12 Stunden zu einer unterschiedlich hohen und langen Bi^{206}-Deponierung in den einzelnen Körperorganen. Die biologische Halbwertszeit in Jensen-Sarkomen beträgt 6,4 Tage nach der intramusculären Injektion von Bi^{206}-Nitrat und 7,2 Tage nach der Bi^{206}-Lecithin-Campher-Carbonat-Gabe.

2. Klinische Untersuchungen: Die Berechnung der Inkorporationsdosen und der zulässigen Toleranzdosen und -konzentrationen zeigen, daß nach der Applikation einer Testaktivität von 0,3 mC Bi^{206} beim Menschen die Gesamtkörperbelastung mit 2 r in der Größenordnung einer Röntgenaufnahme liegt, somit für die klinische Anwendung keine Bedenken bestehen.

In 144 Radio-Lokalisations-Testen bei 47 Patienten war mit der Vielfeldermessung in 79 % eine richtige Herd- und Seitenlokalisation von Hirntumoren möglich. Durch Verlaufsmessungen über mehrere Tage (ohne Re-Injektion) kann in gewissen Grenzen eine artdiagnostische Abgrenzung einzelner Tumorarten vorgenommen werden. Differentialdiagnostisch lassen sich umschriebene cerebrale Durchblutungsstörungen erfassen, da sie nur im 1-Stunden-Test (Durchblutungsphase) eine positive Herdanzeige ergeben.

Summary

The radioactive element Bi^{206}_{83} was clinically and experimentally assayed for its application in the localizing diagnosis of brain tumors. The nitrate, and as a compound for deposit, the carbonate in combination with lecithin and camphor were tested.

1. Animal experiments. Experimental tumors and isolated organs of the rat show a high accumulation of long duration of Bi. Judging by their activity the tumor occupies the third place after kidney and liver. The enriching factor of Jensen tumors in comparison to normal brain tissue is 13 to 25. After an organ-specific increase in circulation during the first hour, after 6 to 12 hours there is a depot proportional to the amount injected in the different organs. The biologic half time of Bi in Jensen tumors is 6,4 days after the intramuscular injection of the nitrate, and 7,2 days after administration of the carbonate with lecithin and camphor.

2. Clinical investigation: Calculating the dosis of incorporation and the doses of tolerance and concentration, it was shown that the application of 0,3 mC Bi is equivalent to a total body dose of 2,2 r, consequently approximative for a radiograph, and that therefore there were no contraindications to its clinical use. 144 tests of radiolocalization carried out on 47 patients showed a good localization of focus and side in 79% of the cases, when using multifocal determinations.

When measuring the decrease in radioactivity over the course of a few days it is possible to infer the nature of the tumor. Circulatory disturbances appear only during the first hour after injection, during the phase of organ specific increase of circulation.

Résumé

L'auteur a examiné, aussi bien au point de vue expérimental qu'au point de vue clinique, l'utilité du Bi^{206}_{83}, qui n'émet que des rayons gamma de 6,4 jours pour le diagnostic de localisation des tumeurs cérébrales. Il a injecté le nitrate de Bi^{206} et, comme substance organique de dépot, le lécithine-camphre-carbonate de Bi^{206}.

1. Recherches expérimentales sur l'animal:

Des tumeurs expérimentales et des organes isolés du rat montrent une fixation prononcée significative de longue durée du Bi^{206}. Après l'incorporation de Bi^{206} la tumeur se place en 3me lieu après le rein et le foie. Le facteur d'enrichissement de sarcomes de Jensen, comparé à la substance cérébrale normale, comporte 13—25. Après une phase d'irrigation organospécifique d'une heure, l'on constate une déposition de Bi^{206} de degré et de durée différents dans les organes individuels et dépendant aussi de la nature du composé bismutique. La période de demi-vie biologique dans les sarcomes de Jensen comporte 6,4 jours après l'injection i. m. de nitrate de Bi^{206} et 7,2 jours après l'administration de lécithine-camphre-carbonate de Bi^{206}.

2. Recherches cliniques:

Le calcul des doses d'incorporation et des doses de tolérance et de concentration permises montre qu'après l'application d'une activité de test de 0,3 mC de Bi^{206} la charge corporelle globale chez l'homme se trouve 2 r en dessous de la dose d'une radiographie. Il n'y a donc aucune contre-indication pour l'utilisation clinique.

Dans 144 tests de radio-localisation chez 47 malades, les mesures de champs multiples permettent de préciser le côté et la localisation exacte du foyer dans 79% des cas.

Des mesures ultérieures, étalées sur plusieurs jours (sans ré-injection) peuvent délimiter, entre certaines limites, la nature de certaines tumeurs. Le diagnostic différentiel avec les troubles circulatoires localisés est possible. En effet il ne donnent qu'une focalisation positive dans le test d'une heure (phase d'irrigation).

Riassunto

E' stato provato sperimentalmente e clinicamente per la diagnosi di tumore cerebrale il Bi^{206}_{83}, che è fornito di pure irradiazioni gamma per la durata di 6,4 giorni. Fu iniettato il nitrato di Bi^{206}, e, quale composto organico, deposito, il carbonato di lecitina, canfora Bi^{206}.

1. Ricerche sperimentali: Tumori sperimentali ed alcuni organi del ratto dimostrano una notevole tendenza ad immagazzinare il Bi^{206}. Dopo tale incorporazione l'attività neoplastica scende al 3° posto dopo il rene ed il fegato.

I sarcomi di Jensen captano la sostanza iniettata 13—25 volte più del cervello normale. Irrorando specificamente singoli organi si ottiene, dopo un'ora dall'immagazzinamento di Bi^{206}, una notevole deposizione di questo composto, protratta per 6—12 ore nei singoli organi.

L'azione biologica sul sarcoma di Jensen dura 6,4 giorni per il nitrato di Bi^{206}, e 7,2 giorni per la lecitina canfora carbonato di Bi^{206}.

2. Ricerche cliniche: Per quanto riguarda le dosi di incorporazione e la tolleranza è dimostrato che dopo una applicazione di 0,3 mC di Bi^{206} nell'uomo il carico equivale 2 r, cosichè non esiste controindicazione per l'uso clinico della sostanza.

Su 144 saggi di radio-localizzazione in 47 pazienti si ottenne nel 79% una esatta determinazione di sede. Facendo misurazioni per alcuni giorni, senza ripetere l'iniezione, si riesce talora anche ad ottenere una diagnosi di natura. Dal punto di vista della diagnosi differenziale è talora possibile mettere in evidenza anche alterazioni circolatorie localizzate in quanto danno reazioni positive col saggio di un'ora (fase circolatoria).

Resumen

Fué ensayado el elemento radioactivo Bi^{206}_{83} de emisión gamma para la localización de tumores, tanto clinica- como experimentalmente. Fueron inyectados el nitrato, y como compuesto para deposito la sal carbonato, con radicales lecitina y camfóricos.

1. Experimentos en animales: Tumores experimentales y organos aislados de la rata demuestran una acumulación alta y de larga duración de bismuto. Juzgados por su actividad, el tumor ocupa el tercer lugar despues de riñon e higado. El factor de enriquecimiento de tumores Jensen en comparación con tejido cerebral normal es de 13 a 25. Después de una fase organo-específica de aumento de circulación al cabo de una hora, a las 6 a 12 horas se produce un deposito proporcional a la cantidad de Bi inyectada en los diferentes organos. El tiempo de vida medio biologico en sarcomas de Jensen es de 6,4 dias después de la inyección intramuscular de nitrato de Bi, y de 7,2 dias después de la administración de la sal carbonato con radicales lecitina y camfóricos.

2. Investigación clinica: El calculo de la dosis de incorporación y de las dosis de tolerancia y concentración demuestran que después de la aplicación de una dosis test de 0,3 mC bismuto la irradiación total del sujeto es de 2 r, y que por ende no existen contraindicaciones clinicas. 144 tests de radiolocalización en 47 pacientes demostraron una buena localización en el 79% de los casos, usando la determinación en multiples campos. Midiendo la reducción de la radioactividad sobre varios dias es posible inferir sobre el tipo de tumor. Trastornos de la circulación cerebral se denuncian por aparecer unicamente durante la primer hora después de la inyección por su aumento de circulación organo-especifica.

Literatur

1. *Alburger, D. E.*, und *M. H. L. Pryce*, Energy levels in Pb^{206} from the decay of Bi^{206}. Physiol. Rev., Baltimore, 95 (1954), 1482—1499. — 2. *Ashkenazy, M.*, und *S. W. Crawley*, The value of serial studies of cerebrovascular permeability with radioactiveiodinated serum albumin and the scintillation counter, particularly in the detection of neurosurgical lesions. Amer. J. Surg. *19* (1953), 155—164. — 3. *Ashkenazy, M., L. Davis* und *J. Martin*, An evaluation of the technic and results of the radioactive di-iodo-fluorescein test for the localisation of intracranial lesions. J. Neurosurg., Springfield. 8 (1951), 300—314. — 4. *Brownell, G. L.*, und *W. H. Sweet*, Localisation of brain tumors with positron emitters. Nucleonics *11* (1953), 40—45. — 5. *Chou, S. N., J. B. Aust, W. T. Peyton* und *G. E. Moore*, Radioactive isotopes in localization of intracranial lesions. A.M.A. Arch. Surg. *63* (1951), 554 bis 560. — 6. *Davis, L.*, und *Th. Craigmile*, Results of radioactive isotope encephalography in patients with verified intracranial tumors. J. Neurosurg., Springfield, *11* (1954), 262—267. — 7. *Hevesy, G. v.*, und *O. H. Wagner*, Die Verteilung des Thoriums im tierischen Organismus. Arch. exper. Path. Pharmak., Leipzig, *149* (1930), 336—342. — 8. *Lacassagne, A.*, Sur l'absence de fixation élective du radium E associé au bismuth, dans les cellules cancéreuses de souris atteintes d'epithélioma spontané. Compt. rend. Soc. biol., Paris, *107* (1931), 458—461. — 9. *Lacassagne, A.*, Difference de localisation du radium E injecté dans l'organisme en solution aqueuse on huilleuse. Compt. rend. Soc. biol., Paris, *111* (1932), 550—553. — 10. *Lacassagne, A.*,

und *J. Loiseleur*, Sur l'absence de fixation élective du bismuth dans le tumeurs cancéreuses. Compt. rend. Soc. biol., Paris, *107* (1931), 462—464. — 11. *Lacassagne, A.*, und *W. Nyka*, Localisations du radium E associé au Bi après injection à un animal concéreux. Radiophysiol. et radiothérap., Paris, *2* (1932), 595—611. — 12. *Moore, G. E.*, The use of radioactive di-iodo-fluorescein in the diagnosis and localisation of brain tumors. Science *107* (1948), 569—570. — 13. *Moore, G. E.*, and allies, Clinical and experimental studies of intracranial tumors with fluorescein dyes with an additional note concerning the possible use of K^{42} and J^{131} tagged human albumin. Amer. J. Roentgenol. *66* (1951), 1—8. — 14. *Mundinger, F.*, Die Diagnostik mit künstlich radioaktiven Isotopen bei raumverdrängenden cerebralen Prozessen. Med. Klin. *52* (1957), 2065—2073. — 15. *Mundinger, F.*, Tierexperimentelle und klinische Untersuchungen mit Radio-Wismut Bi^{206}_{83} zur Lokalisationsdiagnose von Tumoren. (Vorläufige Mitteilung.) Vortrag, 37. Kongr. Dtsch. Röntg. Ges., 30. IX. bis 3. X. 1956, Berlin, und Fortschr. Röntgenstr. *86* (1957), 118 bis 123. — 16. *Mundinger, F.*, Ricerche sperimentali e cliniche con bismuto radioattivo $\left(Bi^{206}_{83}\right)$ sul problema della localizzazione diagnostica di tumori. Farmaco, Pavia, *12* (1957), 90—97. — 17. *Mundinger, F.*, Un nuovo radiositopo per la localizzazione diagnostica di affezioni cerebrali. Minerva med. *48* (1957), 4478 bis 4484. — 18. *Sweet, W. H.*, und *G. L. Brownell*, Localisation of intracranial lesions by scanning with positron-emitting arsenic. J. Amer. Med. Ass. *157* (1955), 1183 bis 1188.

Anschrift des Verfassers: Privatdozent Dr. med. *Fritz Mundinger*, Neurochirurgische Universitätsklinik Freiburg im Breisgau, Hugstetterstraße 55.

Aus dem Isotopenlabor der Neurochirurgischen Universitätsklinik Bonn
(Direktor: Prof. Dr. med. *P. Röttgen*)

Zur Diagnostik von Hirntumoren mit markiertem Albumin*

Von

W. Entzian

Mit 9 Textabbildungen

Einleitung

Für die Hirntumordiagnostik werden seit längerem radioaktiv markierbare Substanzen verwendet. Dabei handelt es sich um Stoffe, die von entartetem Gewebe stärker als vom umliegenden gesunden Gewebe aufgenommen werden sollen. Auf der Suche nach Verbindungen, die sich nicht nur mit großer Sicherheit und in ausreichender Konzentration im Tumor anreichern, sondern auch mit einem für extrakorporale Diagnostik geeigneten Gamma-strahlenden Isotop labellieren lassen, wurden die ersten brauchbaren Ergebnisse mit dem Farbstoff Fluorescin, der mit Radio-Jod markierbar ist (DIF = Dijodfluorescin), gewonnen (*Moore*, 1948).

Ebenfalls vom *Moore*schen Arbeitskreis wurde Humanalbumin in Form des RISA (Radio-Jod-Serum-Albumin) in die Hirntumordiagnostik eingeführt (*Chou*, *Moore* und *Peyton*, 1951; *Moore* u. a., 1951). Es zeichnet sich durch größere Wirtschaftlichkeit, höhere Treffsicherheit und bequemere Handhabung aus.

Auch unsere Erfahrungen in der Isotopendiagnostik beruhen vorwiegend auf der Verwendung von RISA, da man Radio-Jod ($\frac{131}{53}$J) relativ schonend an Albumin anlagern kann und deswegen bei Bedarf die Substanz jederzeit zur Verfügung hat.

Das RISA wird intravenös injiziert (wir gaben Mengen um 350 µC), und an den folgenden Tagen kann die Verteilung der Radioaktivität am Kopf geprüft werden. Man hat nämlich die Vorstellung, daß auf dem Boden einer erhöhten Permeabilität der Kapillarendothelien im Geschwulstgewebe das labellierte Albumin in vermehrtem Maße aus dem Strombett in den extravasalen Raum wandert. Es wird jedoch weiter unten erläutert, daß die radioaktive Substanz sich ebenfalls in peritumorösen Ödemzonen anreichern kann.

---

* Mit Unterstützung der Deutschen Forschungsgemeinschaft.

10a*

Methodik

Zuvor ist die Aufnahmetechnik zu skizzieren: Über den Schädel des Patienten wird ein Gammastrahlen-empfindlicher Detektor (Scintillationszähler) hinweggeführt, was z. B. diskontinuierlich in Form der Vielfeldermessung (wie etwa bei *Davis* u. a., 1950, oder *Mundinger*, 1957) geschehen kann. Das Gerät kann aber auch automatisch in kontinuierlicher Bewegung zeilen-

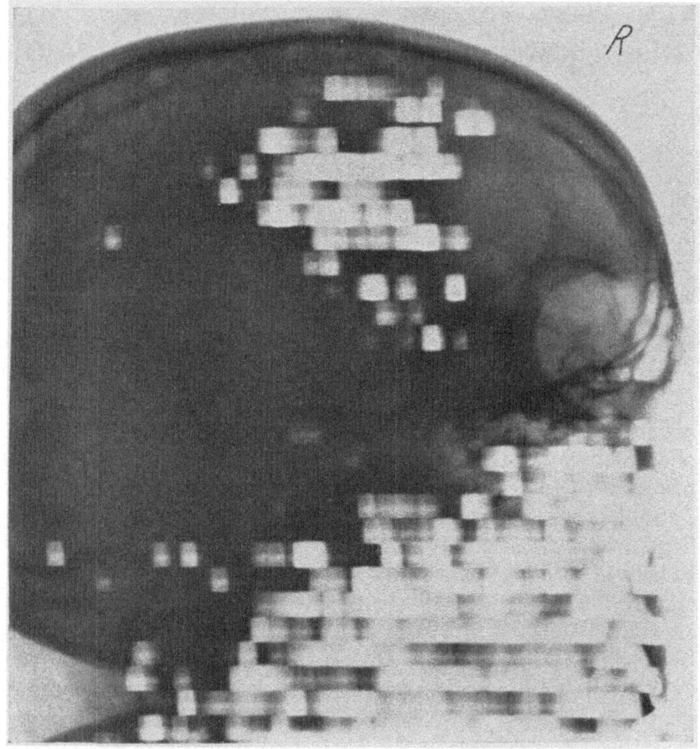

Abb. 1. Seitliches Scintiogramm bei einem Glioblastom. Die fronto-parietale Lokalisation stimmt mit dem Sektionsbefund überein (siehe Text).

weise über das zu untersuchende Gebiet hinwegwandern. Diese Art der automatischen Messung wird als Scan-Technik bezeichnet (*Bauer* u. a., 1952; *Allen* u. a 1952). To scan bedeutet so viel wie durchmustern. Mit dem Zähler ist durch eine Stange starr verbunden eine Lichtquelle, die über eine photographische Platte oder einen Röntgenfilm in derselben Weise geführt wird, wie der Scintillationszähler über den Schädel wandert (*Bender*, 1957). Auf dem Umwege über bestimmte elektronische Geräte wird die Helligkeit der Lichtquelle je nach Intensität der vom Scintillationszähler registrierten Strahlung gesteuert. Der Film weist dann an solchen Stellen eine Schwärzung auf, die mit Schädelarealen erhöhter Radioaktivitätskonzentrationen korrespondieren.

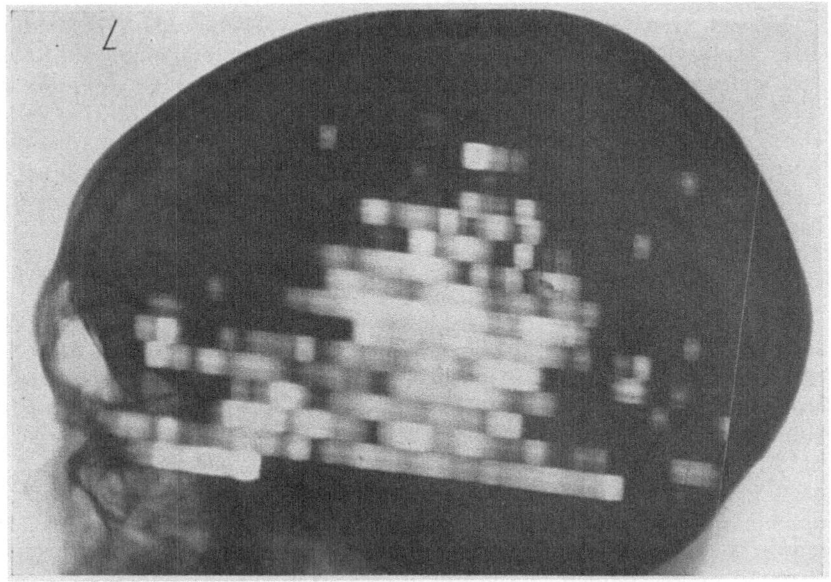

Abb. 2.

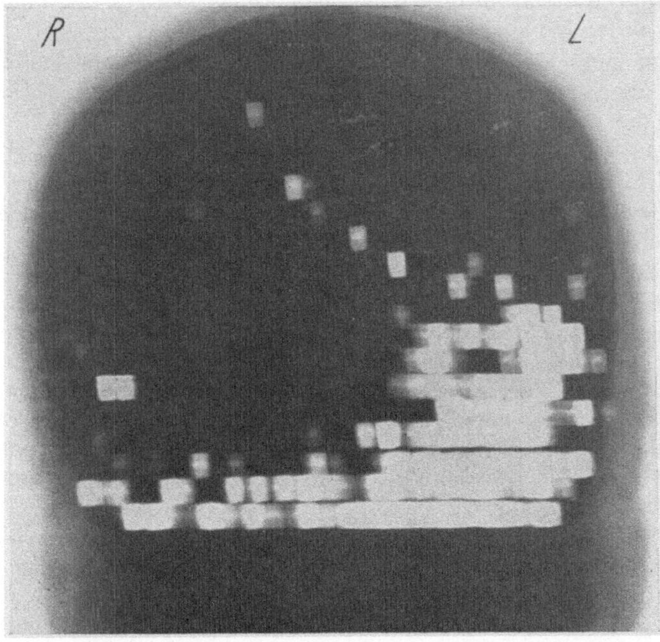

Abb. 3.
Abb. 2 und 3. Scintigraphischer Befund bei einem 47jährigen Patienten, dem ein gut enteneigroßes polymorphzelliges Glioblastom aus dem mittleren und unteren Drittel des Temporallappens exstirpiert wurde.

Es kann hier auf technische Einzelheiten, wie etwa die Verwendung eines Spektrometerkristalles, eines geeigneten Kollimators, eines Ein-Kanal-Diskriminators * und eines Integriergerätes, nicht eingegangen werden. An dieser Stelle ist jedoch ganz besonders auf den außerordentlichen Wert eines geeigneten Verstärkers hinzuweisen *, der nach Wahl in den verschiedenen nicht-linearen Abschnitten einer Röhren-Charakteristik arbeitet und der damit die Helligkeit der Lichtquelle in bestimmter kontrastverstärkender Weise steuert (*C. Winkler*).

Ergebnisse

Bei der Beschreibung der scintiographischen Befunde ist die Filmschwärzung im unteren Schädelbereich näher zu erläutern. Sie ist in Abb. 1 demonstriert, wo ihre obere Grenze, die in Höhe der Schädelbasis verläuft, sich deutlich darstellt. Es handelt sich dabei um einen Befund, der bei allen Patienten, die mit radioaktiven Substanzen untersucht werden, zu erheben ist. Er scheint auf der unterschiedlichen Blutfülle der verschiedenen Gewebe zu beruhen; denn bei näherer Untersuchung gewinnt man den Eindruck, daß sich hier die gut durchbluteten Schleimhäute des Nasen-Rachenraumes scintiographisch darstellen. Untersucht man noch weiter caudalwärts, so steigen schließlich die Impulsraten stark an und finden — bei den Patienten mit RISA-Diagnostik — schließlich ein Maximum über der Schilddrüse, die das beim physiologischen Abbau des J-131-Albumins freiwerdende aktive Jod speichert.

Sitzt der anreichernde Tumor basisnäher, dann verschmelzen subbasale normale und intracranielle pathologische Anreicherungszonen im Scintiogramm (siehe Abb. 2 und 3).

Aus diesem Grunde wird die Isotopendiagnostik von Tumoren, die der Schädelbasis flach anliegen, wie etwa eines Hypophysentumors, immer schwierig bleiben, wenn nicht excessiv stark tumortrope Substanzen gefunden werden.

Als Beweis für vermehrtes Einwandern von radioaktiver Substanz in das peritumoröse Gewebe könnte man die scintiographischen Befunde der Abb. 8 und 9 betrachten; denn obwohl der Tumor — eine Hypernephrom-Metastase — eine Kugelform von 3 cm Durchmesser aufwies, zeigt das Scintiogramm ein langgestrecktes Anreicherungsareal. Man könnte diesen bemerkenswerten Befund vielleicht damit erklären, daß sich das aktivitätsspeichernde Ödem vorwiegend im Gyrus praecentralis ausgebreitet hat, dessen topographische Lage mit der Anreicherungszone übereinstimmt (siehe seitliches Scintiogramm!).

Von 20 untersuchten Fällen ist in Hinsicht auf Vorhandensein und Sitz die Diagnose zehnmal positiv richtig gewesen. Es handelt sich um 6 Glioblastome bzw. -recidive, 1 cystischen Hypophysentumor, 1 Meningeom, 1 Hypernephrom-Metastase und 1 cystisches Plexuspapillom. Ebenfalls rich-

---

* Wir danken der Firma Friesecke & Höpfner, die uns die Geräte freundlicherweise zur Verfügung stellte.

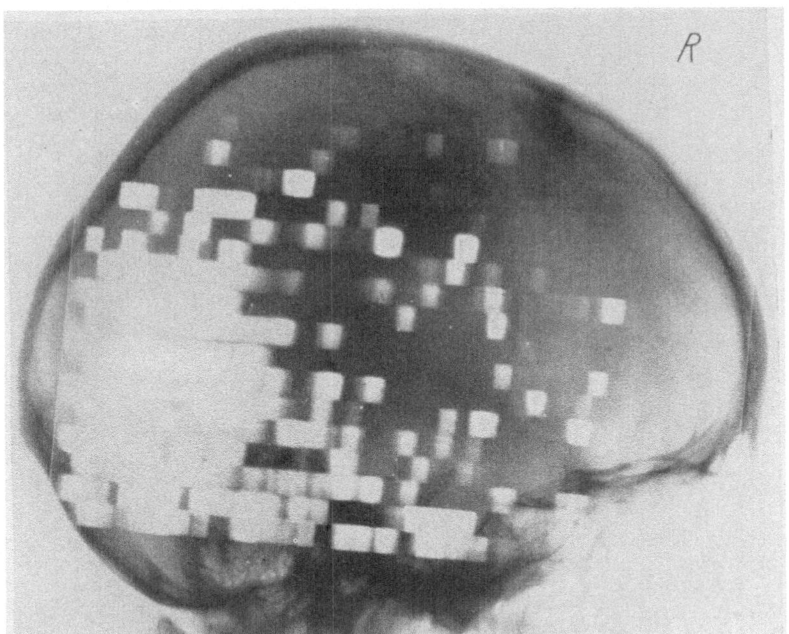

Abb. 4.

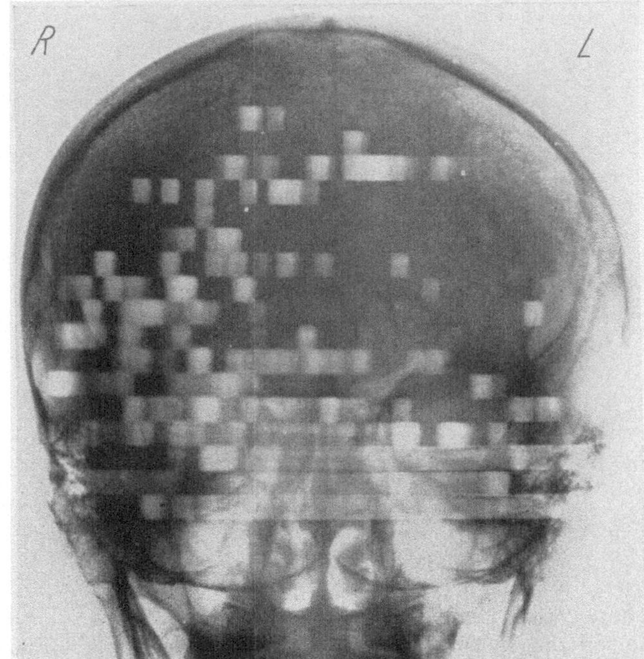

Abb. 5.

Abb. 4 und 5. RISA-Anreicherung in einem occipital gelegenen Glioblastom, welches auf Grund des arteriographischen Befundes weiter parietal vermutet worden war.

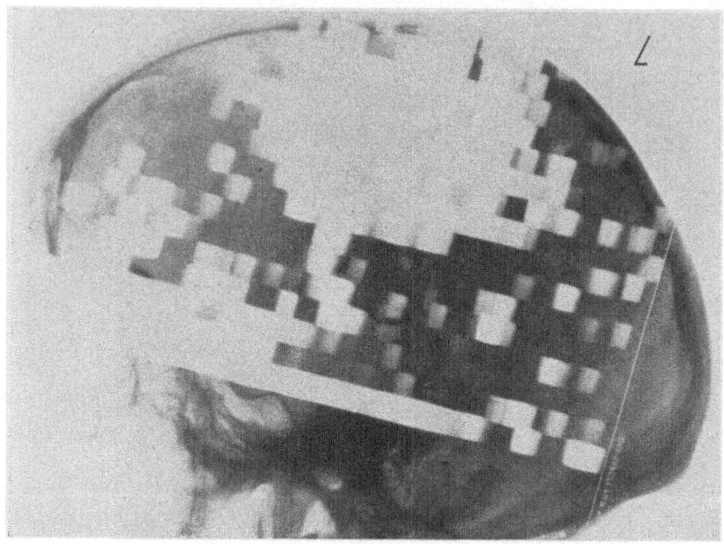

Abb. 6.

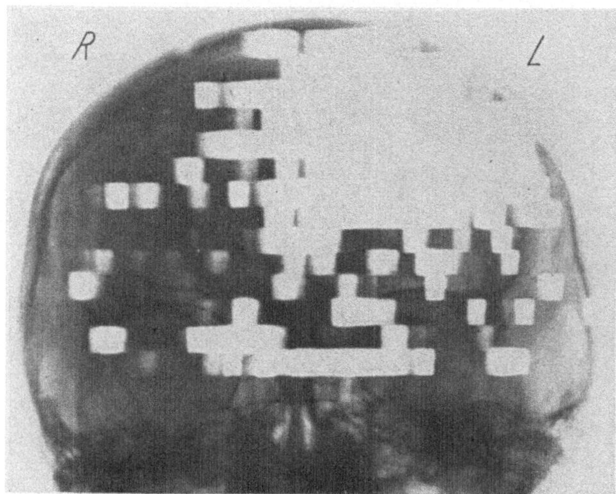

Abb. 7.

Abb. 6 und 7. Befund bei einem Konvexitätsmeningeom des oberen und mittleren Drittels der Zentralwindung.

tig war die negative Diagnose bei zwei weiteren Fällen, die entweder klinisch oder operativ keinen Anhalt für einen Tumor boten.

Negativ und falsch verliefen die Untersuchungen bei einem Schmetterlingsgliom und drei einseitig gelegenen polymorphzelligen Glioblastomen. In den übrigen Fällen war der Befund nicht signifikant.

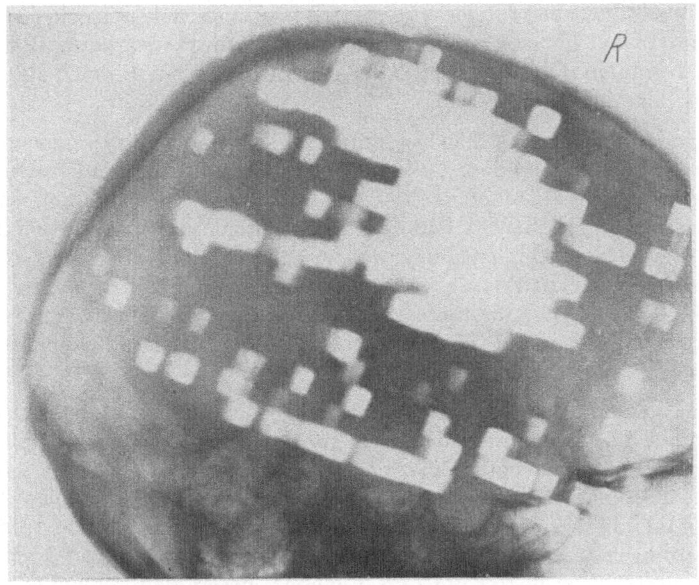

Abb. 8.

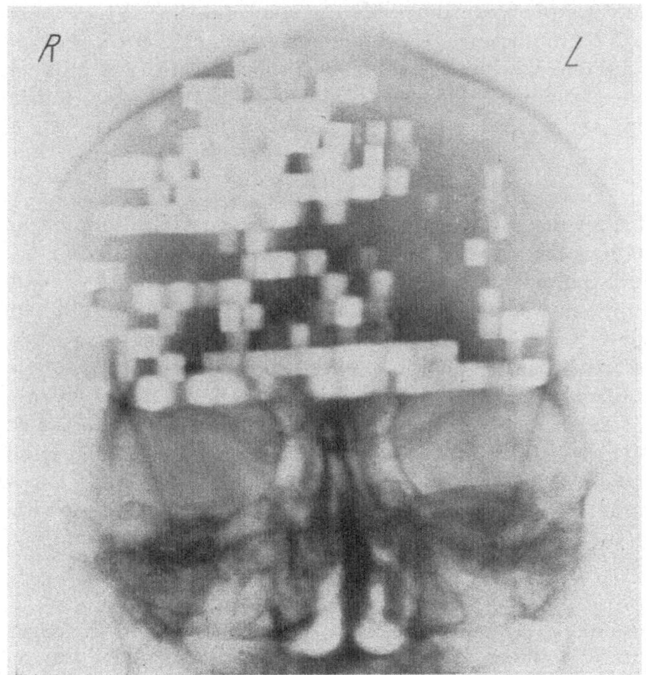

Abb. 9.

Abb. 8 und 9. RISA-Anreicherung in einer Hypernephrom-Metastase der oberen Hälfte der Zentralwindung sowie im peritumorösen Gewebe (siehe Text).

Eine positive, aber falsche Diagnose bietet sich gelegentlich an, wenn bei entsprechend hoher Empfindlichkeit der Kontrastverstärkereinstellungen sich im frontalen Bild eine Aktivitätskonzentrierung im Bereich des Sinus sagittalis darstellt.

Die Messung der Aktivitätskonzentration von operativ gewonnenem gesundem und pathologischem Gewebe entsprach ungefähr den Erwartungen. Die Aktivität im Tumorgewebe war tatsächlich höher als in gesundem Hirngewebe der gleichen Patienten. Der Anreicherungsfaktor bewegte sich bei den einzelnen Untersuchungen zwischen 2 und 8. Auch im peritumorösen Gewebe konnte eine Aktivitätsanreicherung nachgewiesen werden, was auf Grund einiger scintiographischer Befunde schon vermutet worden war. Jedoch überstieg bei den gemessenen Proben der Anreicherungsfaktor hier einen Wert von 2 nicht.

Es wurde nicht nur Gewebe von solchen Patienten untersucht, denen nur einmal RISA injiziert worden war, bei denen also zwischen Applikation und Gewebsentnahme ein größerer Zeitraum verstrich, sondern auch von solchen Patienten, denen RISA ein oder zwei Tage vor der Operation ein zweites Mal injiziert worden war, so daß man wie zur scintiographischen Untersuchung mit einem Maximum der Anreicherung rechnen konnte. In diesen Fällen lag der Faktor um 2 bis 3. Neben diesem deutlichen Differieren der Anreicherungsfaktoren bei den Gewebsuntersuchungen fiel außerdem auf, daß sich das oben erwähnte Meningeom und die Hypernephrom-Metastase schon 12 Stunden, die Glioblastome meist erst am 2. Tag post injectionem darstellten. Über eine charakteristische Form der Albuminaufnahme in einzelnen Tumorarten kann jedoch wegen der geringen Fallzahl keine Aussage gemacht werden.

Zusammenfassung

Es wird über die extracorporale Diagnostik von Hirntumoren unter Verwendung von selbst markiertem J-131-Humanalbumin berichtet. Bei der Meßmethodik handelt es sich um die Scan-Technik, die unter Verwendung eines bestimmten Kontrastverstärkers durch die sogenannte Photogammagraphie ergänzt wird. Bei 20 Patienten wurde die Diagnose zwölfmal richtig, viermal falsch und viermal nicht eindeutig genau hinsichtlich Vorhandensein, Sitz und Ausdehnung des Hirntumors gestellt. Bei den Gewebsuntersuchungen fanden sich unabhängig vom Intervall zwischen Injektion und Gewebsentnahme in der Tumorsubstanz bis zu achtmal mehr Radioaktivität als in gesundem Hirngewebe. Eine artcharakteristische Form der Anreicherungszeiten kann bei der geringen Zahl der Fälle nicht gesichert werden, wenngleich auch einige auffällige Unterschiede beobachtet wurden.

Summary

The extracorporal diagnosis of cerebral tumours by means of human albumin "tagged" with I^{131} was described. The method of estimation uses a scanning technique which employs as its end-point a definite degree of contrast achieved by so-called "photogammagraphy".

Among 20 patients the diagnosis was correct in twelve, wrong in four, and indefinite in four in respect of the presence, the site and the extent of the tumours. Examination of the tissue showed no relationship between the interval between injection and assay of the tumour. There was up to 8 times as much radioactivity in the tumour substance as in the normal tissue. In view of the small numbers of cases it was not possible to define different speeds of take up of the albumin in different types of tumour, although among these cases pronounced differences were observed.

Résumé

Communication sur le diagnostic extracorporal des tumeurs cérébrales au moyen d'albumine humaine I^{131}. La méthode de mensuration utilise le «scanning», qui est complété par la photogammagraphie, moyen de renforcement d'un contraste déterminé. En ce qui concerne l'existence, la localisation et l'étendue de la tumeur, le diagnostic a été exact en 12 cas, faux en 4 cas et incertain en 4 cas sur un total de 12 malades. L'examen du tissu montrait que la radioactivité de la substance tumorale est 8 fois plus élevée que celle du tissu cérébral normal. Ceci est indépendant de l'intervalle entre l'injection et le prélèvement du tissu. Il est difficile, vu le petit nombre des cas, de préciser le caractère spécifique des temps d'enrichissement pour les différentes formes de tumeur. On a pourtant observé quelques différences remarquables.

Riassunto

Si riferisce sulla diagnosi dei tumori cerebrali a mezzo di siero albumina umana marcata (I^{131}).

E stata utilizzata la „Scanningtechnic", la cui efficacia è aumentata dalla fotogammagrafia con uno speciale contrasto. Su 20 pazienti si ottenne una diagnosi giusta in 12, in 4 fu incerta ed in 4 errata.

Dal tessuto prelevato, indipendentemente dall'intervallo fra iniezione e biopsia, si riscontrò che la radioattività superava di 8 volte quella del tessuto cerebrale normale.

Resumen

Se describe un método para el diagnóstico extracorpóreo de los tumores cerebrales por medio de albúmina humana I^{131}. Se emplea una técnica de detección que marca el diferente grado de contraste por la „fotogammagrafía".

En un total de 20 enfermos se obtuvo un diagnóstico correcto en 12, erróneo en 4 y en otros 4 indefinido, en relación a la presencia, extensión y localización de los tumores. El examen del tejido mostró que la radioactividad del tejido tumoral es ocho veces más elevada que la del tejido cerebral normal e independiente del intervalo entre la inyección y la toma del tejido. Dado el pequeño número de casos es difícil precisar las diferencias en la toma de la albúmina radioactiva entre los diferentes tipos tumorales, aunque parecen existir diferencias acusadas.

Literatur

Allen, H. D. jr., *F. J. Kelly* und *J. A. Greene,* Observations on the nodular thyreoid gland with the gammagraph. J. Clin. Endocr., Springfield, *12* (1952), 1356 bis 1372. — *Bauer, F. K., W. E. Goddwin, R. L. Libby* und *B. Cassen,* Visual delineation of thyreoid glands in vivo. J. Laborat. Clin. Med., S. Louis, *39* (1952), 153 bis 158. — *Bender, M. A.,* Photoscanning Detection of Radioactive Tracers in vivo. Science *125* (1957), 443—444. — *Chou, S. N., J. B. Aust, G. E. Moore* und *W. T. Peyton,* Radioactive Iodinated Human Serum Albumin as Tracer Agent for

Diagnosting and Localizing Intracranial Lesions. Proc. Soc. Exper. Biol. Med., N. Y., 77 (1951), 193. — *Davis, L., J. Martin, M. Ashkenazy, G. V. Le-Roy* und *T. Fields,* Radioactive Dijodofluorescin in Diagnosis and Localisation of C. N. S.-Tumors. J. Amer. Med. Ass. *144* (1950), 1424—1432. — *Moore, G. E.,* Use of Radioactive Di-Jodo-Fluorescin in Diagnosis and Localisation of Brain Tumors. Science *107* (1948), 569—571. — *Moore, G. E., C. M. Caudill, J. F. Marvin, J. B. Aust, S. N. Chou* und *G. A. Smith,* Clinical and experimental Studies of Intracranial Tumors with Fluorescin Dyes. With an Additional Note Concerning the Possible Use of K^{42} and Iodine 131 Tagged Human Albumin. Amer J. Roentgenol. *66* (1951), 1—8. — *Winkler, C.,* im Druck. — *Mundinger, F.,* Die Diagnostik mit künstlich radioaktiven Isotopen bei raumverdrängenden cerebralen Prozessen. Med. Klin. *48* (1957), 2065—2073.

Aus der Chirurgischen Universitätsklinik Heidelberg
(Direktor: Prof. Dr. *K. H. Bauer*)

Zur Technik der kombinierten chirurgisch-radiologischen Behandlung beim Glioblastoma multiforme

Von

E. Klar

Mit 4 Textabbildungen

Unsere Methode * der kombinierten Behandlung des Glioblastoma multiforme in Form der intracavitären Bestrahlung der Tumorhöhle nach Ausschälung des Tumors mit radioaktivem Co^{60}, die zu keinen erkennbaren oder auch nur vermutbaren schädlichen Begleiterscheinungen führt, führte in der ursprünglichen Ausführung zu einer unerwünschten, zwangsweise gegebenen Strahlenbelastung des Operateurs.

Durch eine Verbesserung der Technik, wie Anlegen der Duranaht vor dem Einführen der Perlen, die später durch den Kreuzschnitt eingelegt werden, Vorbereitung der Knochennaht u. a. m., ist es gelungen, die Strahlenbelastung für den Operateur und seine Assistenten herabzusetzen. Sie betrug auf der Vorderseite des Rumpfes in Höhe des Schwertfortsatzes gemessen im Mittel 50 mr für eine Operation. Bei einer höchstzulässigen Strahlendosis von 100 mr pro Tag und bei dauernder Beschäftigung mit Strahlen auch 100 mr pro Woche heißt dies, daß durch einen derartigen Eingriff 50% der höchstzulässigen Strahlendosis vergeben sind.

Eine Operationsgruppe wird daher maximal wöchentlich zwei Glioblastome mit der geschilderten Technik mit radioaktiven Co^{60}-Kobaltperlen behandeln können. Da die neurochirurgische Operationsgruppe aber außerdem noch durch die Röntgentechnik einer Strahlenbelastung ausgesetzt ist, liegt die Höchstzahl praktisch bei einem Fall pro Woche. Das wird zwar in den meisten Fällen ausreichen, doch ist es aus prinzipiellen Gründen sehr anzustreben, die Strahlenbelastung möglichst weit unter der höchstzulässigen Dosis zu halten.

Aus diesem Grund haben wir in jüngster Zeit unsere Technik erneut modifiziert. Obwohl wir mit dieser neuen Technik noch nicht genügend Erfahrung sammeln konnten, führt sie zu so einer erheblichen Senkung der

---

* Diese Methode ist in Zusammenarbeit mit dem Czerny-Krankenhaus für Strahlenbehandlung der Universitätsklinik Heidelberg (Direktor: Prof. Dr. *J. Becker*) entwickelt worden. Herrn Privatdozent Dr. *K. E. Scheer* danke ich für seine Mitwirkung.

Strahlenbelastung der Operationsgruppe, daß wir sie im Prinzip kurz vortragen wollen.

Die Einlage der Co^{60}-Perlen erfolgt jetzt nicht mehr während der Operation bevor die Schädelkalotte geschlossen wird, sondern als letzter Griff nach Beendigung der Gesamtwundnaht. Hierzu ist es allerdings erforderlich, dafür zu sorgen, daß die Perlen „blind" eingeführt werden und dennoch an den richtigen Ort zu liegen kommen. Vor Verschluß der Dura

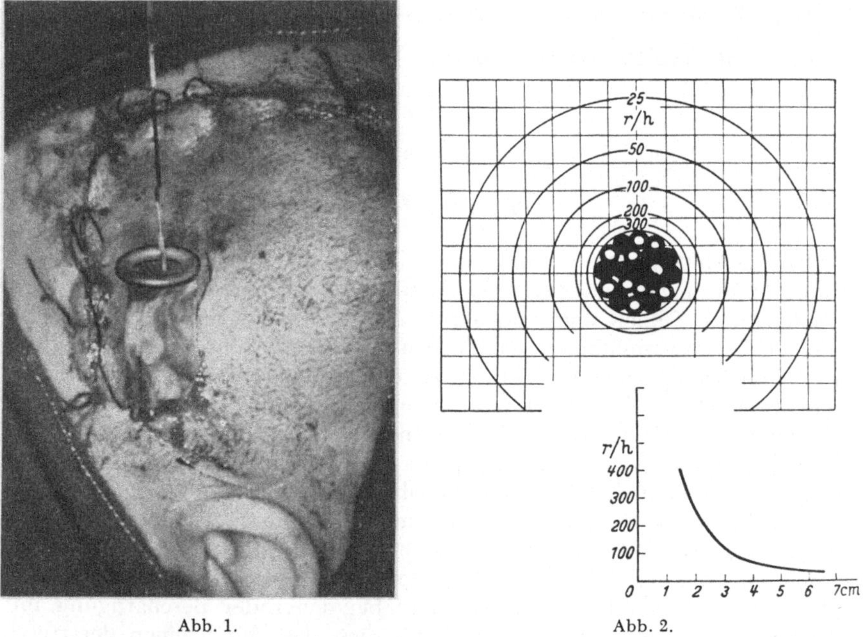

Abb. 1.   Abb. 2.

Abb. 1. Operationsbild nach Beendigung der Operation. Der schlauchförmige Ansatz des Ballons ragt aus dem Wundschlitz heraus.

Abb. 2. Dosisverteilung in der Umgebung einer kugelförmig zusammengelegten Perlenkette aus 25 Kobaltperlen von je 4 mC und 25 inaktiven Plexiglasperlen.

wird ein spezieller kleiner Gummiballon mit einem etwa 6 cm langen Ansatz mit 30 ccm Mucilago gefüllt und in das Wundbett, aus dem der Tumor abgetragen wurde, eingelegt. Das Ende des zugebundenen Ballons wird dann durch den Kreuzschnitt in der Dura und die Trepanationsöffnung im Knochen nach außen geführt (Abb. 1). Dieser Ballon sorgt dafür, daß an der richtigen Stelle ein genügend großes Volumen zur Einführung der Perlen freigehalten wird. Ist nun die Operationswunde vollständig durch die Naht versorgt, so wird das aus dem Haut-Galeaschlitz heraushängende Ende des Ballons aufgebunden und ein Introduktor nach Art des intrauterinen Introduktors für die Co^{60}-Perlen eingeführt. Durch diesen Introduktor läßt man jetzt die vorbereitete Perlenkette gleiten. Dabei entleert sich aus dem Ballon die leicht viscöse Mucilagofüllung, die zugleich als

Gleitmittel dient und verhindert, daß die Perlen vorher im Hals des Gummiballons steckenbleiben oder beim späteren Entfernen aus dem Ballon zu einer Invagination des letzteren führen.

Steht ein Schirmbildverstärker zur Verfügung, so läßt sich das Einführen der Perlen besonders elegant kontrollieren. Man setzt dem Mucilago, mit dem der Ballon gefüllt wird, ein jodhaltiges Kontrastmittel in etwa 1%iger Konzentration zu. Der Gummiballon ist dann bei Durchleuchtung im Schirmbildverstärker ohne Schwierigkeit als leichter Kontrast zu erkennen, in dem als stärkerer Kontrast die Perlen bei ihrer Einführung sichtbar werden. Man kann sich auf diese Weise auch optisch davon überzeugen, daß der Ballon durch das Einführen der Kobaltperlen in keiner Weise aus seiner Lage verändert wird. Die Entfernung erfolgt so, daß zunächst die Perlen wie bisher am heraushängenden Faden aus dem Ballon gezogen werden, was dank der Gleitmittelreste keine Schwierigkeiten bereitet. Daran schließt sich die Entfernung des Ballons, der in leerem Zustand wegen der dünnen Wandstärke mit Leichtigkeit herausgenommen werden kann. Steht kein Schirmbildverstärker zur Verfügung, so läßt sich der eben geschilderte Vorgang natürlich auch mit einer gewöhnlichen Durchleuchtungseinrichtung beobachten, doch ist hierzu wegen der Notwendigkeit, sie am liegenden Patienten vorzunehmen und der erforderlichen Dunkeladaption, der Aufwand etwas größer.

Wir haben, wie schon gesagt, mit dieser neuen Modifikation noch nicht genügend Erfahrung um sagen zu können, daß sie in allen Fällen ohne Schwierigkeiten verwendbar ist, doch scheint uns der Gesichtspunkt, daß die Strahlenbelastung des Operateurs bei ihrer Anwendung auf den zehnten Teil reduziert werden kann, so bedeutsam, daß es gerechtfertigt erscheint, auf sie schon jetzt hinzuweisen.

Die Gesichtspunkte, die uns vor mehr als 6 Jahren zur Entwicklung der Methode der postoperativen Kontaktbestrahlung des Glioblastoma multiforme mit Kobaltperlen veranlaßt haben, sind in der letzten Zeit in der Literatur zum Teil fehlerhaft dargestellt und interpretiert worden, so daß ich sie noch einmal kurz umreißen will.

Im Gegensatz zu einer Tumorspickung mit radioaktiven Drähten führt unsere Kontaktbestrahlung zu einer sehr viel gleichmäßigeren Dosisverteilung. Wie aus der folgenden Abbildung (Abb. 2) hervorgeht, liegt bei der von uns generell verwendeten Zahl von 25 aktiven und 25 inaktiven 6-mm-Perlen die 50%-Isodose 9 mm unter der Oberfläche. Unter diesen Bedingungen und mit der von uns entwickelten Dosierung wird weder ein 2 cm breiter Nekrosestreifen hervorgerufen, wie dies kürzlich behauptet wurde, noch bleiben Tumorrandgebiete ungenügend bestrahlt, wie dies von anderer Seite befürchtet wird.

Wir halten die operative Entfernung des Tumors unter anderem auch deshalb für wichtig, weil dadurch die Grenze des Tumors sicher erkannt werden kann. Ist die Entfernung des Tumors aber vollzogen, so gibt es keine radiologische Methode, die zu einer so gleichmäßigen Ausstrahlung eines ausreichend breiten Saumes führt, wie die geschilderte Kontaktbestrahlung.

Schließlich ist neben allen theoretischen Erörterungen über den Wert einer Behandlungsmethode nur das Behandlungsergebnis ein wirklicher Maßstab für ihre Brauchbarkeit und gerade hier können wir einige Zahlen anführen (Abb. 3 und 4).

Durchschnittliche postoperative Überlebensdauer

Bei 68 mit Co^{60} behandelten Glioblastomen $=$ 437,6 Tage
Bei 8 mit Co^{60} behandelten Glioblastomen
   die zwei Jahre überlebten $=$ 1648,5 *Tage*

Bei 40 operierten Glioblastomen ohne $Co^{60} =$ 144,6 Tage

Abb. 3.

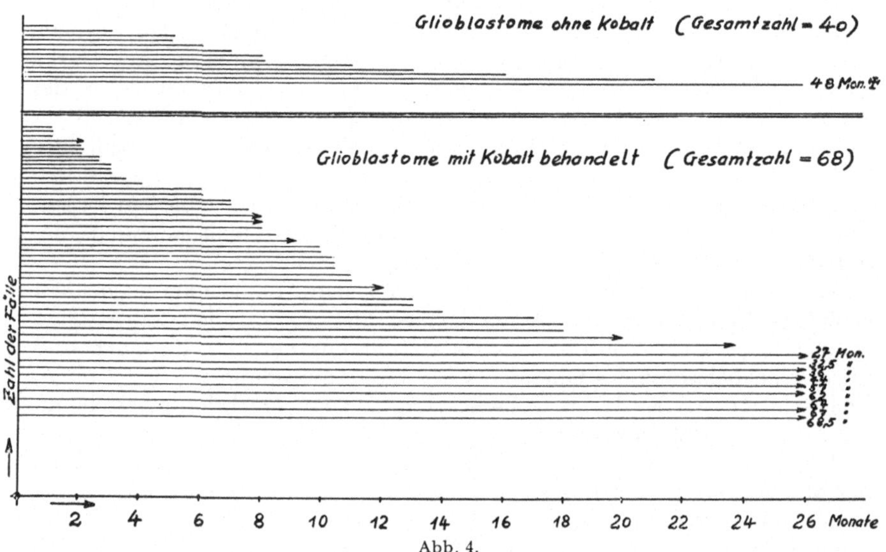

Abb. 4.

Zusammenfassung

Unsere seit 1952 geübte kombinierte chirurgisch-radiologische Behandlung des Glioblastoma multiforme mit radioaktivem Co^{60} belastete das neurochirurgische Operationsteam mit einer relativ hohen Strahlendosis. Um die Strahlenbelastung zu vermindern, erfolgt nunmehr die Einlage der Radio-Kobaltperlen gewissermaßen als letzter Griff nach Beendigung der Operation. Nach Exstirpation des Tumors wird ein spezieller kleiner, mit 30 ccm Mucilago angefüllter Gummiballon in das Tumorgebiet eingelegt, so daß der 6 cm lange Ansatz durch einen Kreuzschnitt in der Dura und durch ein Bohrloch nach außen geleitet wird. Nach Beigabe eines Kontrastmittels in die Mucilagolösung kann die Lage des Ballons mit einem Schirmbildverstärker optisch kontrolliert werden. Nach Beendigung der Galeahautnaht wird mit Hilfe eines Introduktors die vorbereitete Perlenkette durch den Ansatz in den Ballon eingeführt, wobei sich die Mucilagofüllung entleert. Die Mucilagofüllung ermöglicht als Gleitmittel ein reibungsloses

Einführen der Perlenkette. Auf diese Weise konnte die durchschnittliche Strahlenbelastung, die vorher bei 50 mr lag, auf ein Zehntel reduziert werden. Die durchschnittliche Überlebenszeit bei den 68 kombiniert chirurgisch-radiologisch Behandelten beträgt 437,6 Tage (bei 8, die mehr als 2 Jahre überlebten 1648,5 Tage), in 40 Fällen, bei denen der Tumor lediglich exstirpiert (keine Radio-Co^{60}-Einlage!) wurde, 144,6 Tage.

Summary

Our technique of surgery combined with radiation by means of Co^{60} of glioblastomas employed since 1952, meant a relatively high dosis of radiation for our personnel. To reduce this hazard, the introduction of Co is now done as a last act after the end of operation. After extirpation of the tumor, a rubber balloon is introduced into the cavity, filled with mucilago, so that the neck emerges through the dura and a burr hole. If a contrast medium is added to the mucilago, its position can be controlled radiologically. After closure of the skin, the Co pearls are introduced, evacuating at the same time the mucilago, the latter acting to favor the introduction. Thus radiation was diminished from about 50 mr to about a tenth of this value. Mean survival time for patients operated and radiated is of 437,6 days (68 combined operations), and for 8 that survived more than 2 years (1648,5 days). In 40 cases where only the tumor was extirpated survival time was of 144,6 days.

Résumé

Le traitement chirurgical-radiologique combiné du glioblastome multiforme au moyen de Co radioactif, que nous préconisons depuis 1952, charge le team neurochirurgical d'une dose de rayons relativement élevée. Dans le but de diminuer cette charge radioactive, la mise en place des perles de radio-cobalt se fait maintenant au dernier moment, après la fin de l'intervention.

Une fois la tumeur extirpée, l'on place un petit ballon en caoutchouc rempli de 30 cc de mucilage dans le lit tumoral. Le tuyau du ballon, long de 6 cm, passe à travers une incision en croix de la dure mère et à travers un trou de trépan. Un produit de contraste, ajouté à la substance de mucilage, permet de contrôler la position du ballon au moyen d'un renforçateur de brillance. Après la suture de la galéa, l'on introduit la chaîne des perles de cobalt dans le ballon à l'aide d'un introducteur. A ce moment le mucilage se vide. Il facilite l'introduction et l'enlèvement de la chaîne de perles. Cette technique a permis de diminuer la charge radioactive moyenne, auparavent près de 50 mr, à $^1/_{10}$. Dans 68 cas, traités par la technique combinée, la survie moyenne est de 437,6 jours (dans 8 cas, qui survécurent plus de 2 ans, de 1648,5 jours). Dans 40 cas, traités par exérèse simple de la tumeur sans radio-cobalt, la survie moyenne est de 144,6 jours.

Riassunto

Il trattamento combinato del glioblastoma multiforme, adoperato fin dal 1952, sottopone il team neurochirurgico ad una relativamente alta dose di irradiazioni (Co^{60} radioattivo). Per diminuire tale dose, la immissione delle perle di radiocobalto viene rimandata a dopo il termine della operazione chirurgica. Asportato il tumore, viene inserito nel cavo un palloncino di gomma contenente 30 cc. di mucillaggine, e provvisto di un tubicino lungo 6 cm., che affiora all'esterno traverso una incisione separata della dura. La sede del palloncino può essere controllata radiologicamente aggiungendo alla mucillaggine una sostanza radioopaca. Terminata la sutura galea-cute, si immette la catenina di perle di radio cobalto traverso il tubicino, che sbocca nel pattoncino, e dal quale fuoriuscirà il contenuto di mucillaggine (favorendo lo scorrimento delle perline). La dose di irradiazioni, cui il team è sottoposto, viene con questo metodo, ridotta ad $^1/_{10}$. La durata media della vita dei pazienti, sottoposti a questo trattamento, fu di 437,6 giorni (in 2 fino a 1648 giorni). In 48 casi, in cui venne fatta la sola asportazione del tumore, la sopravvivenza media fu di 144,6 giorni.

Resumen

Nuestra técnica quirúrgica en combinación con irradiación con Co^{60} para los glioblastomas significaba una dosis relativamente elevada de irradiación para el personal. Para reducir este peligro, la introducción del cobalto se efectua como último acto al final de la operación. Después de la extirpación del tumor se introduce un balon de goma lleno de mucilago de tal manera que el cuello emerga a través de la dura y de un orificio de trepanación. Si se añade un medio de contraste, la posición del balon puede ser controlada radiologicamente. Después del cierre de piel se introducen las perlas de cobalto, evacuando al mismo tiempo el mucilago, que favorece la introducción. De esta manera la irradiación del personal disminuyó de aprox. 50 mr a un décimo de este valor. El tiempo medio de supervivencia de 68 pacientes operados e irradiados fue de 437,6 dias y de 8 pacientes que vivieron mas de 2 años 1648,5 dias. En 40 casos donde solamente se extirpó el tumor, el tiempo de supervivencia ha sido de 144,6 dias.

Literatur

Becker, J., und *K. E. Scheer,* Strahlentherapeutische Anwendung von radioaktivem Kobalt in Form von Perlen. Strahlentherapie *84,* 4 (1952), 540—547. — *Becker, J.,* und *K. E. Scheer,* Neue Gesichtspunkte zur Strahlenbehandlung des Blasencarcinoms. Zschr. Urol. *46* (1953), 161—170. — *Buchtala, V.,* Die Strahlenbehandlung der malignen Hirntumoren. Strahlentherapie *91* (1953), 528—530. — *Hirschauer, A.,* Ergebnisse mit Pendelbestrahlung bei Hirntumoren. Strahlentherapie *87* (1952), 209—223. — *Klar, E., J. Becker* und *K. E. Scheer,* Eine kombinierte chirurgisch radiologische Behandlung beim Glioblastoma multiforme, mit radioaktivem Kobalt Co^{60}. Langenbecks Arch. klin. Chir. *280* (1954), 55—65. — *Kroll, F. W.,* Über eine neuartige Methode der Radiumbestrahlung intra operationem bei Großhirngliomen. Langenbecks Arch. klin. Chir. *264* (1950), 410 bis 414. — *Mundinger, F.,* Beitrag zur Dosimetrie und Applikation von Radio-Tantal (Ta[182]) zur Langzeitbestrahlung von Hirngeschwülsten. Fortschr. Röntgenstr. *89,* 1 (1958), 86—91. — *Sachs, E.,* The treatment of glioblastomas with radium. J. Neurosurg., Springfield, *11* (1954), 119—121. — *Scholz, W.,* Über die Empfindlichkeit des Gehirns für Röntgen- und Radiumforschung. Klin. Wschr. *1935,* 189—193. — *Winter, J. G. de,* A small volume high-dose technique for the x-ray treatment of some brain tumors. Brit. J. Radiol. *26* (1953), 22—31.

Aus der Neurochirurgischen Universitätsklinik Freiburg im Breisgau (Direktor: Prof. Dr. *T. Riechert*) und der Neuropathologischen Abteilung (Prof. Dr. *H. Noetzel*) des Pathologischen Institutes der Universität Freiburg (Direktor: Prof. Dr. *F. Büchner*)

Erfahrungen mit der lokalisierten Bestrahlung von malignen Hirngeschwülsten mit Radio-Isotopen*

Von

F. Mundinger, H. Noetzel und **T. Riechert**

Mit 5 Textabbildungen

Das Ausmaß einer biologischen Strahlenreaktion steigt mit zunehmender Strahlendosis an. Demgemäß kann, auf die Strahlenbehandlung der Glioblastome und anderer entarteter Hirngeschwülste übertragen, angenommen werden, daß auch die Überlebensrate neben anderen Faktoren eine gewisse Abhängigkeit von der Höhe der an den Tumor herangebrachten Herddosis zeigt. Da es aus den bekannten Gründen nun bei der konventionellen Röntgen-Tiefentherapie oftmals schwierig ist, eine optimale Tumor-Herddosis zu erreichen, haben wir in den letzten Jahren die lokalisierte, interstitielle Bestrahlung mit überwiegend Gamma-strahlenden energiereichen künstlich-radioaktiven Isotopen in den Behandlungsplan der Hirntumoren mit eingebaut (*Riechert* und *Mundinger*, 1955). Mit ihnen ist es möglich, umschrieben und unabhängig von der morphologischen Struktur, einen Zelluntergang zu bewirken, da der Strahler, also der Ort der maximalen Herddosis, im Tumor selbst liegt. Nach unseren Erfahrungen spielen auch hierbei Faktoren, wie die Strahlensensibilität oder Strahlenresistenz, nicht in demselben Maße eine Rolle wie bei der Röntgentherapie. Abhängig von der physikalischen Charakteristik, der Art, Energie und von der Dosierung des interstitiell eingebrachten Strahlers ist nämlich die Läsionsgröße vorher zu definieren, wobei z. B. der steile Dosisabfall des Radio-Cobalt (Co^{60}) sich günstig auswirkt. Bei der Verwendung der energiereichen radioaktiven Gammastrahlen müssen wir jedoch berücksichtigen, daß infolge der mittleren spezifischen Ionendichte höhere Dosen zu verabreichen sind. Vorteilhaft ist ferner, daß der Knochenabsorptionsfaktor gegenüber der Röntgenstrahlung kleiner und, wie wir immer wieder gesehen haben, die akute lokale und allgemeine Strahlenreaktion deutlich geringer ist.

Zur Anwendung kamen, abhängig von der Art, Größe und Lokalisation des Tumors, Radio-Gold (Au^{198}), das bei kleinen Resttumoren oder zur

---

* Mit Unterstützung der Deutschen Forschungsgemeinschaft.

11a*

Sicherheitsbestrahlung als Graphit-Adsorbat permanent infiltriert wurde (*Mundinger*, 1956), Radio-Cobalt (Co⁶⁰), das als kleine Einheiten in Form einer Punktionsnadel zur Kurzzeitbestrahlung in mehreren Sitzungen eingelegt wurde (*Mundinger* und *Riechert*, 1955); und Radio-Tantal (Ta¹⁸²), mit dem der Tumor während der Operation zur kontinuierlichen Langzeitbestrahlung gespickt wurde (*Mundinger*, 1958).

Hinsichtlich der unterschiedlichen Applikationstechniken und der Dosierung verweisen wir auf unsere früheren Veröffentlichungen. Wir möchten nur wiederholen, daß wir Radio-Gold und Radio-Cobalt erst postoperativ nach abgeschlossener Wundheilung in den mit inaktivem Tantalpulver röntgenkontrastrierend gemachten Tumor einlegen, um dadurch Wundheilungsstörungen zu vermeiden. Lediglich in einem Fall kam es nach einer Cobalteinlage durch Superinfektion der Punktionsstelle zu einer Abszedierung in die Tiefe. Das manchmal an der Kopfschwarte zu beobachtende lokale Strahlenödem leichten Grades war durch Salbenverbände immer gut zu beherrschen. Ein Abbruch der interstitiellen Strahlenbehandlung war aus diesem Grund in keinem Falle erforderlich. Die postoperative Anwendung der Strahler nach abgeschlossener Wundheilung hat aber auch den Vorteil, daß die beim Umgang mit z. B. Radio-Cobalt erforderlichen umfangreichen Strahlenschutzmaßnahmen besser zu bewerkstelligen sind. Bei unserer Applikationseinrichtung für die Radio-Cobalt-Einlage (70 und 100 mC) sind die genetischen Organen des Operateurs vollständig geschützt, die Exposition des Unterarms beträgt nur 2 mr pro Sitzung.

Ergebnisse

Wie sind nun unsere bisherigen Erfahrungen mit der lokalisierten interstitiellen Bestrahlung? In den letzten 6 Jahren haben wir in 225 Eingriffen künstlich radioaktive Isotope in Tumoren eingebracht. — Im folgenden werden die Erfahrungen von 105 Eingriffen an der Hypophyse, die an anderer Stelle bereits mitgeteilt sind (*Riechert* und *Mundinger*, 1957), nicht mitberücksichtigt. — Von den 120 Bestrahlungseingriffen bei 67 Patienten mit malignen Hemisphärentumoren wurden 81 Bestrahlungen bei 43 Patienten statistisch ausgewertet, denn nur von ihnen waren vollständige Katamnesen zu erhalten. Stichtag für die Ermittlung der Überlebenszeit war der 30. VI. 1958. Die Bestrahlungen waren jeweils am 31. XII. 1957 abgeschlossen.

Natürlich wurde eine größere Zahl von Patienten mit Hemisphärentumoren von uns operiert, aber nicht mit Radio-Isotopen nachbehandelt, dann nämlich, wenn nach dem klinischen Bild bereits irreparable funktionelle Ausfälle bestanden, so z. B. bei Tumoren der dominanten Temporoparietal-Region, oder wenn durch den Tumor bereits große Teile der subcorticalen Ganglien ergriffen waren. Erst seit kurzem versuchen wir auch diese mit der intraoperativen Ta¹⁸²-Spickung anzugehen. Eine Begrenzung der Fallzahl war aber zu Beginn auch deswegen erforderlich, weil die Technik erst entwickelt, und die besonders armierten Räume geschaffen werden mußten (Tresor, Bestrahlungsraum), also aus Gründen des Strahlenschutzes für Operateur und Hilfspersonal. Denn es ist z. B. für die Zeit der Co⁶⁰-Bestrahlung eine Isolierung des Patienten in einem vom Klinikverkehr abgelegenen, betonarmierten Raum mit der Möglichkeit der dauernden Fernbeobachtung z. B. durch Bleiquarzscheiben unabdingbar. Insofern handelt es sich um ein nicht ganz auswahlfreies Patientengut. Anderseits sind aber in die Mortalitätsstatistik Fälle mit einbezogen worden, die nachweislich aus anderen Ursachen als an Hirntumoren verstorben sind.

In dem Blockdiagramm (Abb. 1) ist die Sterberate der Patienten mit Glioblastomen und maligne entarteten Gliomen und Paragliomen getrennt

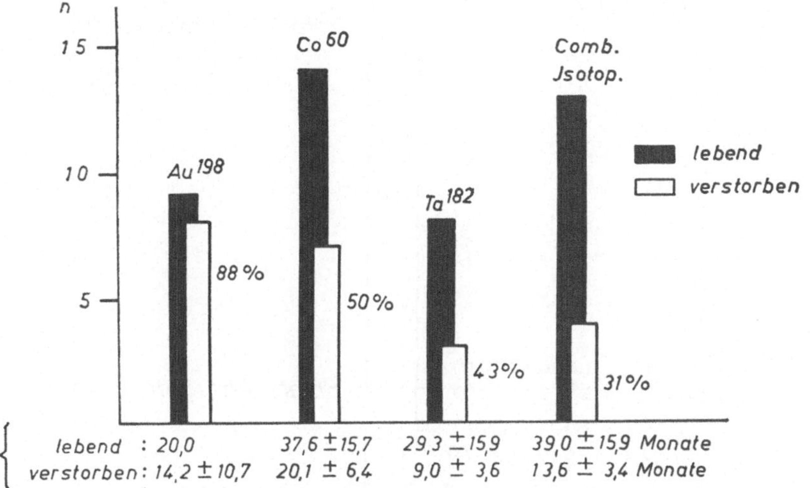

Abb. 1. Mittlere Überlebenszeit und Sterberate maligne entarteter Hirntumoren nach der lokalisierten Radio-Isotopen-Bestrahlung. Zusammengestellt nach den Radio-Isotopen, die interstitiell zur Anwendung kamen.

nach den Radio-Isotopen, die interstitiell zur Anwendung kamen, aufgetragen. Die Prozentzahlen betreffen den Anteil der Sterbefälle in der Beobachtungszeit von 5 Jahren. Den jeweiligen Kolonnen zugeordnet ist die mittlere Überlebenszeit der noch lebenden und bereits verstorbenen Patienten, mit Angabe der mittleren quadratischen Abweichung errechnet nach:

$$\sum_{i=1}^{n} x_i^2 - \frac{1}{n} \left(\sum_{i=1}^{n} x_i \right)^2$$

Die teilweise relativ großen, mittleren, quadratischen Abweichungen der Überlebenszeiten — die Berechnung erfolgte ohne Anwendung des Chauvenetschen Kriteriums — weisen, abgesehen von der Fallzahl, darauf hin, daß eine weitere Prüfung des Materials vorzunehmen ist. Wir haben daher in der Abb. 2 zunächst eine Aufteilung der Fälle nach den histologisch klassifizierten Tumoren durchgeführt. Aufgetragen sind die mittleren Überlebenszeiten. Auch die Mittelwerte der Patienten, die eine Röntgen-Tiefenbestrahlung erhalten haben, sind in die Abbildung mit aufgenommen. Die statistische Sichtung der röntgenbestrahlten Patienten wurde von *Hartmann* vorgenommen. Da auch dieses Patientengut ausschließlich durch unsere

     F. Mundinger, H. Noetzel und T. Riechert:

Klinik gegangen ist, kann es zu einem echten Vergleich herangezogen werden.

In der Tab. 1 sind die mittleren, die maximalen und minimalen Überlebenszeiten der Patienten, getrennt nach den einzelnen, maligne entarteten Hirngeschwülsten und in bezug auf die unterschiedlichen Radio-Isotopen-Bestrahlungsarten zusammengestellt.

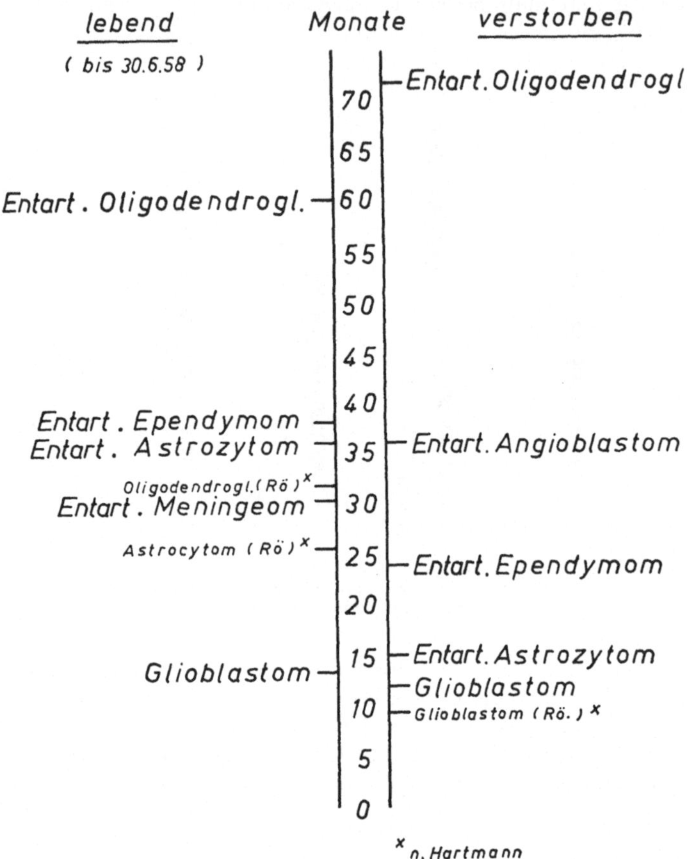

Abb. 2. Mittlere Überlebenszeit maligne entarteter Hirntumoren nach lokalisierter Radio-Isotopen-Bestrahlung. Zusammengestellt nach der histologischen Klassifizierung der Tumoren. Kleingedruckt sind die Vergleichszahlen der Röntgen-Tiefentherapie.

Diskussion und Zusammenfassung

Zunächst möchten wir betonen, daß die Nachbeobachtungszeiten und unsere Fallzahlen unseres Erachtens noch zu gering sind, um eine endgültige Bewertung vornehmen zu können. Einige gesicherte Tatsachen zeichnen sich dennoch ab, die für eine Brauchbarkeit der interstitiellen, lokalisierten Bestrahlungsmethode sprechen.

Tabelle 1. *Mittlere, minimale und maximale Überlebenszeiten nach der interstitiellen, lokalisierten Radio-Isotopen-Bestrahlung. Geordnet nach der histologischen Klassifikation und den unterschiedlichen Radio-Isotopen, die zur Anwendung gelangten.*

Diagnose	Verstorbene					Lebende (bis 30. VI. 1958)				
	Isotop	$t\,(\bar{x}) \pm S$	$t_{max.}$	$t_{min.}$	Anzahl	Isotop	$< t\,(\bar{x}) \pm S$	$< t_{max.}$	$< t_{min.}$	Anzahl
Glioblastom:		**12,1 ± 5,5**	**24,0**	**5,0**	**14**		**13,3 ± 3,4**	**67,0**	**9,0**	**5**
	Co^{60}	13,6 ± 4,7	24,0	5,0	7	Co^{60}		9,0		1
	Au^{198}	8,5 ± 3,1	10,5	5,0	3	$Co^{60} + Ta^{182}$		18,0	13,0	2
	$Au^{198} + Rö$		24,0	9,5	2	$Co^{60} + Ta^{182} + Rö$		67,0		1
	Ta^{182}		10,0	5,0	2	Ta^{182}		13,0		1
Entartetes Astrocytom:		**15,0 ± 3,4**	**19,0**	**12,0**	**3**		**36,2 ± 10,6**	**48,0**	**20,0**	**5**
	$Au^{198} + Co^{60}$		14,0		1	Co^{60}	43,3 ± 5,9	48,0	37,0	3
	$Ta^{182} + Co^{60}$		19,0		1	$Au^{198} + Co^{60} + Ta^{182}$		31,0		1
	Ta^{182}		12,0		1	Au^{198}		20,0		1
Entartetes Oligodendrogliom:					**2**		**60,25 ± 19,0**	**81,0**	**49,0**	**4**
	Au^{198}		72,0	21,6	2	$Au^{198} + Co^{60}$		60,0		1
						$Au^{198} + Ta^{182}$		49,0		1
						Ta^{182}		51,0		1
						P^{32} Molybdän		81,0		1
Entartetes Ependymom:					**2**		**38,0 ± 14,7**	**48,0**	**21,0**	**3**
	Au^{198}		24,0	(3,0)	2	Co^{60}		48,0	45,0	2
						Ta^{182}		21,0		1
Entartetes Meningeom:							**30,3 ± 15,3**	**48,0**	**21,0**	**4**
						Ta^{182}		48,0	21,0	3
						$Ta^{182} + Rö$		110,0		1
Entartetes Angioblastom:	Co^{60}		36,0		1					
					Σ 22					Σ 21

t = Überlebenszeit in Monaten

Unsere Erwartungen, die wir früher auf die alleinigen *Radio-Gold*-Infiltrationen von Hemisphärengeschwülsten setzten, haben sich nicht befriedigend erfüllt. In Kombination mit den anderen Methoden der lokalisierten Isotopenbestrahlung oder mit der Röntgen-Tiefentherapie führt aber auch diese Methode zu einer signifikanten Verlängerung der Überlebenszeit.

Durch die ausschließliche *Radio-Cobalt*-Behandlung wird die mittlere Überlebensdauer im Vergleich zu den einer Röntgen-Tiefentherapie unterzogenen Patienten eindeutig verlängert, wie die Tab. 1 zeigt. So ist bei den Glioblastomen im Mittel eine Verlängerung der Überlebensrate um bisher rund 35% festzustellen; hierbei ist zu berücksichtigen, daß in den Mittelwerten die Fälle der Anfangszeit enthalten sind, die wir — wie wir heute wissen — ungenügend dosiert haben, und die daher keine Signifikanz aufweisen. Auch werden sich die Zahlenwerte voraussichtlich weiter erhöhen, da noch 50% der mit Co^{60} behandelten Patienten am Leben sind. Bei einer ganzen Reihe von Patienten mit Glioblastomen beträgt die Überlebensrate schon jetzt das Zwei- bis Dreifache der Vergleichsfälle. Bei den entarteten Astrocytomen liegt die mittlere Überlebenszeit im Vergleich mit den röntgenbestrahlten Patienten unserer Klinik bisher um 90% höher, obwohl die ausgewerteten Fälle ausnahmslos und im Gegensatz zu den Vergleichszahlen nach dem histologischen Bild maligne waren. Die entarteten Oligodendrogliome liegen in der Statistik im Mittel um 100% höher.

Für die alleinige Ta^{182}-Bestrahlung können wir noch keine gesicherten Zahlenwerte vorlegen, da ihre Anwendung bis jetzt noch zu kurz ist (2,5 Jahre). Festhalten möchten wir auch, daß nach der Ta^{182}-Spickung infolge der relativ langen Halbwertszeit des Ta^{182} von 111 Tagen die Bestrahlung kontinuierlich über Monate protrahiert wird und daher diese interstitielle Bestrahlungsart naturgemäß vornehmlich eine Domäne der langsamer wachsenden infiltrierenden Tumoren darstellt.

Die besten Resultate ergeben beim Vorliegen eines Glioblastoms oder anderer maligne entarteten Hirntumoren die Methoden der kombinierten Radio-Isotopen-Behandlung. Die optimale Kombination stellt — soweit wir es bis heute beurteilen können — die intraoperative Ta^{182}-Spickung und die anschließende postoperative Co^{60}-Applikation dar, deswegen mit Co^{60} kombiniert, um die ersten 6 bis 8 Wochen bis eine Akkumulierung der Gammastrahlung des Ta^{182} auf rund 10.000 r im Zentrum erreicht ist, zu überbrücken. Hinsichtlich der Topik der Geschwulst zeigen die frontalen und die temporo-parietalen Tumoren der nicht dominanten Hemisphäre, soweit die subcorticalen Ganglien noch nicht infiltriert sind, die längsten Überlebensraten nach der lokalisierten Radio-Isotopen-Behandlung, da eine größere mittlere Herddosis pro Volumeneinheit verabreicht werden kann.

Mit den interstitiellen Bestrahlungsmethoden kann es in einzelnen Fällen gelingen, den Tumor vollständig zu vernichten. Bei einem unserer autoptischen Fälle fanden wir in der bestrahlten Hemisphäre auch in der Randzone außer Strahlennekrosen keine vitalen Tumorzellen mehr.

Zu diesem Fall eines Glioblastoma multiforme (Abb. 3) ist noch näher auszuführen, daß der Tumor bereits im Juni 1955 erstmals links frontal operativ weitgehend entfernt und am 1. VI. 1955 in das Resektionszentrum in einer Co⁶⁰-Sitzung auf ein Raumvolumen von 65 ccm eine mittlere Herddosis von 3300 r verabfolgt wurde. Ab August 1955 ist noch eine Röntgen-Tiefenbestrahlungsserie mit insgesamt 6000 r Herddosis angeschlossen worden. Wegen eines Recidivs haben wir dann im Oktober 1956 reoperiert und links frontal erneut Geschwulstmassen entfernt.

Mitte Januar 1957 gaben wir in das markierte Tumorzentrum in einer Co⁶⁰-Sitzung rund 4000 r mittlere Herddosis pro 65 ccm Gewebe. Von weiteren inter-

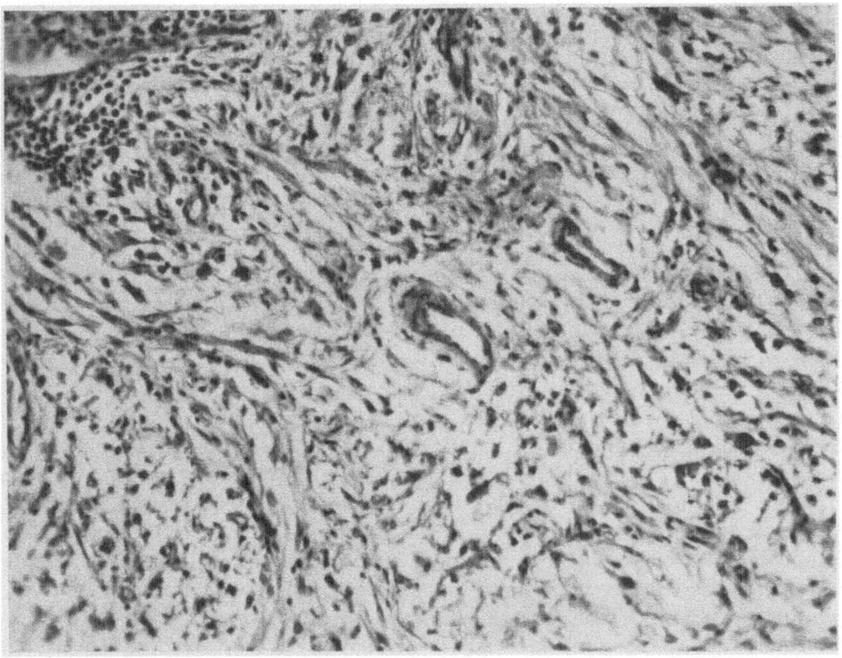

Abb. 3. Operations-Präparat (1955). Zellreiches, polymorphes Gliom mit zahlreichen Gefäßen. überwiegend spindeligen Zellen, einzelnen Riesenzellen, Riesenkernen und Mitosen. Um die Gefäße häufig Rundzellenansammlungen.

stitiellen Bestrahlungen mußten wir Abstand nehmen, da eine schwerste Adynamie, Aspontaneität und Akinese bestand. 4 Wochen nach der Co⁶⁰-Bestrahlung verstarb der Patient nach dem klinischen Befund an einer Bronchopneumonie (Körpersektion nicht gestattet).

Gehirnbefund.

Bei der Zerlegung des in Formol fixierten, in Frontalscheiben zerlegten Gehirns sieht man um die Operationsstelle im linken Hemisphärenmark, im Balken und Zwischenhirn ein gelbliches, derbes, mit Cysten durchsetztes Gewebe, das ziemlich scharf gegen das übrige Mark abgesetzt ist. Das angrenzende Mark ist deutlich verbreitert und besitzt eine derbe gummiartige Beschaffenheit (Abb. 4).

Bei der histologischen Untersuchung beobachtet man im Unterschied zu dem Operationspräperat von 1955, bei dem es sich um ein zellreiches Glioblastom mit

Riesenzellen und Mitosen handelte (vgl. Abb. 4), jetzt außer Nekrosen, Cysten und Narbenzügen, Zellnester, in denen sich die Zellen lediglich als Schatten darstellen (Abb. 5). Man sieht die Zellen als abgerundete opake Scheibchen, in denen ein Kern oder Kernstrukturen nicht mehr angefärbt sind. Dazwischen liegen strukturlose Massen und einige Gefäße mit verbreiterten und homogen verquollenen Wänden sowie kleine Blutungen. An keiner Stelle, auch nicht in der Randzone der Geschwulst, sind intakte Tumorzellen vorhanden. Das angrenzende Mark ist ebenfalls schwer geschädigt, wobei die Veränderungen mit zunehmender Entfernung an Stärke langsam abnehmen. Hier findet man in dem relativ zellverarmten Gewebe schollige Eiweißablagerungen, plasmatisch verquollene Gefäße, zum Teil mit perivasculären Infiltraten, frischen und älteren perivasculären Erythrocytenaustritten, sowie eine erhebliche Markscheidenschädigung mit Entmarkung. Bei den noch vorhandenen Gliazellen handelt es sich vorwiegend um protoplasmatische Astrocyten.

Zusammenfassend stellen wir fest, daß durch die Strahlenwirkung der gesamte Tumor schwerst geschädigt ist. An keiner Stelle werden noch vitale Zellen beobachtet. Allerdings erstreckt sich die Strahlenschädigung auch weit über den Tumor auf das Stirnhirnmark beider Hemisphären.

Epikritisch läßt sich aus den morphologischen Präparaten nicht sicher entscheiden, ob die nachgewiesen schwerst geschädigten Zellen noch einmal die Potenz zu neuem Wachstum haben: Dies muß der Beobachtung weiterer Fälle vorbehalten bleiben. An Hand dieses Falles können wir aber demonstrieren, daß durchaus die Möglichkeit besteht, den Tumor durch Co^{60}-Bestrahlung vollständig zu vernichten. Er zeigt darüber hinaus die biologischen Strahlenreaktionen und ihr Ausmaß nach einer interstitiellen Co^{60}-Bestrahlung besonders eindrucksvoll. So fanden wir auch bei zwei weiteren Fällen in den anläßlich einer Reoperation resezierten Gewebsmassen ebenfalls keine vitalen Tumorzellen mehr. Wichtig erscheint uns auf Grund unserer Erfahrung der Hinweis, daß nach der lokalisierten Radio-Isotopen-Bestrahlung öfters reoperiert werden sollte als bisher. Es kann nämlich zu Colliquationscysten und bindegewebig-gliösen Narben kommen, die dann, ähnlich einem Tumor, zum Hirndruck führen. Gerade die eben erwähnten beiden Fälle machten uns dies offenbar.

Wenn auch diese von uns beobachteten Einzelfälle nicht verallgemeinert werden dürfen, so ermutigen sie uns doch in unserem Vorgehen. Es wird allerdings unser Bestreben sein müssen, die Technik weiter auszubauen, die günstigsten Kombinationen herauszufinden und noch mehr Erfahrungen hinsichtlich der optimalen Dosierung zu sammeln. Heute schon können wir unseres Erachtens die gesicherte Feststellung treffen, daß mit den Methoden der interstitiellen lokalisierten Radio-Isotopen-Behandlung in einem nicht unerheblichen Prozentsatz teilweise eine beträchtliche Verlängerung der Überlebenszeiten bei Patienten mit malignen Hirntumoren möglich ist.

Abb. 4. Frontalschnitt durch das Gehirn mit der im linken Stirnhirn gelegenen, durch Strahleneinwirkung nekrobiotisch veränderten Geschwulst (Aufnahme seitenverkehrt).

Abb. 5. Histologisch sieht man innerhalb der Geschwulst und auch in den Randzonen als Folge der Strahleneinwirkung außer Cysten, Narben und Nekrosen nur schattenhaft sich anfärbende abgerundete Zellen und Zelltrümmer.

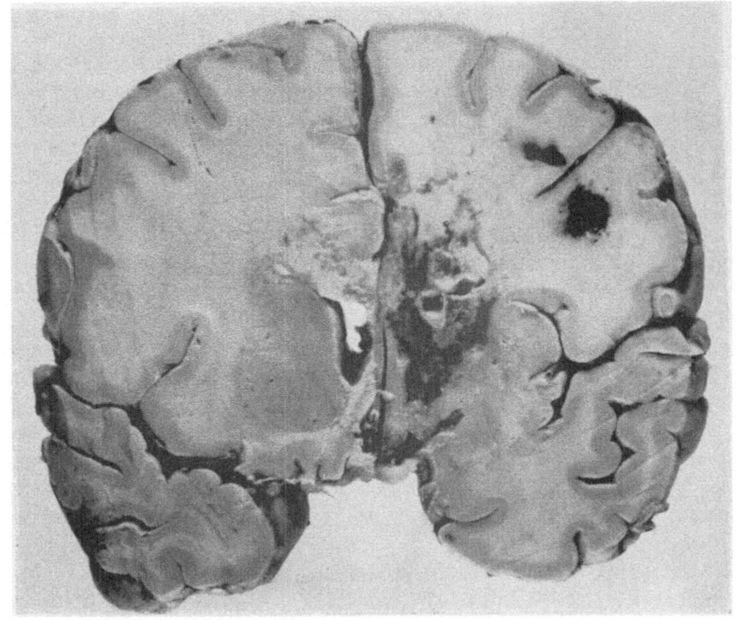

Abb. 4.

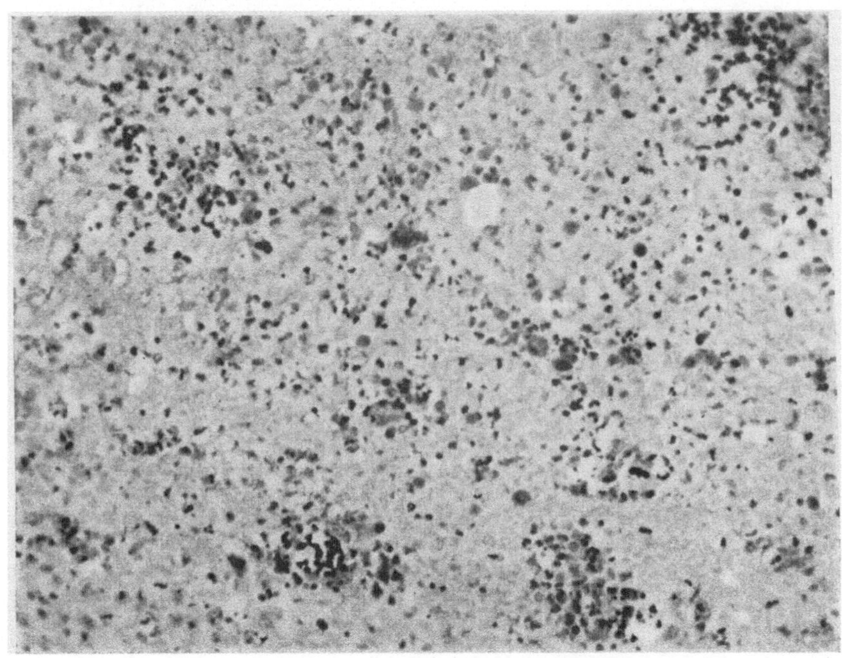

Abb. 5.

Zusammenfassung

Unsere sechsjährigen Erfahrungen mit der lokalisierten Radio-Isotopen-Bestrahlung (Co⁶⁰, Ta¹⁸², Au¹⁹⁸) zur Behandlung von maligne entarteten Hirngeschwülsten ergeben nach den katamnestischen Erhebungen eine signifikante Verlängerung der Überlebensrate gegenüber den Vergleichsfällen, die lediglich einer postoperativen Röntgen-Tiefenbestrahlung zugeführt wurden.

Mit der postoperativen interstitiellen Bestrahlung mit Radio-Cobalt bei Patienten mit Glioblastomen konnte bisher im Mittel eine Verlängerung der Überlebensrate um 35% (teilweise bis zwei- bis dreifach) erzielt werden, wobei die Überlebenszeit sich weiter erhöhen dürfte, da noch die Hälfte der Patienten am Leben ist. Bei den maligne entarteten Astrocytomen und Oligodendrogliomen ist die Überlebensrate 90 bzw. 100% gegenüber den Vergleichszahlen der röntgenbestrahlten Patienten erhöht. Die längsten Überlebenszeiten sind der kombinierten Bestrahlungsmethode mit verschiedenen Radio-Isotopen (z. B. Ta¹⁸² und Co⁶⁰) zugeordnet. In einem ausführlich wiedergegebenen Fall wird dargestellt, daß mit der interstitiellen Radio-Isotopen-Therapie die Möglichkeit besteht, Tumoren vollständig zu vernichten.

Summary

Report on 6 years of experience with the treatment of malignant brain tumors with radioactive isotopes (Co⁶⁰, Ta¹⁸², Au¹⁹⁸) showing an increase in catamnestic survival time as compared to cases where only postoperative roentgen therapy was carried out. Postoperative interstitial irradiation with radioactive cobalt in patients with glioblastomas showed an increase in survival time of about 35% in the mean (in some instances up to 2 or threefold), and survival time will probably suffer a further increase, as more than half of these patients are still alive. For malignant astrocytomas and oligodendrogliomas the survival time has increased 90 resp. 100% as compared to those patients only irradiated. Longest survival times were obtained for a combined method using different radioactive isotopes (for instance Co⁶⁰ and Ta¹⁸²). As illustrated through one case, reported in full, there exists the possibility of destroying such tumors completely through irradiation.

Résumé

Les résultats que nous avons obtenus depuis 6 ans grâce à l'irradiation localisée par les radio-isotopes (Co⁶⁰, Ta¹⁸², Au¹⁹⁸) dans le traitement des tumeurs cérébrales dégénérées malignes montrent, d'après l'enquête évolutive, un allongement significatif de la durée de survie, par comparaison avec des cas témoins soumis uniquement à la roentgenthérapie pénétrante post-opératoire.

L'irradiation post-opératoire interstitielle par le radiocobalt chez des malades atteints de glioblastome a permis jusqu'à maintenant d'obtenir en moyenne un allongement de la durée de survie d'environ 35% (dans certains cas, double ou triple); ou la durée de survie pourrait se révéler encore plus longue, car la moitié de ces malades sont encore en vie. Dans les astrocytomes et les oligodendrogliomes dégénérés malins, le temps de survie est allongé de 90 à 100% par rapport aux cas témoins des malades soumis à la roentgenthérapie. Les temps de survie les plus longs correspondent à la méthode d'irradiation combinée par plusieurs isotopes (par exemple Ta¹⁸² et Co⁶⁰). Un cas rapporté en détail prouve que l'irradiation par les radio-isotopes permet d'arriver à détruire complètement des tumeurs.

Riassunto

La nostra esperienza 6 nale con irradiazione locale di isotopi-radioattivi (Co^{60}, Ta^{182}, Au^{198}) nel trattamento di tumori maligni del cervello ci offre dati, i quali dimostrano una notevole prolungamento del periodo di sopravvivenza, rispetto a casi analoghi, che avevano una irradiazione Roentgen profonda postoperatoria.

I pazienti di glioblastoma sottoposti ad irradiazione interstiziale postoperatoria con radio cobalto hanno dimostratto una sopravvivenza del 35% più lunga (e talora 2—3 volte maggiore); ed è inoltre da notare che tale periodo dovrebbe ulteriormente aumentare, dato che metà dei pazienti è ancora in vita. Nei casi di oligodendroglioma e di astrocitoma in degenerazione maligna la media della sopravvivenza è aumentata dal 90 al 100% rispetto a quelli trattati con irradiazioni Roentgen. I periodi più lunghi di sopravvivenza si riscontrano, usando metodi di irradiazione con diversi isotopi (Ta^{182}, Co^{60}).

In un caso già illustrato si potè dimostrare che con terapia radio-isotopi interstiziale si ha la possibilità di distruggere completamente il tumore.

Resumen

Comunicación de los resultados de 6 años de experiencia de tratamiento de tumores malignos cerebrales con isotopos radioactivos (Co^{60}, Ta^{182}, Au^{198}) demostrando un aumento del tiempo de supervivencia catamnéstico en comparación con casos que fueron tratados por radioterapia postoperatoria. La irradiación intersticial postoperatoria con cobalto radioactivo en pacientes portadores de glioblastomas muestra un aumento del tiempo medio de supervivencia en 35% (en algunos casos el doble o el triple), suponiéndose que este aumento sufrirá un incremento, ya que más de la mitad de los pacientes viven aun. Para los astrocitomas y oligodendrogliomas malignos el tiempo de supervivencia ha sido incrementado en un 90 resp. 100% en comparación con los pacientes sujetos a radioterapia postoperatoria. Los tiempos de supervivencia mas largos fueron logrados mediante la combinación de diferentes isotopos radioactivos (p. ej. Co^{60} y Ta^{182}). Que la posibilidad existe de destruir estos tumores completamente es demostrado en base a un caso presentado en extenso.

Literatur

1. *Mundinger, F.*, Eine einfache Methode der lokalisierten Bestrahlung von Großhirngeschwülsten mit radioaktivem Gold. Münch. med. Wschr. *98* (1956), 23—25. — 2. *Mundinger, F.*, Beitrag zur Dosimetrie und Applikation von Radio-Tantal (Ta^{182}) zur Langzeitbestrahlung von Hirngeschwülsten. Fortschr. Röntgenstr. *89* (1958), 86—91. — 3. *Mundinger, F.*, Contributo alle indicazioni, alla dosimetria ed alla tecnica di applicazione di radio-isotopi per l'irradiazione interstiziale dei tumori cerebrali. Anatomia e Chirurgia, Roma, *3* (1958), 21—38. — 4. *Mundinger, F., T. Riechert, A. Schulz* und *E. Zysno*, Stereotactic application of Radio-Isotopes by treatment of intracranial Tumors (Farbfilm). I. Int. Kongr. der Neurolog. Wissensch., Brüssel, 21. bis 28. VII. 1957. — 5. *Riechert, T.*, 2. Freiburger Symposion Med. Klinik, 17. bis 19. VIII. 1953. — 6. *Riechert, T.*, und *F. Mundinger*, Die Bestrahlung der Hirngeschwülste mit radioaktiven Isotopen. Vortr. Hochschulkurs f. Ärzte, Gießen, 22. bis 25. II. 1956. — 7. *Riechert, T.*, und *F. Mundinger*, Die Technik der lokalisierten Bestrahlung von Hirngeschwülsten mit radioaktiven Isotopen. Radioakt. Isotope in Klinik und Forsch., II, Sb. Strahlentherapie *36* (1956), 221—229. — 8. *Riechert, T.*, und *F. Mundinger*, Beschreibung und Anwendung eines Zielgerätes für stereotaktische Hirnoperationen (2. Modell). Acta

neurochir., Wien, Suppl. III (1956), 308—337. — 9. *Riechert, T.,* und *F. Mundinger,* Erfahrungen der stereotaktischen Hypophysenoperation mit Radio-Isotopen. Chirurg *28* (1957) 145—151. — 10. *Riechert, T.,* und *F. Mundinger,* Die künstlich-radioaktiven Isotope in der Diagnostik und Therapie von Hirngeschwülsten. Atombrief *6/7* (1958), 275—279. — 11. *Riechert. T., F. Mundinger* und *E. Zysno,* Die Technik der stereotaktischen Hypophysenoperationen (Farbfilm). Gem. Vers. d. portug.-span. Ges. f. Neurochirg., Barcelona, 2. bis 7. V. 1955, und 72. Tg. Dtsch. Ges. f. Chirurgie, München, 13. bis 16. IV. 1955, und Langenbecks Arch. klin. Chir. *282* (1955).

Anschrift der Verfasser: Privatdozent Dr. *Fritz Mundinger,* Prof. Dr. *Traugott Riechert,* Neurochirurgische Universitätsklinik Freiburg im Breisgau, Hugstetterstraße 55. Prof. Dr. *Hugo Noetzel,* Pathologisches Institut der Universität Freiburg, Albertstraße 19.

Aus der Neurochirurgischen Universitätsklinik Freiburg im Breisgau
(Direktor: Prof. Dr. *T. Riechert*)

Die Applikation von Radio-Isotopen
zur Strahlenbehandlung intracranieller Tumoren

(Film)

Von

F. Mundinger, T. Riechert, A. Schulz und **E. Zysno**

Inhaltsangabe

Abhängig von der Art, Lokalisation und Größe des Tumors werden verschiedene Radio-Isotope zur interstitiellen Bestrahlung permanent oder vorübergehend infiltriert oder implantiert:

Radio-Gold-Graphit (Au^{198}) als Suspension,

Radio-Cobalt-Stifte (Co^{60}),

Radio-Tantal-Drahtstückchen (Ta^{182}),

Radio-Phosphor-Molybdän (P^{32}) in kleinsten Plexiglaskapseln,

Radio-Yttrium (Y^{90}) als gesinterte Styli.

1. Die postoperative Infiltration von *Radio-Gold* zur lokalisierten Bestrahlung kleiner Hemisphärentumoren oder zur Sicherheitsbestrahlung erfolgt mit Hilfe einer Gitterlinienplatte mit Koordinatensystem, um eine geometrisch günstige Placierung der Depots zu erzielen. Über der großen Trepanationslücke, die über dem Tumor angelegt worden ist, wird die Gitterlinienplatte befestigt und röntgenologisch die Größe des bereits intraoperativ mit inaktivem Tantalpulver (60 bis 350 mµ) markierten Resttumors approximativ ausgemacht. Dann werden dünne Injektionskanülen im Abstand von 1 cm parallel verlaufend durch die Bohrungen der Gitterlinienplatte, die mit dem Tumor korrespondieren, vorgeführt. Mit einem elektrischen Rüttler wird eine homogene Suspension der Radio-Gold-Graphit-Blättchen hergestellt, und als Säule (0,2 ccm Suspensionsvolumen pro 1 cm Tumor = 2 mC pro 1 ccm Tumor) infiltriert.

2. Größere maligne Hemisphärentumoren werden postoperativ fraktioniert in zwei oder drei Sitzungen (wechselnde Positionen der Strahler) durch Kurzzeitbestrahlung mit *Radio-Cobalt* behandelt.

Der Co^{60}-Draht ist in einer Monele (2 cm Durchmesser) gefaßt.

A. Liegt ein solider Tumor vor, wird die Co^{60}-Monele auf einen graduierten „Spann-Applikator" mittels einer Drahtverbindung aufgezogen und mit dem Bildwandler oder der Gitterlinienplatte in dem zu bestrahlenden Tumorsektor lokalisiert.

B. Bei cystischen Tumoren oder wenn eine Kommunikation mit dem Ventrikelsystem besteht, werden einzelne Segmente (1 bis 5 cm Länge) zu einer starren Punktionseinheit gewindig zusammengesetzt. Das Aufdrehen der Co⁶⁰-Monele erfolgt in einer speziellen Kammer mit allseits 10 cm Bleiarmierung und auswechselbaren Einsätzen. Der „Segment-Applikator" mit der Co⁶⁰-Spitze wird in einer Rundplatte, die mit drei Haltenähten an der Kopfschwarte befestigt ist und eine zentrale Kugelgelenkführung hat, fixiert. Pro Sitzung werden eine mittlere Herddosis von rund 3000 bis 4000 r pro 65 ccm Tumorgewebe verabfolgt.

3. In langsamer wachsende infiltrierende Tumore werden intraoperativ kleine Drahtstücke aus *Radio-Tantal* zur Langzeitbestrahlung (1 Drahtstück pro 1 ccm Tumorgewebe) gespickt. Die Spickung erfolgt mit einem nadelförmigen graduierten Applikator mit manuellem Auswurf und auswechselbaren Magazinen für je zehn Drahtstücke von 3, 4 oder 5 mm Länge und 1 mm Durchmesser. Dosiert wird auf eine accumulierte Herddosis von rund 50.000 r im Zentrum.

4. Zur Hypophysektomie oder Bestrahlung von Hypophysenadenomen werden stereotaktisch mit unserem Zielgerät, transfrontal oder transethmoidal, die Beta-Strahler eingelegt. Die kleine Trepanation kann mit einem hochtourigen erschütterungsfreien Bohraggregat, das in toto sterilisierbar ist und einen graduierten manuellen Bohrervorschub besitzt, angelegt werden. Hierzu wird das Bohraggregat in dem vorher schon bestimmten Einfallswinkel in der Führungsschiene des Zielbügels arretiert.

Literaturangaben siehe: Erfahrungen mit der lokalisierten Bestrahlung von malignen Hirngeschwülsten. Acta neurochir., Wien, Suppl. Zürich, *1959*, S. 171—182.

Zusammenfassung

In einem Film wird die technisch-operative und apparative Durchführung sowie die Dosierung der interstitiellen Bestrahlung von Hirngeschwülsten mit den verschiedenen Radio-Isotopen, die von uns angewendet werden, erläutert.

Die *Radio-Gold-Graphit-Depots* werden postoperativ mit Hilfe einer Gitterlinienplatte geometrisch günstig im Tumor verteilt. Die *Radio-Cobalt-Stifte* lokalisieren wir im Hirntumor zur Kurzzeitbestrahlung durch eine Punktion, wobei der gefaßte Radio-Cobalt-Stift auf einen graduierten Applikator aufgespannt ist („Spann-Applikator") oder mit verschraubbaren Verlängerungssegmenten zu einer Nadel zusammengesetzt wird („Segment-Applikator").

Radio-Tantal wird zur Langzeitbestrahlung während der Operation unter Sicht des Auges mittels eines nadelförmigen Auswerfers mit Magazin in den Tumor verteilt. Es wird in jeweils 1 ccm Volumen ein kleinstes Drahtstück implantiert.

Zur Radio-Nekrose von Hypophysentumoren oder zur Hypophysektomie werden mit dem stereotaktischen Zielapparat transfrontal oder transethmoidal suspendiertes Radio-Gold-Graphit oder reine Beta-Strahler (P³², Y⁹⁰) eingelegt.

Summary

The technical-operative, and apparative method, as well as the dosage of interstitial irradiation of brain tumors with different radio-isotopes, as employed by us, is demonstrated in a film. Radio-gold-graphite depots are distributed in the tumor through the aid of o gitter-lined plate. Radio-cobalt needles are deposited in the tumor through punction, mounting the radio-cobalt needle on a special applicator („Spann-Applikator"), or screwing them together to form a needle („Segment-Applikator"). Radio-Tantalum is distributed under visual control in the tumor through an ejector with magazine. Per cubic centimeter of tumor one minimal piece of wire is applied. For the radio-necrosis of hypophysary tumors, or for hypophysectomy, we introduce stereotactically, through transfrontal or -ethmoidal approach, a suspension of radio-gold-graphite, or beta radiators (P^{32}, Y^{90}).

Résumé

Dans ce film, les auteurs présentent la technique opératoire et instrumentale ainsi que le dosage de l'irradiation interstitielle des tumeurs cérébrales par divers isotopes qu'ils ont utilisés.

Les dépôts d'or-graphite radioactif sont répartis géométriquement de façon convenable dans la tumeur après l'opération au moyen d'une grille quadrillée.

Les aiguilles de radio-cobalt sont mises en place dans la tumeur cérébrale pour une irradiation de courte durée par ponction; l'aiguille de radio-cobalt est placée sur un applicateur gradué ou montée sur une aiguille au moyen de segments de prolongation vissables.

Le radio-tantale est réparti dans la tumeur sous contrôle de la vue, au cours de l'opération, par trocart éjecteur à magasin. Un petit morceau de fil de tantale est implanté dans chaque cc de tumeur.

Pour la radio-nécrose des tumeurs hypophysaires ou pour l'hypophysectomie, on met en place une suspension de radio-or-graphite ou de sources de rayonnement bêta pur (P^{32}, Y^{90}) avec un appareil stéréotactique par voie transfrontale ou trans-ethmoïdale.

Riassunto

In un Film vengono dimostrati la tecnica operativa, l'apparecchiaggio ed il dosaggio della irradiazione interstiziale di tumori cerebrali con diversi radio-isotopi.

Il deposito di radio-oro-grafite viene convenientemente distribuito nel tumore, dopo l'intervento, a mezzo di una piastra geometricamente reticolare.

I bastoncini di radio-cobalto vengono infissi nel tumore per una breve irradiazione servendosi di un applicatore graduato (Spann-Applikator o Segment-Applikator) secondo le modalità di infissione.

Il radio-tantalo viene ripartito sotto la guida degli occhi nel corso dell'operazione.

Per ottenere la radio-necrosi di tumori ipofisari, o per la ipofisectomia, vengono infissi per via transfrontale o transetmoidale (stereotassica) una sospensione di radio-oro, grafite o sostanze con radiazioni beta pure (P^{32}, Y^{90}).

Resumen

El metodo técnico-operativo y aparativo, como también el dosaje de la radiación intersticial de tumores cerebrales con radioisotopos, tal como lo empleamos, es ilustrado en una pelicula. Depositos de oro-grafito-radioactivo son distribuidos en el tumor mediante la ayuda de un plano cuadriculado. Agujas de radio-cobalto

son depositadas en el tumor por punción, ya sea montando la aguja de radio-
cobalto en un aplicador especial (...), o uniéndolas por rosca en forma de agujas
(...) tántalo radioactivo se distribuye bajo control visual mediante un eyector con
deposito, depositando por centimetro cubico de tumor un trozo mínimo de alam-
bre. Para la radionecrosis de tumores hipofisarios, o para hipofisectomía introdu-
cimos estereotácticamente, ya sea por via transfrontal o transetmoidal, oro-grafito
radioactivo, o elementos de radiación beta pura (P^{32}, Y^{90}).

Anschrift der Verfasser: Privatdozent Dr. *F. Mundinger,* Prof. Dr. *T. Riechert.*
Neurochirurgische Universitätsklinik Freiburg im Breisgau, Hugstetterstraße 55.

Aus der Neurochirurgischen Abteilung (Leiter: Prof. Dr. *J. Gerlach*) der Chirurgischen Universitätsklinik (Direktor: Prof. *W. Wachsmuth*) Würzburg

Chemotherapeutische Versuche beim Glioblastom

Von

G. Simon

Die Prognose des Glioblastoms ist trotz aller Bemühungen ungünstig geblieben. Es besteht kein Zweifel, daß dem operativen Vorgehen Grenzen gesetzt sind. Man beschränkt daher heute die Operationsindikation ganz allgemein auf wenige, besonders günstig gelagerte Fälle und auf jene, bei denen die Diagnose unsicher ist. Immer mehr ist das Glioblastom heute zum Behandlungsgebiet der Radiologie geworden, und wenn auch die Erfolge hier durch Entwicklung spezieller Verfahren, wie das der Isotopenbehandlung günstiger zu sein scheinen, so ist die Prognose dieser Hirngeschwülste doch nach wie vor äußerst schlecht. Nur wenige Fälle haben eine längere Überlebenszeit als ein Jahr und bei den seltenen günstigen Verläufen wird man berechtigterweise die Diagnose des Glioblastoms überprüfen.

Berücksichtigt man, daß diese prognostisch so ungünstige Gruppe der malignen Hirngeschwülste einen erheblichen Anteil der Gesamtzahl der Hirntumoren darstellt, so wird man jeden neuen therapeutischen Weg begrüßen müssen.

Im Verlaufe des letzten Jahrzehnts hat die *Chemotherapie der malignen Geschwülste* an Bedeutung gewonnen und hat durch Entwicklung neuer, wirksamer Substanzen Erfolge zu verzeichnen. Es liegt daher nahe, auch bei den so wenig aussichtsreichen malignen Hirngeschwülsten ähnliche therapeutische Versuche zu unternehmen und es soll im nachfolgenden darüber berichtet werden. Es würde aber zu weit führen, wollte man über chemotherapeutische Voraussetzungen sprechen und es soll daher nur die Klinik berücksichtigt werden.

Chemotherapeutische Behandlungsversuche bei Hirngeschwülsten sind erst in den letzten Jahren unternommen worden. Von entsprechenden Grundlagenuntersuchungen über das Glioblastom sei unter anderem die Arbeit von *Gellhorn, Murray* und Mitarbeitern erwähnt, die das Verhalten des Glioblastoms beim Menschen, des Glioms bei der Maus und die Veränderungen an den Gewebskulturen vom Glioblastom und vom Gliom 26 unter Einwirkung von Thioguanin, 6 Mercaptopurin und den Acridinen prüften. Man fand eine eindeutige Wachstumshemmung in der Gewebskultur, eine weniger überzeugende im biologischen Versuch. Immerhin schien ein therapeutischer Effekt vorhanden zu sein. Auch nach den Erfahrungen von Herrn *Kersting* scheint das Glioblastom anzusprechen. Die klinischen Arbeiten hierüber sind nicht allzu zahlreich, sie beschränken sich im wesentlichen auf das Retinoblastom *(Reese, Hyman)* und auf Metastasen primärer, maligner Körpergeschwülste *(Crotti, Sokol* u. a.) sowie auf Mitteilungen einzelner, nicht näher beschriebener intracranieller Neoplasmen *(Rosner, Müratori-Inghirami)*.

Walcher hat kürzlich über chemotherapeutische Versuche bei Hirntumoren berichtet und unter seinem Fallgut fanden sich zwei Astrocytome und drei Glioblastome. Er verwendete die A-Blastome, ein Cytostaticum, das ein Kombinations-

12a*

präparat darstellt und eine Colchicinverbindung, ein Aminosäurederivat — das Oxyphenil-Isopropylmethylamin — und als 3. Komponente eine colloidale Goldsol-lösung enthält. Das Präparat ist durch eine Reihe anderer Arbeiten und durch klinische Mitteilungen von *Coccaro, Hackmayer, Hammer, Rock, Scheller* u. a. bekanntgeworden. *Walcher* fand, daß die therapeutische Wirkung der A-Blastome auf hirneigene Tumoren geringer war als auf Karzinome und glaubte, in der Blut-hirnschranke die Ursache der Wirkungsminderung suchen zu müssen. Er sah einen günstigen therapeutischen Effekt in der postoperativen Nachbehandlung.

Eigenes Krankengut

Unsere Behandlungsversuche erstrecken sich auf 24 Hirngeschwülste, von denen 11 Glioblastome waren.

Die A-Blastomase verwendeten wir lediglich einmal bei einem Patienten, der ein die linke Hemisphäre durchwachsendes Glioblastom hatte. Wir gaben das Mittel nach erfolgloser Recidivoperation und fanden, daß sich der rasch wachsende prolabierende Tumor nicht mehr vergrößerte und daß der Patient noch mehrere Wochen überlebte. Wir können natürlich aus diesem Einzelfall keine bindenden Schlüsse ziehen. Mit dem heute er-wähnten „E-39 Bayer" haben wir noch keine Erfahrungen.

Unsere chemotherapeutischen Erfahrungen beschränken sich auf das Cytostaticum „Endoxan", das von den „Asta-Werken" herausgebracht wurde und chemisch ein zyklischer N-Lost-Phosphamidester ist. Die chemi-sche Verbindung wurde von *Arnold* und *Bourseaux* synthetisiert und von *Brock* pharmakologisch untersucht und geprüft. Es liegen zahlreiche Tier-experimente vor und das Endoxan wurde auch klinisch in der Medizinischen Klinik Marburg auf seine Wirksamkeiten hin untersucht.

Bedeutungsvoll dürfte sein, daß es sich hier um ein N-Lost-Derivat von hoher chemischer und biologischer Aktivität handelt, bei dem es gelang, die allgemein-toxische Wirkung auf die Körperzelle durch Überführung in eine inaktive „Transportform" abzubinden. Das Prinzip der *„Transportform-Wirkform"*, für das der Phosphorsäureester des Diäthylstilböstrol zur Behandlung des Prostatacarcinoms das Modell darstellt, wurde von *Dru-krey* und Mitarbeitern entwickelt. Die in den Körper gegebene inaktive Transportform kommt erst an der Tumorzelle durch fermentative Bindung zur Giftung. Das Cytostaticum hat eine auffallend gute Verträglichkeit, sicher eine bessere als die vorher entwickelten Lostderivate, wie das „Mustard-Nitrogen" (N-Lost) und das Mitomen (N-Oxyd-Lost) und kann so höher dosiert werden.

Wir haben das Mittel intravenös und oral gegeben und begannen in der Regel mit einer intravenösen Kur von täglich 100 bis 150 mg bis zu einer Gesamtmenge von 3 bis 5 g. Nach Abschluß der ersten Kur legten wir eine mehrtägige bis zweiwöchige Pause ein und gaben dann das Mittel oral täg-lich 2 × 50 mg weiter. Das Cytostaticum wurde ausnahmslos gut vertragen, wir konnten in keinem Fall irreversible Knochenmarkschäden oder sonstige Unverträglichkeitsreaktionen feststellen. Es kam allerdings häufiger zu einer Leukopenie bis zu Werten von 3100, ohne daß die Thrombocyten nennens-wert gefallen wären.

Wir haben 5 Glioblastome nur mit Endoxan behandelt, 6 operiert und mit Endoxan nachbehandelt. Bei ersteren Fällen handelt es sich um völlig desolate Patienten mit ganz kurzen Anamnesen und raschem progredientem Verlauf, die schon wenige Tage nach der Klinikaufnahme an einem massiven Hirndruck ad exitum kamen. Ein einziger Fall, der bei weitem nicht dieses schwere Krankheitsbild bot, lebt.

Bei den 6 operierten Fällen handelt es sich keineswegs nur um besonders günstig gelagerte Hirngeschwülste. Bei der Operation wurde eine Teilresektion vorgenommen und gleich danach erfolgte die Endoxan-Behandlung. Von diesen Patienten ist bisher eine — nach einer Überlebenszeit von 11 Monaten — gestorben, wobei allerdings auffällig war, daß sie sich unter der Endoxan-Behandlung wohlbefand und nach Abschluß der dritten Kur dann glaubte, das Mittel nicht mehr nehmen zu müssen. In ganz kurzer Zeit trat dann ein Tumorrecidiv auf, das innerhalb von 14 Tagen zum Exitus führte.

Die übrigen 6 Patienten befinden sich wohl und werden regelmäßig ambulant nachuntersucht, ein Teil (3) ist wieder arbeitsfähig geworden. Soweit sie sich im Ort der Klinik befinden, wird die Behandlung in Kuren abwechselnd intravenös und oral durchgeführt, bei den anderen muß man sich mit der oralen Behandlungsform begnügen.

Wenn ich das Ergebnis unserer Erfahrungen mit dem „Endoxan" jetzt zusammenfasse, so muß ich dabei nachdrücklich betonen, daß es sich nur um eine vorläufige Mitteilung handelt.

1. Wir sind der Ansicht, daß die cytostatische Behandlung bei jenen Patienten, die mit massiven Hirndrucksymptomen in schon desolatem Zustand in die Klinik kommen, zwecklos ist, da das Mittel allein nicht imstande ist, innerhalb weniger Tage zu wirken. Fünf Fälle unseres Krankengutes gehören hierher, die Behandlungszeiten betrugen 4 bis 7 Tage, die Dosen 0,4 bis 0,6 g.

2. Ein therapeutischer Effekt ist schon eher von der Behandlungskombination „Operation und cytostatische Nachbehandlung" zu erwarten. Die Beherrschung des zum Tode führenden Hirndruckes durch Entlastung, Wegnahme eines Großteils der Geschwulst und die traumatische Schädigung übriggebliebener Tumorreste dürften die günstigsten Voraussetzungen für die Angriffsmöglichkeit der Cytostatika an den nun geschädigten Zellverbänden sein. Wie legten daher auch immer Wert auf einem möglichst frühen Beginn der chemischen Behandlung und auf ihre konsequente Durchführung.

3. Wir können die therapeutische Wirkung des Cytostatikums nur vom klinischen Bilde her beurteilen, da wir noch nicht in der Lage sind, die Wirkung des Mittels durch klinisch-chemische Kontrolluntersuchungen zu objektivieren. Die längste Überlebenszeit betrug 12 Monate. Man wird natürlich den weiteren Verlauf abwarten müssen, um ein abschließendes Urteil abgeben zu können. Wir haben aber — soweit es sich nach dem noch geringen Krankengut überhaupt sagen läßt — doch den Eindruck gewonnen, daß ein therapeutischer Effekt zu erzielen ist. (In diesem Zu-

sammenhang verdient wohl die Beobachtung an dem einen schon mitgeteilten Fall, bei dem nach Absetzen des als orale Dauermedikation gegebenen Cytostatikums eine eklatante Verschlechterung mit rasch wachsendem Tumorrecidiv auftrat, besonderer Beachtung.)

Die Ziele der weiteren Entwicklung der Cytostatika sind der bessere chemotherapeutische Index, die isolierte Schädigung der Tumorzelle, ohne das normale Gewebe nennenswert zu beeinträchtigen, und die Anreicherung des Mittels in der Tumorzelle.

Diesen Forderungen kommen die Derivate der Lost-Gruppe, insbesondere das zuletzt entwickelte „Endoxan", schon sehr nahe. Der chemotherapeutische Index ist günstig, jedenfalls günstiger als der bisher gebrauchter Mittel. Einen besonderen Vorteil dürfte vor allem die Zuführungsform nach dem Prinzip der „Transportform-Wirkform" darstellen, bei der es gelungen ist, den Wirkstoff für die Zuführung vorerst inaktiv zu machen und abzubinden, so daß er erst bei Anlagerung an die Tumorzelle durch fermentative Bindung zur Wirkung, also zur Giftung kommt. Die größtmögliche Anreicherung des Cytostatikums an die Tumorzelle hängt selbstverständlich von der Dosierung ab, der aber Grenzen gesetzt sind, da die erwünschte Höherdosierung zu irreparablen Knochenmarkschäden und schweren Unverträglichkeitsreaktionen führen würde.

Vielleicht ist es möglich, durch intraarterielle Zuführung des Cytostatikums eine günstigere Wirkung zu erzielen, da man ja bei direkter Zuführung mit geringeren Dosen ausreichen würde. Wir haben therapeutische Versuche mit dieser Applikationsart erst begonnen und können noch nichts Abschließendes darüber berichten.

Man kann den Wert der cytostatischen Behandlung bei Hirntumoren, insbesondere beim Glioblastom, heute noch nicht abschließend beurteilen. Die klinischen Erfahrungen sind ja noch viel zu gering und die Entwicklung der Mittel ist keineswegs abgeschlossen. Einbau und Wert der Therapie wird von den Ergebnissen weiterer Behandlungsversuche abhängig gemacht werden müssen.

Zusammenfassung

Vorläufige Mitteilung über Behandlungsversuche mit einem zyklischen Stickstoff-Lost-Phosphamidester beim Glioblastom.

An Hand eines Krankengutes von 11 Glioblastomen, die einer größeren Behandlungsreihe von Hirntumoren entnommen sind, werden Indikation, Dosierung und Applikationsart besprochen. Die bisherigen klinischen Erfahrungen lassen eine Wirksamkeit des Cytostatikums annehmen.

Summary

Preliminary communication concerning therapeutical experience with a cyclic compound (phosphamidic esther) of nitrogen mustard in glioblastomas. Based on 11 cases out of a major group, indications, dosification and applications are discussed. Clinical data obtained up today make a cytostatical activity of the agent probable.

Résumé

Communication préliminaire sur des essais thérapeutiques avec un ester cyclique phosphamidé d'ypérite azoté sur le glioblastome.

A l'occasion de 11 cas de glioblastome, sélectionnés dans une grande série de tumeurs cérébrales, l'auteur discute l'indication, le dosage et la technique d'application.

Les constatations cliniques actuelles plaident en faveur d'une action effective du cytostatique.

Riassunto

Comunicazione preventiva sul trattamento dei glioblastomi a mezzo di un esterofosfamidico ciclico non azotato; basata su 11 casi. Sono fornite notizie sulle indicazioni, il dosaggio, il modo di applicazione.

Sembra che questo citostatico si sia dimostrato attivo.

Resumen

Comunicación preliminar sobre ensayos terapeuticos con un compuesto cíclico (ester fosfamídico) del gas mostaza en glioblastomas. Basados sobre 11 casos de glioblastomas, procedentes de un grupo mayor, se discuten indicaciones, dosificación y aplicación. Los datos clinicos obtenidos hasta hoy dia hacen suponer una actividad citostática del medicamento.

Literatur

1. *Cocchi, U.*, Die Röntgentherapie der Hirngeschwülste. Behandlungsresulte und Komplikationen. Strahlentherapie, Sonderband *37* (1957), 317—355. — 2. *Crotti, R., C. A. Casullo* und *A. Marzullo*, Acción de las mostazas nitrogenadas sobre las metástasis del carcinoma mamario. (Rückenmarksmetastasen mit Kompressionsparaplegie.) Sem. méd., B. Aires, *109*, 10 (1956), 406—410. — 3. *Gellhorn, A.*, und *M. R. Murray*, In vitro and in vivo effects of chemical agents on human and mouse glioblastoma multiforme. Proc. 2. Internat. Congr. of Neuropath. London 1955. *1* (1957), 265—271. — 4. *Hyman, G. A.*, und *A. B. Reese*, Combination therapy of retinoblastoma with triethylene melamine and radiotherapy. J. Amer. Med. Ass. *162*, 15 (1956), 1368—1373. — 5. *Muraturio, A.*, und *L. Inghirami*, Considerazioni sulla chemoterapia delle neoplasie cerebrali. Rass. stud. psichiatr., Siena, *45*, 5 (1956), 1037—1041. — 6. *Reese, A. B., G. A. Hyman* und Mitarbeiter, The treatment of retinoblastoma by radiation and triethylene melamine. Transact. Amer. Acad. Ophth. Otolaryng. *61*, 4 (1957) 439—446. — 7. *Rosner, S.*, Two cases of intracranial neoplasm treated by chemotherapy. J. Nerv. Ment. Dis. *125*, 1 (1957), 96—101. — 8. *Sokol, S.*, Tratamiento de la metástasis cerebrales con mostazas nitrogenadas oxidadas. Prensa med. argent. *43*, 47 (1956), 3491 bis 3494. — 9. *Walcher, H.* (Graz), Zur Chemotherapie der Hirntumoren. Vortrag, 6. Österr. Krebstagung, 28. V. 1957, Wien.

Diskussionsbemerkung zu *G. Simon: Chemotherapeutische Versuche beim Glio-*
blastom.

F. Heppner: **Über lokale und allgemeine Anwendung von Cytostaticis bei**
Malignen Gliomen. Aus der Chirurgischen Universitätsklinik Graz
(Vorstand: Prof. Dr. *Spath).*

Etwas enttäuscht von den Ergebnissen *unserer* Versuche, des Glioblastoma
multiforme mit lokal angewendeten, radioaktiven Isotopen (Co^{60}, P^{32}) Herr zu
werden, sind wir auf die Mitteilung *Boshamers* über Erfolge beim inoperablen
Blasencarcinom mit cytostatischen Substanzen der Äthylenimino-Chinonreihe
(Bayer E 30, A 139) und mit dem Thymin-Derivat DG 428 aufmerksam geworden.
Durch freundliche Vermittlung *Domagks* wurden uns diese Präparate von den
Bayer-Werken zu Versuchszwecken für bösartige neuroepitheliale Tumoren zur
Verfügung gestellt.

Die in organischen Lösungsmitteln leicht lösbare Substanz A 139 stellt das
injizierbare Erzeugnis einer Weiterentwicklung des E 39 dar und schien uns deshalb für eine lokale Applikation geeignet. Vorerst wurde zusammen mit *Diemath*
an den Gehirnen von 15 Meerschweinchen die Frage der örtlichen Verträglichkeit
geprüft. Dabei fielen uns keinerlei Reizerscheinungen auf, sondern allenfalls rein
mechanisch bedingte Alterationen, und zwar nur bei jenen Tieren, bei denen durch
die Trepanationslücke umfangreiche Mengen ins Gehirn gespritzt worden waren.
13 Tiere wurden danach in verschiedenen Zeitabständen getötet, die Gehirne
zur Untersuchung fixiert. Zwei Tiere leben noch, eins von ihnen hat inzwischen
(nach einem Jahr) einen gesunden Wurf gehabt.

Da der intracerebralen Einbringung somit keine Bedenken entgegenstanden,
gingen wir zur klinischen Anwendung über.

Dabei wurde nach Exstirpation oder Resektion des malignen Glioms das
umgebende gesunde oder verbleibende Fremdgewebe mit 5 bis 10 mg A 139, auf-
gelöst in physiologischer Kochsalzlösung, infiltriert. Es zeigte sich allerdings, daß
eine echte Durchtränkung des Hirngewebes kaum möglich ist, weil bei der
Injektion die Fasern des Marks nur auseinanderweichen, sich aber nicht mit
Flüssigkeit anreichern lassen und diese in unbestimmbarer Menge durch die
Stichkanäle zurückfließt.

Um nun trotzdem eine örtliche Bindung des Cytostaticums zu erreichen, wurden zwei ergänzende Maßnahmen getroffen:

1. das Einlegen von Gelatineschwamm, getränkt mit A 139, in die Hirn-
wunde, und

2. das Besprühen derselben mit Thrombin-Plasmagemisch (Fibrinospray
„Roche"), enthaltend 5 bis 10 mg A 139.

So wurde auch in jenen Fällen verfahren, bei denen im Zuge der Präparation
Hirnkammern eröffnet worden waren. Hierbei mußte es zu einer, wenngleich all-
mählichen Verteilung der cytostatischen Substanz über die gesamten Liquorwege
kommen. Eine nachteilige, etwa darauf zurückführbare Wirkung haben wir nicht
beobachtet.

Diese Anwendungsart wurde mit täglichen intravenösen Infusionen von 10 mg
A 139 kombiniert. Indessen zeigte sich dabei ein so bedrohlicher Rückgang der
Leukocytenwerte, daß wir das Mittel meist nach wenigen Tagen absetzen mußten.

Wiewohl Schwankungen der Blutbildwerte gerade bei intracraniellen Prozessen
oft genug auf eine Störung eher der zentralen Regulation des Blutbildes, als der
Hämatopoese zurückgehen mögen, sind wir dennoch durch diese Erscheinungen
etwas alarmiert worden und um so dankbarer einem Hinweis auf das DG 428 gefolgt, den uns *Domagk* am 14. I. 1958 gegeben hat. Er schreibt dazu: „Man

sollte es auf keinen Fall unterlassen, das Präparat zu versuchen, da es selbst über ein Jahr lang in einer Dosierung von 6 × 10 mg täglich gegeben werden kann, ohne Nebenwirkungen zu haben."

Daraufhin wurde dieses Mittel, das in Tabletten zu je 10 mg hergestellt wird, bei drei Patienten in Verbindung mit der lokalen Applikation von A 139 verfüttert. Die Dosis betrug jedesmal 3 × 2 Tabletten täglich.

Ein 56jähriger Mann nimmt das Präparat nun drei viertel Jahre nach Exstirpation seines parietalen Glioblastoms und muß die Dosis wegen zeitweiligen Rückganges der Leukocyten auf 3000/mm intermittierend herabsetzen. — Ein 10jähriger Knabe wird jetzt ein halbes Jahr nach Entfernung einer ausgedehnten Medulloblastommetastase des linken Großhirns (Primärtumor aus dem Unterwurm vor drei Jahren exstirpiert) mit DG 428 laufend behandelt. Er zeigt — abgesehen von der spastischen Parese des einen Beins — keine Auffälligkeit. — Eine 22jährige Frau verstarb vier Wochen nach ihrer dritten Medulloblastomoperation unter der Behandlung mit DG 428.

Neun andere Patienten mit malignen Gliomen waren ausschließlich und in der oben angegebenen Form mit A 139 behandelt worden. Sechs davon sind jetzt nach drei viertel bis einem Jahr am Leben, einer verstarb in der postoperativen Phase, zwei kamen später an extracerebralen Ursachen ad exitum.

Anmerkung 1: Um die ungünstige Wirkung des A 139 auf die Leukopoese zu mildern oder abzufangen, wird die gleichzeitige Verfütterung von Milzextrakten empfohlen. Wo diese nicht verfügbar sind, kann man sich mit Periston-N oder Sarvinal behelfen.

Anmerkung 2: Die Serie von cytostatischen Behandlungsversuchen auf welche sich unsere Mitteilung bezieht, ist deshalb nicht größer, weil wir daneben Kontrollserien laufen haben von Patienten, die nur bestrahlt, nur operiert, die operiert und nachbestrahlt, und solchen, bei denen die Isotopenbehandlungen fortgesetzt werden.

Schlußfolgerung

Es ist uns durchaus klar, daß keine Berechtigung besteht, aus dieser geringen Anzahl von Patienten und nach so kurzer Zeit bereits Schlüsse über die Wirksamkeit dieser Cytostatica auf das Glioblastom und andere, maligne neurektodermale Tumoren zu ziehen. Was sich aber eindeutig erkennen läßt, ist die Verträglichkeit einerseits des intracerebral applizierten A 139, anderseits des oral zu gebenden DG 428, welch letzteres zudem eine cytostatische Therapie auch außerhalb der Krankenanstalt einfach durchführen läßt.

Die Erkenntnis, daß die Bedingungen, unter denen die Glioblastomata reifen und recidivieren, vor allem generell biologischen Gegebenheiten des Organismus unterliegen und daher mechanische oder aktinische Maßnahmen keinen Anspruch auf Radikalität erheben können, läßt zwangsläufig nach Mitteln Ausschau halten, welche in den *Stoffwechsel* der Krebszelle eingreifen. Da nun sowohl die klinische Erfahrung (*Domagk, Boshamer, Pillat* u. a.), als auch die überzeugenden Darstellungen *Kerstings* über die gewebskulturellen Veränderungen dafür sprechen, daß den Cytostaticis eine sichere anti-metabolitische Wirkung auf die entdifferenzierte Zelle zukommt, möchten wir glauben, daß diese Mittel einiges Interesse und deren Erprobung einige Mühe verdienen würden.

Ihre Anwendung auf *breiterer* Basis anzuregen, ist der Hauptzweck dieser vorläufigen Mitteilung.

Literatur

Boshamer, K., Cytostatica beim Blasencarcinom. Tagung des Internat. College of Surgeous am 18. X. 1957 in Wien. — *Domagk, G.,* Die Chemotherapie der malignen Tumoren. Krebsarzt, Wien, *13* (1958), 1—18. — *Heppner, F.,* Zur Frage der Blutstillung bei Hirnoperationen. Langenbeck's Arch. klin. Chir. *283* (1956), 458—465. — *Kahr, E.,* und *F. Heppner,* Zur Behandlung maligner Hirntumoren mittels Radiokobaltperlen. Radiol. Austriaca *10* (1958), 55—61. — *Kersting, G.,* Die Gewebszüchtung menschlicher Hirngeschwülste. 7. Tagung d. Ver. Dtsch. Neuropathologen u. Neuroanatomen am 21. IV. 1958 in Wien. — *Kersting, G.,* Cytostatische Effekte in der Glioblastomkultur. 10. Tagung d. Dtsch. Ges. f. Neurochirurgie am 15. VII. 1958 in Zürich. — *Pillat, A.,* Cytostaticum „Bayer" E 39 bei malignen Lidgeschwülsten. Therapeutische Berichte d. Bayer-Werke *29* (1957), 146—266.

Aus dem Institut für Neuropathologie der Universität und dem Rheinischen Hirnforschungsinstitut Bonn (Direktor: Prof. Dr. *Gerd Peters*)

Cytostatische Effekte in der Glioblastomkultur*

Von

Günter Kersting

Mit 9 Textabbildungen

Einleitung und Fragestellung

Nach *Warburg* besteht der wesentliche Unterschied im Stoffwechsel eines schnell wachsenden normalen und blastomatösen Gewebes in einer irreversiblen Atmungsschädigung der Geschwulstzellen. Sie verfügen im Vergleich zum Gesamtenergiestoffwechsel nur über eine geringe Restatmung und gleichen das entstehende Energiedefizit durch eine abnorm gesteigerte aerobe Glycolyse aus. Der das Ergebnis der Warburgschen Untersuchungen schlagwortartig zusammenfassende, bekannte Satz „könnte man eine Tumorzelle ihrer aeroben Gärung berauben, so wäre sie keine Tumorzelle mehr" scheint gleichzeitig Möglichkeiten einer gezielten Chemotherapie zu eröffnen. Bei Untersuchungen am *Ehrlich*-Ascites-Tumor der Maus konnte *Holzer* durch eine Senkung der Glycolyse eine proportionale Wachstumshemmung der Geschwulstzellen demonstrieren. Vergleichsuntersuchungen einer Reihe heute gebräuchlicher Cytostatica ergaben für Präparate auf der Äthylenimin-Basis einen ähnlichen Wirkungsmechanismus wie für die elektiv glycolysehemmende Monojodessigsäure, wobei jedoch andersartige zusätzliche Effekte nicht mit Sicherheit ausgeschlossen werden konnten. Im Prinzip gleichartige Ergebnisse wurden von *Pütter* für das Präparat Bayer E 39 (2,5-Bis-n-propoxy-3,6-bis-äthylenimino-benzochinon-[1,4]) vorgelegt. Die in diesem Zusammenhang von *Domagk* diskutierte Wirkung des Präparates über eine Veresterung der Phosphorsäuren und Hemmung der Nucleoproteidsynthese steht in guter Übereinstimmung mit der Beobachtung einer initialen Alteration der ribonucleinsäurehaltigen Kernkörperchen nach der Einwirkung der Substanz auf Gewebekulturen epithelialer Blastomzellen (*Bierling*).

Eigene Untersuchungen beschränkten sich auf die Feststellung, ob unter den standardisierten Bedingungen der Kultur Gliomgewebe einer cytostatischen Einwirkung von Präparaten der genannten Gruppe zugänglich ist, und ob sich dabei Unterschiede in der Empfindlichkeit der als bösbzw. gutartig bezeichneten Hirngeschwülste aufdecken lassen.

---

* Mit Unterstützung der Deutschen Forschungsgemeinschaft.

Material und Methoden

Untersucht wurde der Einfluß des Präparates Bayer A 139 (2,5-Bis-methoxyäthoxy-3,6-bis-äthylenimino-benzochinon-[1,4]) in logarithmisch steigenden Verdünnungen auf Gewebskulturen von Glioblastomen, Kleinhirnastrocytomen, Meningeomen, HeLa-Zellen (permanenter epithelialer Zellstamm, von *Gey* aus einem Portio-Carcinom abgeleitet) sowie Hirngewebskulturen 9 bis 11 Tage alter Hühnerembryonen. Die Kulturen wurden in allen Fällen auf Deckglasstreifen in Reagenzröhrchen als Rollkulturen angesetzt. Abgesehen von den HeLa-Zellen wurden in allen Fällen Primärkulturen für die Tests verwendet. Jeweils am 7. Tag nach Beginn der Explantation wurde die Nährflüssigkeit der Kulturen (45% TCM 199, 45% Rinderfruchtwasser, 10% Kälberserum, Antibiotica) durch eine gleiche Menge Nährflüssigkeit der gleichen Zusammensetzung, jedoch mit Cytostaticazusatz, ersetzt. Die Kulturen wurden dann mehrmals täglich kontrolliert und nach dem Auftreten cytopathogener Alterationen entnommen und zur Dokumentation nach den üblichen histologischen Methoden verarbeitet. Ein Teil der Deckglaskulturen wurde in stationäre Kammern mit gleicher Nährflüssigkeit übertragen und phasenoptisch photographiert (siehe Abbildungen). Die vorgelegten Untersuchungen erstrecken sich auf 14 Glioblastome, 3 Kleinhirnastrocytome, 8 Meningeome, 14mal HeLa-Zellen und 14mal embryonales Hirngewebe. Jede Stufe der Präparatverdünnung ist durch mindestens 30 Einzelexplantate vertreten. Der Gehalt an Nährflüssigkeit ist in allen Röhrchen gleich (2 ml). Unterschiede in der Menge des Kulturgewebes erreichen in keinem Fall 30%. Sie können bei einer logarithmischen Verdünnung des Präparates somit vernachlässigt werden.

Ergebnisse

Wie die Zusammenfassung der ersten Tabelle demonstriert, reicht eine Konzentration von 1 γ des Präparates auf 1 ml Nährflüssigkeit in der von uns gewählten Versuchsordnung aus, innerhalb von 72 Stunden sämtliche Glio-

A 139   *Tabelle 1*   nach 72 Std.

	10^{-4}	10^{-5}	10^{-6}	10^{-7}
Glioblastom	+++	+++	+++	0
Kl.-H.-Astrocytom	+++	+++	0	0
Meningeom	+++	++	0	0
Embryon. Hirng.	+++	+++	0	0
HeLa-Zellen	+++	+++	0	0

A 139   *Tabelle 2* 10^{-5}

	12 Std.	24 Std.	48 Std.	72 Std.
Glioblastom	++	+++	—	—
Kl.-H.-Astrocytom	0	(+)	++	+++
Meningeom	0	0	+	++
Embryon. Hirng.	0	+	++	+++
HeLa-Zellen	0	+	++	+++

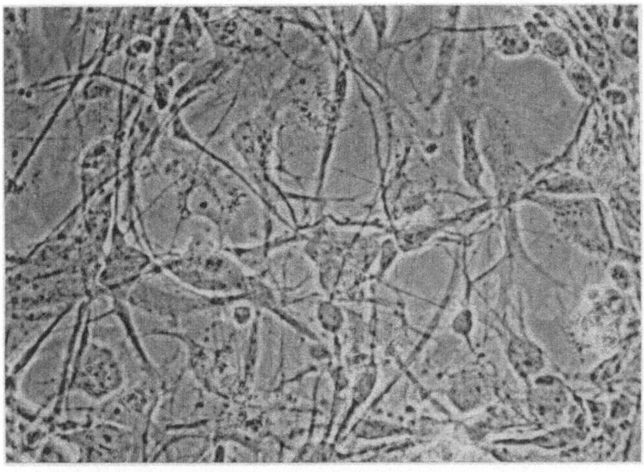

Abb. 1. Mehrere Astrocyten unterschiedlicher Größe, deren zahlreiche Zellfortsätze sich zu einem schwer entwirrbaren Netz durchflechten. 120 : 1.

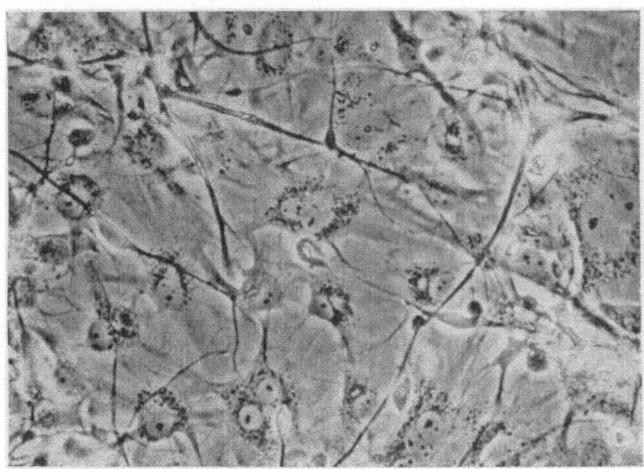

Abb. 2. Vorzugsweise protoplasmatische Astroglia (zweikernig) mit nur wenigen zarten Zellfortsätzen. 80 : 1.

blastomkulturen zu zerstören. Hingegen zeigt diese Konzentration in den unter gleichen Bedingungen gehaltenen Kulturen von Kleinhirnastrocytomen, Meningeomen, HeLa-Zellen und embryonalem Hirngewebe keinen cytopathogenen Effekt. Bei einer zeitlichen Registrierung des Auftretens der zellulären Alterationen bei einer Verdünnungsstufe, die auch die übrigen Kulturen zerstört bzw. schwer schädigt (Meningeom) (Tab. 2), erkennt

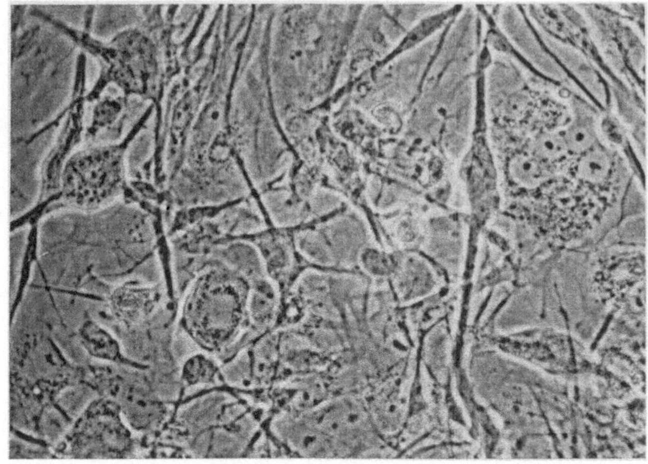

Abb. 3. Mehrkernige protoplasmatische sowie mißgestaltete, mit kurzen, breiten Fortsätzen
versehene Astrocyten. 120 : 1.

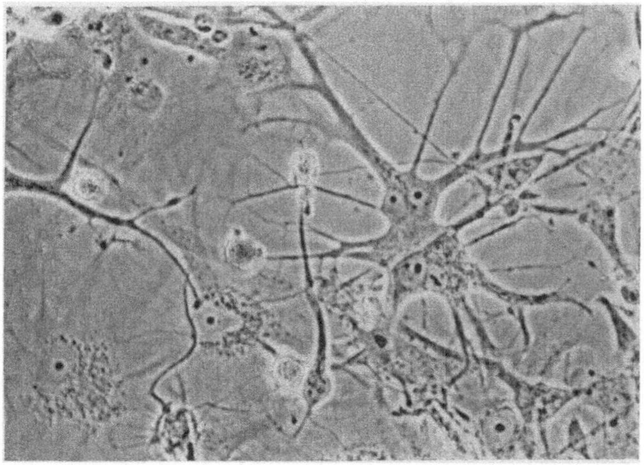

Abb. 4. Monströse Astroglia mit vielen verschieden starken Zellfortsätzen und mehreren Kernen.
120 : 1.

man, daß die Nekrose des Glioblastomgewebes bereits abgeschlossen ist,
wenn die ersten Alterationen der übrigen Kulturen beginnen. Diese Tatsache ist bemerkenswert, da die Proliferationsgeschwindigkeit des Glioblastoms in vitro keineswegs die der übrigen Geschwulstgewebe übertrifft.
Sie bleibt im Gegenteil deutlich hinter der Wachstumsrate der HeLa-Zellen

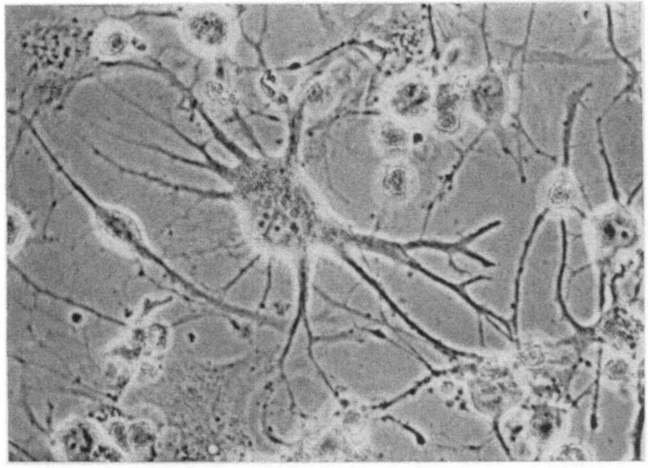

Abb. 5. Beginnende Veränderung einer monströsen Astrogliazelle nach 18stündiger Einwirkung des Präparates (Bayer A 139) in der Verdünnung 10^{-6}. Abrundung des Zelleibes und Retraktion der Fortsätze. 120 : 1.

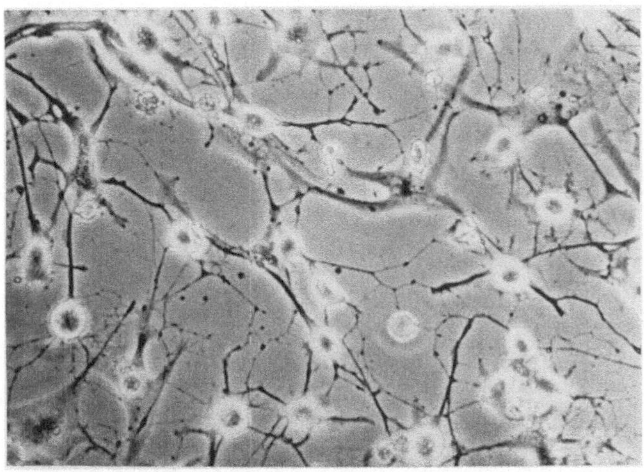

Abb. 6. Hochgradige Alteration der Kultur 36 Stunden nach der Einwirkung des Präparates (Bayer A 139) in der Verdünnung 10^{-6}. Retraktion und Aufsplitterung der Zellfortsätze, Abrundung der Zelleiber. 80 : 1.

und des Meningeoms zurück und steht auf gleicher Höhe mit dem Kleinhirnastrocytom und dem embryonalen Hirngewebe. Interessant ist ebenfalls die gleich starke Empfindlichkeit von Carcinomzellen und embryonalem Hirngewebe, auf welches das Warburgsche Postulat eigentlich nicht zutreffen dürfte. Diese Fragen sind Gegenstand weiterer Untersuchungen.

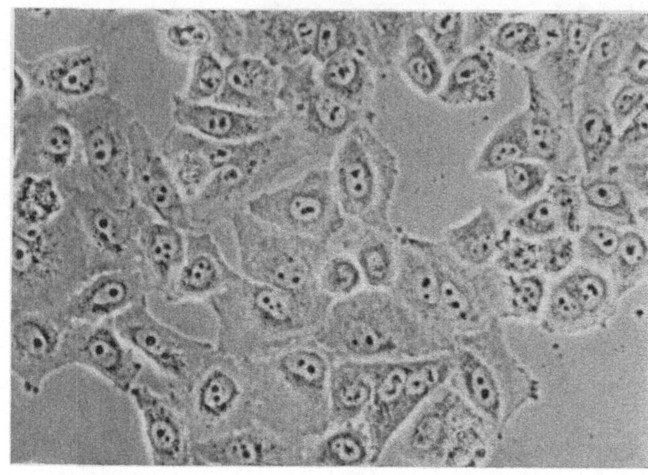

Abb. 7. HeLa-Zellkultur (Lebendaufnahme, Phasenkontrast) 72 Stunden nach der Einwirkung des Präparates (Bayer A 139) in der Verdünnung 10⁻⁶. Die Zellen sind unverändert. Die Konzentration reichte nicht aus, die in Mitte des Bildes abgeschlossene Zellteilung zu verhindern. 120 : 1.

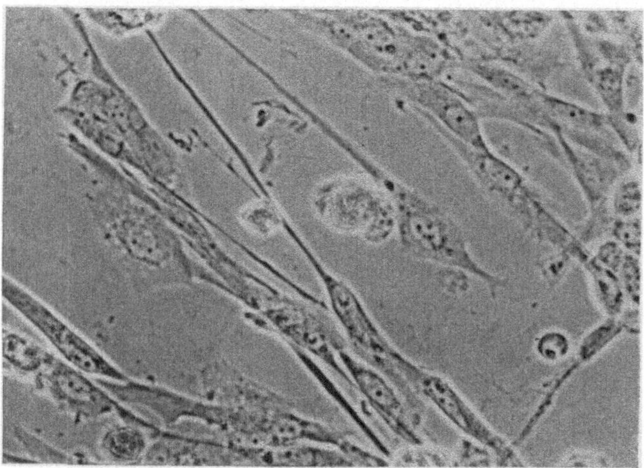

Abb. 8. Gewebskultur eines spindelzelligen Glioblastoms (Lebendaufnahme, Phasenkontrast) 6 Stunden nach der Einwirkung des Präparates (Bayer A 139) in der Verdünnung 10⁻⁵. Bevor noch Veränderungen des Cytoplasmas sichtbar werden, erkennt man eine deutliche Verkleinerung der Kernkörperchen. 120 : 1.

Die Abb. 1 bis 9 zeigen Lebendaufnahmen (Phasenkontrast) aus verschiedenen Kulturen eines malignen Astrocytoms 8 Tage nach der Explantation sowie die cytologischen Alterationen nach Zugabe des wirksamen Präparates.

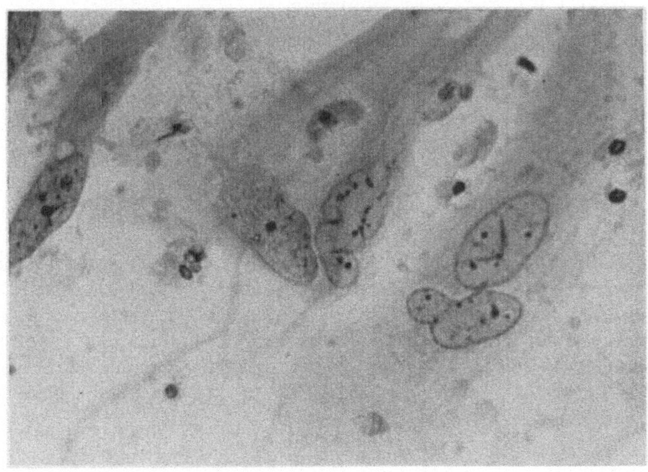

Abb. 9. Gleiche Kultur wie Abb. 8. Das fixierte und gefärbte Präparat zeigt die Größenabnahme der Nucleolen noch deutlicher als das Phasenkontrastbild. Hämatoxylin-Eosin, 320 : 1.

Besprechung

Das Ergebnis unserer Untersuchungen unterstreicht den bereits von *Gellhorn, Murray* und Mitarbeitern durch die Verwendung von Purin- und Acridinverbindungen unbekannter Wirkungsweise erhobenen Befund, daß Glioblastomgewebe in vitro durch relativ hohe Verdünnungsstufen im Tierversuch cytostatisch aktiver Substanzen geschädigt werden kann. Es läßt sich darüber hinaus demonstrieren, daß Zellkulturen in vivo schnell wachsender gliöser Geschwülste in vitro durch ein glycolysehemmendes Präparat stärker geschädigt werden, als in ihrer Proliferationsrate vergleichbare mesenchymale und epitheliale Blastome. Die cytologischen Alterationen der Blastomzellen sind uncharakteristisch und können den aus der Virologie bekannten cytopathogenen Effekten sehr ähnlich sein. Immerhin ließ sich in Übereinstimmung mit den Alterationen der HeLa-Zellen bei einem Teil der Glioblastome eine initiale Verkleinerung der Nucleolen konstatieren, eine Tatsache, die als ein besonderer Einfluß des Präparates auf die Nucleoproteide interpretiert werden kann.

Zusammenfassung

Vergleichende Untersuchungen über den Einfluß von *Bayer* A 139 (2,5-Bis-methoxyäthoxy-3,6-bis-äthylenimino-benzochinon-[1,4]) auf Gewebskulturen von Glioblastomen, Kleinhirnastrocytomen, Meningeomen, HeLa-Zellen und embryonalem Hirngewebe ergaben trotz gleicher Proliferationsgeschwindigkeit in vitro für Glioblastomgewebe eine deutlich höhere Empfindlichkeit gegenüber der cytostatischen Wirkung des Präparates. Untersuchungstechnik und cytologische Alterationen werden beschrieben und abgebildet.

Summary

Comparison of the effects of Bayer A 139 (2,5-Bis-methoxyethoxy-3,6-bis-ethylamino-benzochinone-[1,4]) on tissue cultures of glioblastomas, cerebellar astrocytomas, meningiomas, HeLa-cells and embryonary brain tissue, showing, that in spite of nearly the same velocity of proliferation, the effects of the cytostatic were more marked with glioblastomas. Description of the technique and presentation of histological alterations.

Résumé

L'auteur a effectué des expériences comparatives de l'influence de Bayer A 139 (2,5-Bis-methoxyéthoxy-3,6-bis-éthylamino-benzochinone-[1,4]) sur des cultures tissulaires de glioblastomes, d'astrocytomes cérébelleux, de méningéomes, de cellules HeLa et de tissu cérébral embryonnaire. Malgré une vitesse de prolifération égale in vitro, le tissu du glioblastome montre une sensibilité plus élevée pour l'action cytostatique du produit. L'auteur décrit et illustre la technique des recherches et les altérations cytologiques.

Riassunto

Ricerche comparative sugli effetti del A 139 Bayer (2,5-metoxyaetoxy-3,6-bis-aethilenimino-benzochinon-[1,4]) su culture di tessuto di glioblastomi, astrocitomi cerebellari, meningiomi, cellule HeLa, e tessuto cerebrale embrionale, dettero, nonostante un'analoga rapidità di proliferazione in vitro, la dimostrazione di una maggiore sensibilità del tessuto gliomatoso rispetto all'azione citostatica del preparato. Vengono descritte ed illustrate la tecnica adoperata e le alterazioni citologiche osservate.

Resumen

Comparación de los efectos de Bayer A 139 (2,5-Bis-methoxyaethoxy-3,6-bis-aethylenimino-benzochinon-[1,4]) sobre cultivos de tejido de glioblastomas, astrocitomas cerebelosos, meningiomas, HeLa-celulas y tejido cerebral embrionario mostraron, a pesar de una velocidad de proliferación aproximadamente igual in vitro, un mayor efecto del citostático sobre los glioblastomas. Se describe la técnica de experimentación y se presentan las alteraciones histológicas.

Literatur

Bierling, R., Film-Demonstration der cytologischen Wirkung von Bayer A 139. Verh. Dtsch. Ges. Path. *41* (1957), 383—384. — *Domagk, G.*, Diskussionsbemerkung zum Referat *Pütter*. Verh. Dtsch. Ges. Path. *41* (1957), 379—380. — *Gellhorn, A., M. R. Murray, E. Hirschberg* und *R. Fricker-Eising*, In vitro and in vivo effects of chemical agents on human and mouse glioblastoma multiforme. Proc. II. Int. Congr. Neuropath., London. Excerpta med., Amsterdam, *1955*, 265—271. — *Holzer, H.*, Neue Ergebnisse auf dem Gebiet des Kohlenhydratstoffwechsels. 8. Mosbacher Coll. Physiol. Chemie, *1958*, 65—83. — *Pütter, J.*, Der Einfluß verschiedener Cytostatica auf den Stoffwechsel des *Ehrlich*-Mäuse-Ascites-Carcinoms. Verh. Dtsch. Ges. Path. *41* (1957), 274—378. — *Warburg, O.*, Über den Stoffwechsel der Tumoren. Berlin, Julius Springer 1926. Science, Lancaster, Pa., *123* (1956), 309.

Aus der I. Chirurgischen Universitätsklinik Wien (Direktor: Prof. Dr. *L. Schönbauer*)

Der klinische Wert der Einteilung der Astrocytome und Glioblastome nach Kernohan*

Von

H. Kraus

An Hand des Krankengutes der I. Chirurgischen Klinik Wien aus den Jahren 1950 bis 1956 wird über Vorgeschichte und postoperative Überlebenszeit der Astrocytome (A.) I bis IV nach der Einteilung von *Kernohan* berichtet.

Während bei A. I und A. II das weibliche Geschlecht häufiger betroffen ist, ist die Geschlechtsverteilung beim A. III gleich, beim A. IV überwiegen die Männer. Das durchschnittliche Alter steigt sprunghaft beim A. III an, während es beim A. I und A. II 32 Jahre betrug, war es beim A. III 45 Jahre und 3 Monate und beim A. IV 47 Jahre 5 Monate. Ebenso nimmt die Zahl der inoperablen Fälle und die postoperative Mortalität beim A. III zu, um beim A. IV weitaus die höchsten Werte zu erreichen.

Bezüglich der postoperativen Prognose lassen sich zwei Gruppen trennen, nämlich A. I und A. II mit längerer Vorgeschichte und langer Überlebenszeit und A. III und A. IV, entsprechend den Glioblastomen mit kürzerer Vorgeschichte und schlechter Prognose. Innerhalb der beiden Gruppen scheinen keine wesentlichen Unterschiede bezüglich der postoperativen Überlebenszeit zu bestehen; sowohl beim A. III als auch beim A. IV sterben mehr als die Hälfte der Patienten innerhalb des I. Jahres, nur sieht man beim A. III gelegentlich besonders lange Überlebenszeiten, jedoch nicht mehr beim A. IV.

Summary

Using *Kernohan's* classification of Astrocytomas Grades I—IV the clinical records of the 1st Surgical clinic at Vienna for the years 1950—1956 have been studied in regard to onset of the illness and the post-operative survival.

With the Astrocytoma Grade I and II the female is most commonly affected, for Astrocytoma Grade III the sex incidence is equal, whilst with Astrocytoma Grade IV the males preponderate. The average age for Grade I and II was 32 years, for Grade III was 45 years and 3 months, and for Grade IV was 47 years and 5 months. Similarly the numbers of inoperable cases and the postoperative mortality figures are greater in Astrocytoma Grade III and reach the highest values in Grade IV.

The Postoperative prognosis falls into two groups; Astrocytoma Grade I and II have a slower onset and longer survival time whilst Grade III and IV (the Glio-

---

* Erscheint in extenso in der Wiener med. Wochenschrift.

blastomata) have a shorter history and a worse prognosis. In both these groups there did not seem to be any essential differences in the post-operative survival; with both Astrocytomas Grade III and Grade IV more than half the patients were dead within a year. Occasionally one sees a longer survival with Grade III cases, although this did not occur with Grade IV.

(Published in full in the Wiener med. Wochenschrift.)

Résumé

Se basant sur la série des malades observés dans la Clinique Chirurgicale I de Vienne, au cours des années 1950—1956, l'auteur étudie l'évolution pré-opératoire et la survie post-opératoire des Astrocytomes I à IV de la classification de *Kernohan*.

Alors que les astrocytomes I et II sont plus fréquents dans le sexe féminin, les astrocytomes III ont la même fréquence dans les deux sexes, et les astrocytomes IV sont plus fréquents chez les hommes. L'âge moyen, croît irrégulièrement. Il est de 32 ans pour les A. I et les A. II, de 45 ans 3 mois pour les A. III et de 47 ans 5 mois pour les A. IV. De même le nombre des cas inopérables et de la mortalité post-opérative croît dans les A. III pour atteindre un taux beaucoup plus élevé dans les A. IV.

Au point de vue du pronostic post-opératoire, on peut distinguer deux groupes: les A. I et A. II qui ont une assez longue évolution pré-opératoire et une longue survie post-opératoire et les A. III et A. IV correspondant aux glioblastomes, qui ont une évolution pré-opératoire plus courte et un mauvais pronostic. A l'intérieur de ces deux groupes il semble ne pas y avoir de différence notable quant à la survie post-opératoire; tant dans les A. III que dans les A. IV plus de la moitié des malades meurent au cours de la 1ère année — cependant, on observe parfois dans les A. III des survies particulièrement longues; elles ne sont pas plus nombreuses dans le groupe A. IV.

(Parait in extenso dans Wiener med. Wochenschrift.)

Riassunto

Sulla base del materiale della I. Clinica chirurgica di Vienna (dal 1950 al 1956) viene riferito in merito alle anamnesi ed alla sopravvivenza postoperatoria degli astrocitomi I—IV (secondo la classificazione di *Kernohan*).

Mentre gli A. I e II colpiscono più spesso il sesso femminile, l'A. III colpisce ugualmente i due sessi, e l'A. IV prevale nel sesso maschile. L'età media sale bruscamente dall'uno all'altro tipo di A. Cosi, mentre l'età media per gli A. I e II è di 32 anni, essa sale a 45 anni e 3 mesi per gli A. III, e a 47 e 5 mesi per gli A. IV. Così pure aumentano i casi inoperabili e la mortalità postoperatoria negli A. III e sopratutto negli A. IV.

Per quanto riguarda prognosi postoperatoria si distinguono due gruppi, e cioè il primo (A. I e A. II) con anamnesi più lunga e più lunga sopravvivenza; ed il secondo (A. III e A. IV) con più breve anamnesi e prognosi peggiore. Non sembrano esistere differenze sostanziali entro ciascun gruppo per quanto riguarda la sopravivenza postoperatoria: tanto per gli A. III quanto per gli A. IV più della metà dei pazienti vengono a morte entro il primo anno. Occasionalmente si osservano negli A. III sopravvivenze più lunghe, ma in numero non superiore a quelle degli A. IV.

(Viene pubblicato in extenso nella Wiener med. Wochenschrift.)

G. Vogt (Berlin): **Katamnesen bei 250 Glioblastomen.**
Manuskript nicht eingegangen.

Aus der Neurochirurgischen Universitätsklinik Freiburg
(Direktor: Prof. Dr. *T. Riechert*)

Freie Aminosäuren, Peptide und Amine bei Hirntumoren*

Von

R. Hemmer

Mit 1 Textabbildung

Einleitung

Die Biochemie der Hirntumoren ist in ihren Anfängen und es ist heute noch nicht bekannt, welche Unterschiede im einzelnen zwischen normalem Hirngewebe und Tumorgewebe, zwischen Hirntumoren und Tumoren anderer Herkunft bestehen. Lediglich der Kohlehydratstoffwechsel ist weitgehend untersucht. Wohl können wir histologisch eine Differenzierung der Hirntumoren vornehmen; ob aber einer solchen Differenzierung ein entsprechend verschiedenes biochemisches Verhalten zuzuordnen ist, bleibt völlig offen. Es ist wohl anzunehmen, wenn man z. B. die große Gruppe der Gliome mit den benignen Meningeomen, ihre Wachstumstendenz und Durchblutungsverhältnisse vergleicht, daß verschiedenartige Stoffwechselvorgänge im Spiel sind.

Wir wissen, daß bei malignen Tumoren des übrigen Organismus der Bereitschaftszustand des Organismus für die Entstehung dieser Tumoren entscheidend ist, enthält er doch Stoffe, welche die Entwicklung einer Geschwulst hemmen oder fördern können, z. B. die steigernde Krebsbereitschaft bei Abnahme der Kleindrüsenhormonsekretion *(v. Euler)* u. a. Es ist auch bekannt, daß beim Carcinom der Stoff- und Energiewechsel gesteigert ist, daß eine erhöhte aerobe Glycolyse, vermehrte Milchsäurebildung u. a. eintritt. Die Bedeutung der schwefelhaltigen freien Aminosäuren in der Entgiftung der cancerogenen Kohlen-Wasserstoffe, die Funktion einzelner Aminosäuren bezüglich der Umaminierung für den Energiestoffwechsel wie für die Eiweißsynthese wurden in den letzten Jahren mit Entwicklung papierchromatographischer Methoden zunehmend Gegenstand biochemischer Untersuchungen. Zusammen mit den biogenen Aminen erlangten diese Stoffe auch eine wachsende Bedeutung in der Klinik.

Emmrich und *Götze* fanden bei vergleichenden Untersuchungen von Tumoren der Magenschleimhaut, der Mamma und der Blase mit dem ent-

---

* Mit Unterstützung der Deutschen Forschungsgemeinschaft.

sprechenden Vergleichsgewebe Abweichungen der Tumoren von den entsprechenden Organen, konnten aber keine sichere Korrelation finden. *Easty* und *Ambrose* fanden keine signifikante Differenz im Aminosäuremuster zwischen normaler Niere und Tumor-Niere. Interessant ist eine Mitteilung von *Roberts* und *Borges,* die bei zweidimensionaler Papierchromatographie, bei wachsenden Tumoren meist weniger Glutamin fanden als bei Tumoren, die in Regression waren. Wie *Lang* ausführte, kann ein Mangel an essentiellen Aminosäuren in der Kost die Häufigkeit mancher Organkrebse erhöhen.

Methodik

Was nun die Untersuchung freier Aminosäuren, Peptide und Amine bei den Hirntumoren anlangt, liegen unseres Wissens kaum Untersuchungen vor. Nachdem uns mit der Hochspannungselektrophorese ein brauchbares Verfahren *(Heilmeyer, Michl, Westphal)* in die Hand gegeben wurde, lag es nahe, erste orientierende Untersuchungen an verschiedenartigen Hirntumoren vorzunehmen. Die Methodik der Untersuchungen ist ausführlich in einer früheren Mitteilung *(Hemmer)* wiedergegeben. Es soll hier nur so viel erwähnt werden, daß die Methodik in erster Linie qualitative Unterschiede der freien Aminosäuren wie Peptide, in zweiter Linie auch grob quantitative Unterschiede erkennen läßt. Die mittels Hochspannungsstrom aufgetrennten Rest-N-Substanzen des Gehirns bzw. Tumors wandern je nach ihrer chemischen Beschaffenheit. So finden sich z. B. die basischen Aminosäuren (Diaminosäuren) kathodenwärts, die neutralen in der Gegend der Auftragsstelle der Substanz und die sauren Aminosäuren (Dicarbonsäuren) anodenwärts. Durch verschiedenartige Färbungen können aliphatische, aromatische und schwefelhaltige Aminosäuren und Peptide differenziert werden. Nach der Elution einzelner Streifenabschnitte des Elektrophoresestreifens ist es möglich, sowohl die Wanderungsstelle im Pherogramm wie die Wirksamkeit der hier vorkommenden gefäßaktiven Substanzen zu testen. Die biologische Testung erfolgt am Blutdruck der Katze, die Differenzierung der Stoffe durch Vorbehandlung der Katze mit Atropin, Antistin und Regitin. Eine bindende Aussage über die Struktur der gefundenen Substanzen läßt sich auf Grund dieser Testung nicht machen, wir können lediglich die Beeinflußbarkeit ihrer Wirkung durch die oben angeführten Test-Substanzen registrieren und die Ähnlichkeit mit bekannten Stoffen feststellen.

Ergebnisse

Wir untersuchten insgesamt bisher 49 Hirntumoren: 20 Meningeome, 12 Glioblastome, 8 Astrocytome, 9 Oligodendrogliome. Die Tumoren wurden sowohl untereinander wie gegenüber dem umgebenden Hirngewebe untersucht, auch normales Hirngewebe, welches von Hirnresektionen gewonnen wurde, zogen wir zum Vergleich heran. Es ergaben sich nun einige auffallende Differenzen zwischen den einzelnen Hirntumoren.

Das *Glioblastoma multiforme* zeigt im allgemeinen eine schwächere Darstellung fast aller Aminosäuren, hingegen sind die Peptide vereinzelt im

Bereich der neutralen Fraktionen vermehrt. Es ist weniger Glutathion als im normalen Hirngewebe vorhanden. Gegenüber dem Meningeom sind die Unterschiede teilweise recht deutlich wie die Abb. 1 zeigt. Das *Meningeom* zeigt eine Vermehrung eines kathodisch wandernden aminierten Polysaccharids, eine Vermehrung der neutralen Aminosäuren und auch ver-

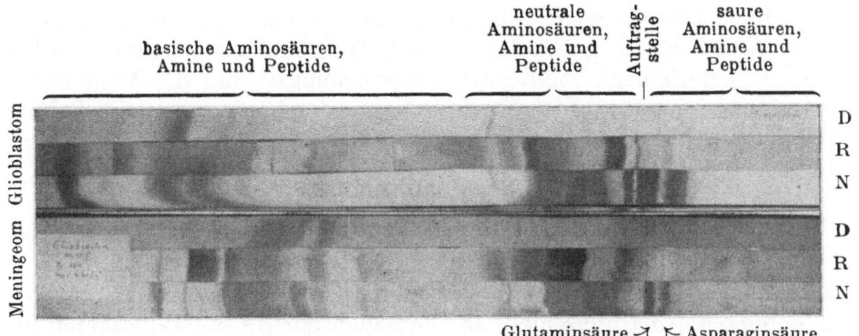

D = Diazofärbung, R = Reindelfärbung (Peptide),   N = Ninhydrinfärbung,

Abb. 1 zeigt die Gegenüberstellung des Hochspannungs-Elektropherogramms eines Meningeoms und eines Glioblastoms (Dreifach-Färbung).

mehrt schwefelhaltige Verbindungen im Bereich der anodischen Fraktionen. Glutaminsäure und Asparaginsäure sind gegenüber dem Glioblastom vermehrt, gegenüber normalem Hirngewebe eher vermindert.

Das *Astrocytom* zeigt vermehrt Histamin, während das *Oligodendrogliom* oft eine geringe Vermehrung neutraler Peptide und des Methionin gegenüber dem normalen Hirngewebe aufweist.

Zusammenfassend lassen sich färberisch zwischen Meningeomen und Gliomen folgende Unterschiede darstellen:

Die Meningeome zeigen vermehrte schwefelhaltige Fraktionen, gegenüber dem normalen Hirn und gegenüber sämtlichen Gliomen. Glutaminsäure und Asparaginsäure sind bei allen Tumoren gegenüber dem normalen Hirngewebe gradweise verschieden vermindert, dagegen zeigt die Ausprägung des neutralen Aminosäurespektrums ein weniger regelmäßiges Verhalten, jedoch sehr oft eine Zunahme gegenüber dem Umgebungsgewebe.

Die Prüfung der blutdruckwirksamen Amine ergibt im Bereich der sauren Fraktionen depressorisch und pressorisch wirksame Substanzen, während im Bereich der Kathode nur depressorisch wirksame Substanzen vorhanden sind. Die depressorisch wirksamen Substanzen sind teils histaminähnlich, teils acetylcholinähnlich und teils unbekannter Natur. Die blutdrucksteigernden Substanzen zeigen auf Regitin keine Umkehrung, sie reagieren wie Noradrenalin. Die Tumoren der Gliomreihe weisen nach den bisherigen Untersuchungen stärkere depressorische Substanzen auf als Meningeome und normales Gehirn.

Unsere Untersuchungen sind noch im Beginn und lassen keine endgültige Beurteilung zu. Wir begnügen uns damit festzustellen, daß offenbar die

Eiweißsynthese bei den verschiedenartigen Tumoren auch verschieden gestört ist. Die Zusammenhänge sind noch unklar und wir wissen nicht, wie sie im einzelnen zu deuten sind. Wir wissen vor allem nicht, ob die Störungen der Eiweißsynthese primär oder lediglich Folge und Begleiterscheinung der mannigfaltig gestörten Stoffwechselvorgänge sind. Möglicherweise ist jedoch der verschiedene Gehalt an gefäßaktiven Stoffen für die auch arteriographisch nachweisbaren Kreislaufstörungen im Tumorgebiet (Gefäßerweiterung, Änderung der Zirkulationsgeschwindigkeit usw.) verantwortlich. Es bedarf jedoch noch zahlreicher Untersuchungen, um die Veränderung des Aminosäuren-, Peptid- und Amingehaltes der Hirntumoren im Rahmen des biochemischen Gesamtgeschehens sinnvoll einzuordnen.

Zusammenfassung

Es werden an Hand einer Untersuchungsserie von 49 Hirntumoren vorläufige Ergebnisse mitgeteilt.

Die Tumoren der Gliomreihe lassen gegenüber normalem Hirngewebe und Meningeomen Unterschiede im Verhalten der freien Aminosäuren und Peptide erkennen. Glutaminsäure und Asparaginsäure sind bei sämtlichen Tumoren gegenüber dem normalen Hirn gradweise verschieden stark vermindert. Beim Meningeom finden sich vermehrt schwefelhaltige Fraktionen und ein aminiertes Polysaccharid. Auch die neutralen Aminosäuren und Peptide weisen Veränderungen meist im Sinne einer Vermehrung — gradweise verschieden — bei den einzelnen Tumoren auf. Die gefäßaktiven Amine — hier vor allem depressorisch wirkende Substanzen — sind bei den Tumoren der Gliomreihe vermehrt.

Summary

Report of preliminary findings in a series of 49 brain tumors. Tumors of the glioma type show some differences in the distribution of free aminoacids and peptides as compared to normal cerebral tissue and meningiomas. Glutamic acid and aspartic acid show varying degrees of decrease in different types of tumors. Meningiomas show an increase of sulphur containing fractions and an aminated polysaccharide. Neutral aminoacids show varying degrees of increase, as well as peptides, in different tumors. Vasoactive amines, — mainly substances of depressor activity —, show an increase in tumors of the gliomatous type.

Résumé

L'auteur donne une communication préliminaire à l'occasion d'une série d'expériences de 49 tumeurs cérébrales.

Les tumeurs gliomateuses montrent, comparées à la substance cérébrale normale et aux méningiomes, une différence du comportement des acides aminés libres et des peptides. L'acide glutamique et l'acide aspargique sont diminués dans un degré différent comparé au cerveau normal d'après les tumeurs respectives. Dans le méningiome on trouve plus de fractions souffrées et un polysaccharide aminé. Aussi les acides neutres et les peptides montrent des variations de degré différent, en général dans le sens d'une augmentation, d'après les tumeurs. Les amines vaso-actifs — ici surtout des produits d'action dépressive — sont augmentés dans les gliomes.

Riassunto

Vengono dati i risultati preliminari di serie di ricerche eseguite su 49 tumori cerebrali.

I tumori della serie gliale si differenziano rispetto al tessuto cerebrale normale ed ai meningiomi per quanto riguarda il comportamento degli amino-acidi liberi e dei peptidi. In tutti i tumori gli acidi glutaminico e asparaginico appaiono diminuiti in vario grado rispetto al tessuto cerebrale normale. Nei meningiomi si riscontra un aumento di frazioni contenenti zolfo ed un amino polisaccaride. Anche gli aminoacidi neutri ed i peptidi si dimostrano variamente aumentati nei tumori. Le amine vasoattive, sopratutto ad azione depressiva, sono aumentate nei gliomi.

Resumen

Comunicación de hallazgos preliminares en una serie de 49 tumores de tipo gliomatoso. Estos muestran algunas diferencias en la distribución de aminoacidos libres y péptidos en comparación al tejido cerebral normal y a los meningiomas. El acido glutámico y el aspártico muestran grados variables de disminución en diferentes tipos de tumores. Los meningiomas muestran un aumento de las fracciones sulfuradas, y un polisaccárido aminado. Los aminoácidos neutrales y los péptidos estan aumentados en los diferentes tumores. Aminas vasoactivas, — generalmente del tipo depresor —, están aumentadas en los tumores de tipo gliomatoso.

Literatur

Easty, G. C., und *E. J. Ambrose,* Combined amino-acids content of tumor and homologous normal tissue. Nature *176* (1955), 1256—1258. — 2. *Emmrich, R.,* und *E. Götze,* Über das Vorkommen freier Aminosäuren in malignen Tumoren und den zugehörigen Organen. Zbl. Ges. inn. Med. *10* (1955), 1046—1049. — 3. *Euler, H. v.,* und *B. Skarzynski,* Biochemie der Tumoren. Enke Verlag, Stuttgart, 1942. — 4. *Lang, K.,* Vortrag Deutscher Krebskongreß, 3. bis 5. V. 1954, Hamburg: Krebs und Ernährung. — 5. *Roberts, E.,* und *P. R. F. Borges,* Pattern of free amino-acids in growing and regressing tumors. Cancer Res. *15* (1955), 697—699. — 6. *Heilmeyer, L., R. Clotten, I. Sano, A. Sturm* und *A. Lipp,* Analyse des Reststickstoffs mit Hilfe des Hochspannungspherogramms. Klin. Wschr. *1954,* 831—837. — 7. *Michl, H.,* Mhefte Chem., Wien, 8 (1951), 489; zit. nach *Kickhöfen,* siehe unten. — 8. *Kickhöfen, B.,* und *O. Westphal,* Über eine einfache Kombination von Papierelektrophorese und Papierchromatographie. Zschr. Natur. forsch., Tübingen, *76* (1952), 655—659. — 9. *Hemmer, R.,* Untersuchungen über freie Aminosäuren und Amine in Gehirn und Leber unter Anwendung der Hochspannungselektrophorese bei Normaltieren und nach Hypoxie. Zschr. Neurol. *197* (1958), 433—448. — 10. *Hemmer, R.,* Untersuchungen über freie Aminosäuren und Amine in Gehirn und Leber unter Anwendung der Hochspannungselektrophorese bei Normaltieren und nach Elektrokrämpfen. Arch. Psychiatr. *198* (1958), 103—121.

W. Müller und *G. Scarlato* (Köln): **Quantitative histochemische Untersuchungen an den Zellkernen bösartiger Hirngeschwülste.**
Manuskript nicht eingegangen.

Summary

As an introduction the importance of the histochemical method for the exploration of the Biology of Brain tumours was referred to. After a short description of the principles of photometric quantitative investigations of histological sections, the method of Prof. *Vialli* (Pavia) was explained; by means of it investigations had been made into the quantity of desoxyribonucleic acid (DNA) metabolised in brain tumours. The nuclei of medulloblastomata, sarcomata and metastatic cancers exhibited higher values than those of other brain tumours. Diagrams and pictures of cells completed the lecture.

Résumé

Au début est montré l'intérét des méthodes histochimiques pour l'étude de la biologie des tumeurs cérébrales. Après un court exposé du principe des recherches photométriques quantitatives sur les coupes histologiques, on montre le matériel du Prof. *Vialli* (Pavie) avec lequel ont été effectuées les recherches sur la teneur des tumeurs cérébrales en acide désoxyribonucléique (A.D.N). — Ainsi, les noyaux cellulaires des médulloblastomes, des sarcomes et des métastases cancéreuses présentent des teneurs en A.D.N. très supérieures à celles des autres tumeurs cérébrales. Des diagrammes et des croquis de cellules complètent l'article.

Resumen

Se acentua la importancia del método histoquímico para la exploración de la biología de los tumores cerebrales. Después de una buena descripción de los principios de las unidades cuantitativas fotométricas sobre cortes histológicos se presenta el método del Prof. *Vialli* (Pavía). Por medio del mismo se han hecho investigaciones sobre la cantidad del ácido Des-oxyribonucleico (DNA) que se metaboliza en tumores cerebrales. En los núcleos de los meduloblastomas, sarcomas y cánceres metastáticos se han presentado valores más altos que en otros tumores cerebrales.

Aus der Neurochirurgischen Universitätsklinik des Kantonsspitals Zürich
(Direktor: Prof. *H. Krayenbühl*)

Atmung und aerobe Glycolyse von menschlichen Hirntumoren und darüber liegendem Cortex in vitro

Von

G. Weber*

Mit 9 Textabbildungen

Die Untersuchungen, über die ich kurz berichte, stellen sich zwei Aufgaben:

1. Vergleichswerte zu bestimmen für die Atmung und die aerobe Glycolyse von Gliomen und Meningeomen.

2. Zu untersuchen, ob die Sauerstoffatmung des Cortex über Hirntumoren verändert ist.

Methode

Bei in Äther-Lachgasnarkose wegen eines intracraniellen Tumors operierten Patienten wurden vom freigelegten Gehirn mit dem Skalpell fingerendgliedgroße Gewebsstücke exzidiert. Es wurden vor allem Großhirnhemisphärencortex mit anhaftendem Mark und Tumorgewebe entnommen. Streng wurde darauf geachtet, daß der Cortex oder der Tumor vor der Exzision mechanisch möglichst nicht geschädigt, oder daß sie nicht elektrokoaguliert wurden. Bei Tumorgewebe wurde kein nekrotisches Material verwendet. Von dem entnommenen frischen Gewebe wurden rasch etwa 0,5 mm dicke Schnitte mit dem Rasiermesser angefertigt. Ihre Atmung und aerobe Glycolyse wurden in der Warburgapparatur in einer reinen O_2-Atmosphäre ermittelt. Für die Atmungsbestimmung wurden die Schnitte in Krebs-Ringerlösung mit Glucose, für die Ermittlung der aeroben Glycolyse in eine bikarbonathaltige Krebs-Ringerlösung mit Glucose mit einem pH von 7,4 eingelegt. Untersuchungstemperatur 37⁰.

Kontrollwerte der Atmung und Glycolyse des Cortex lassen sich erhalten von Patienten, die wegen einer Schläfenlappenepilepsie ohne histologische Veränderungen des Konvexitätscortex operiert werden. Bei diesen Kranken wurde ein Stück des cerebralen Cortex unter den gleichen Kautelen exzidiert und untersucht wie bei den Tumorpatienten.

---

* Mit Unterstützung der Jubiläumsspende der Universität Zürich.

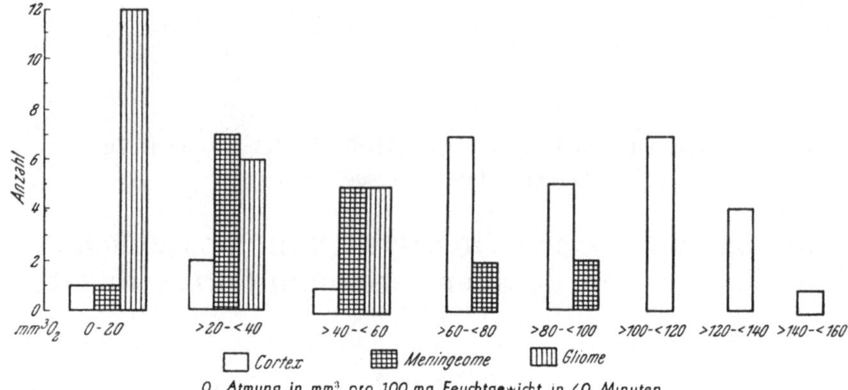

Abb. 1. Sauerstoffverbrauch von Cortex, Meningeomen und Gliomen (Feuchtgewicht).

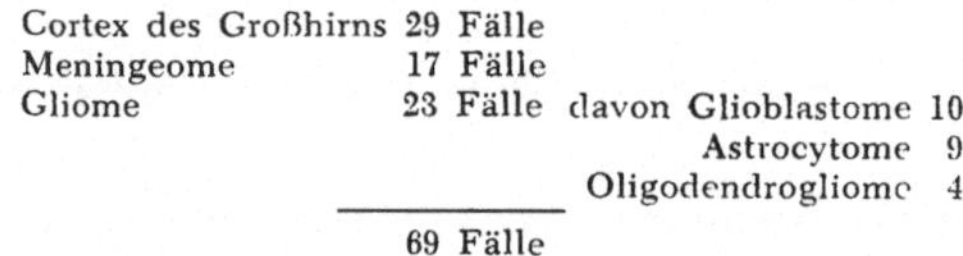

Cortex des Großhirns 29 Fälle
Meningeome   17 Fälle
Gliome   23 Fälle davon Glioblastome 10
                                      Astrocytome   9
                      ___________   Oligodendrogliome 4
                      69 Fälle

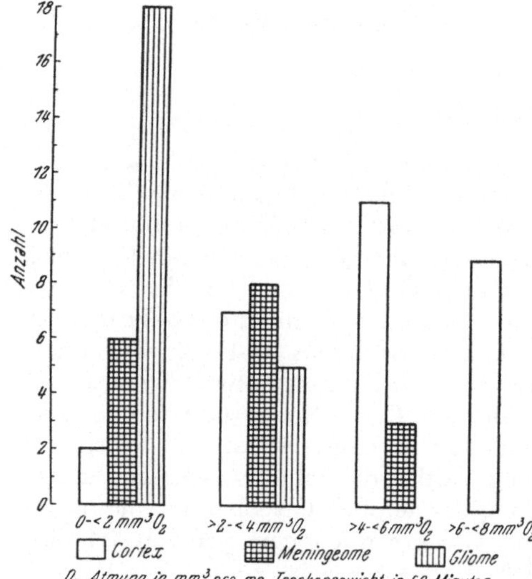

Abb. 2. Sauerstoffverbrauch von Cortex Meningeomen
und Gliomen (Trockengewicht).

Ergebnisse

Die Gegenüberstellung des Sauerstoffverbrauchs im cerebralen Cortex über Hirntumoren (25 Patienten) und bei Epilepsien (4 Patienten), im Meningeomgewebe (17 Patienten) und im Gliomgewebe (23 Patienten, davon 10 mit Glioblastomen, 9 mit Astrocytomen und 4 mit Oligodendrogliomen) ergibt (Ab. 1 und 2):

Gleichgültig, ob man den Sauerstoffverbrauch als Funktion des *Feucht-* oder des *Trocken*gewichtes des untersuchten Materials betrachtet, zeigt sich, daß die Gliome in vitro eine geringere Sauerstoffatmung aufweisen als die Meningeome. Der Sauerstoffverbrauch beider Tumoren ist kleiner als der des cerebralen Cortex. Ein sicherer Unterschied in der Atmungsgröße von Glioblastom- und Astrocytomschnitten läßt sich nicht ermitteln (Abb. 3). Die aerobe Glycolyse bewegt sich bei den Gliomen quantitativ im gleichen Rahmen,

Abb. 3. Intracranielle Tumoren: Sauerstoffverbrauch.

Abb. 4. Aerobe Glycolyse. Säureproduktion in Kubikmillimeter äquivalentem CO_2 pro 100 mg Feuchtgewicht in 60 Minuten.

Abb. 5. Aerobe Glycolyse. Säureproduktion in Kubikmillimeter äquivalentem CO_2 pro Milligramm Trockengewicht in 60 Minuten

Abb. 6. Großhirncortex über raumfordernden intracraniellen Prozessen und bei Epilepsien.

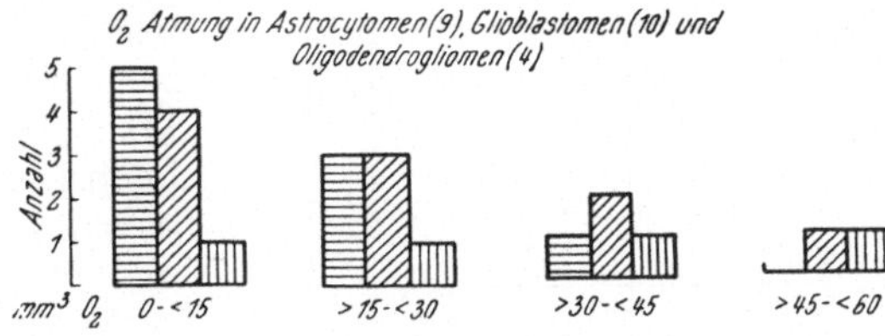

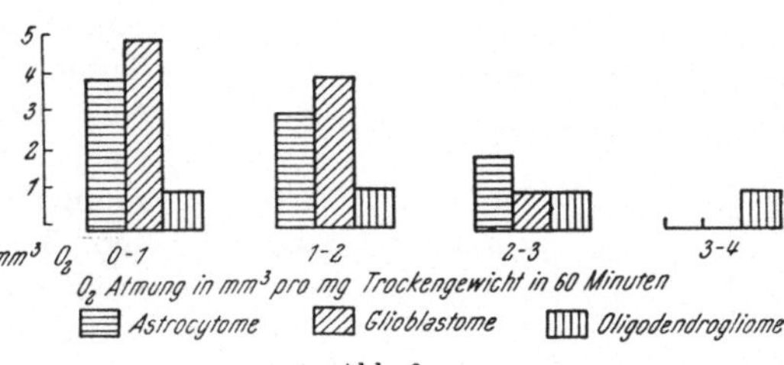

Abb. 3.

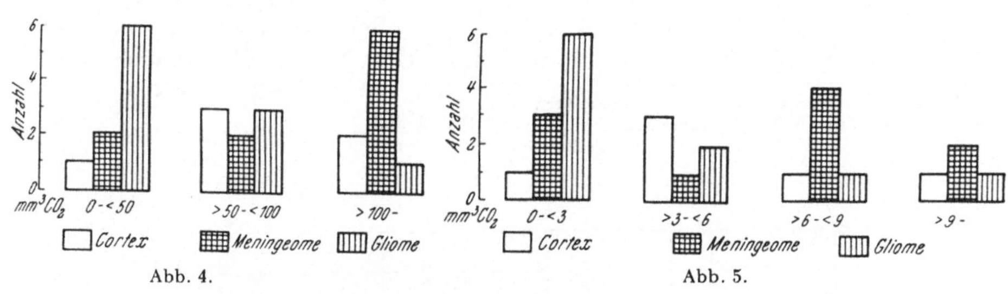

Abb. 4.

Abb. 5.

Abb. 6.

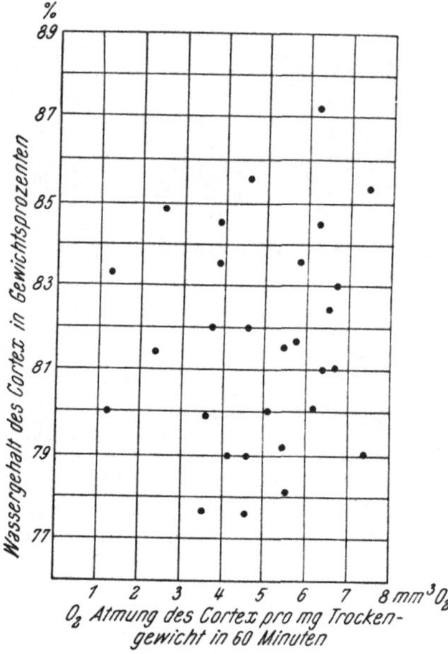

Abb. 7. O₂ Atmung des Großhirncortex und Hirnödem bei 29 Patienten.

wie er auch im Cortex festzustellen ist. Demgegenüber scheinen die Meningeome im allgemeinen eine intensivere anaerobe Glycolyse aufzuweisen als die Gliome (Abb. 4 und 5).

Meningeome und Gliome wirken sich auffallend geringfügig auf den Sauerstoffverbrauch des über dem Tumor liegenden Cortex aus (Abb. 6). Aus diesen In-vitro-Versuchen läßt sich nicht herauslesen, daß die Atmungsfähigkeit des Cortex über diesen Tumoren reduziert sein muß, vielleicht einzig, daß sie sein kann, wenn wir die wenigen bei Schläfenlappenepilepsien erhobenen Werte als normale Vergleichsbasis benützen. Bemerkenswert ist, daß in vitro der Sauerstoffverbrauch des Cortex keine einwandfreie Abhängigkeit

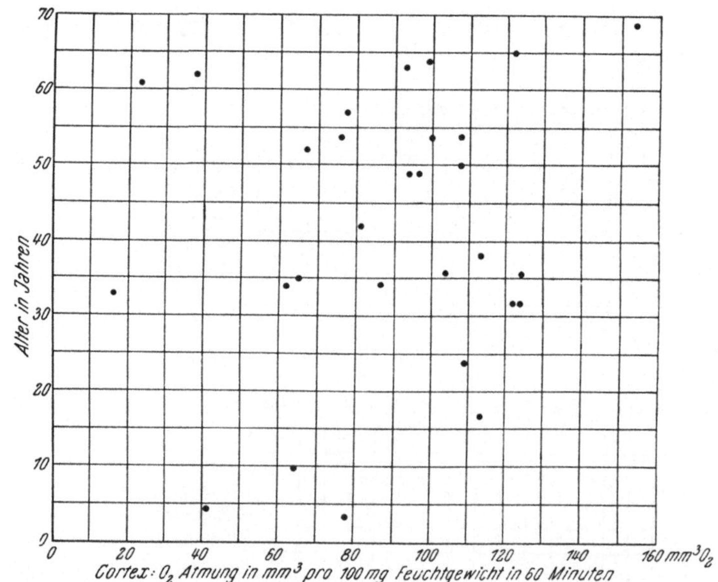

Abb. 8. Sauerstoffbedarf des menschlichen Großhirncortex in Abhängigkeit vom Alter. 29 Bestimmungen an Großhirncortex.

1. von der histologischen Artdiagnose des darunterliegenden Tumors und
2. vom Wassergehalt des Cortex, also vom Ausmaß des Hirnödems aufweist (Abb. 7). Auch eine sichere Altersabhängigkeit des corticalen Sauerstoffverbrauchs über Hirntumoren ist nicht nachweisbar (Abb. 8 und 9).

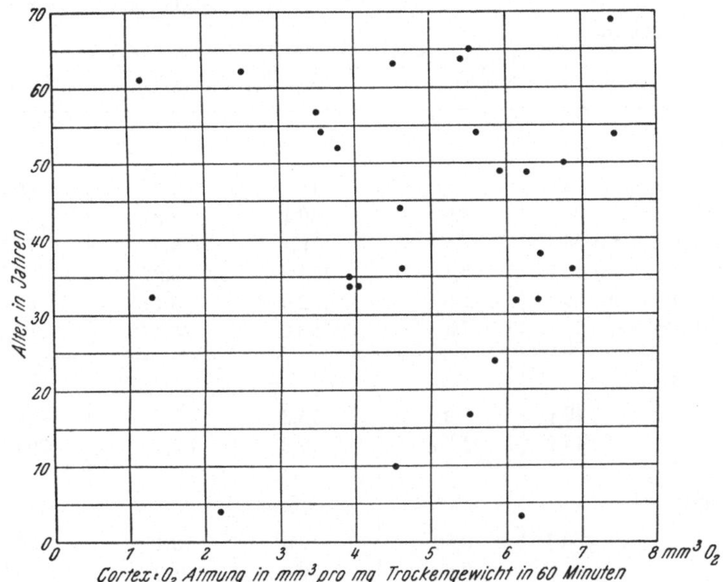

Abb. 9. Sauerstoffbedarf des menschlichen Großhirncortex in Abhängigkeit vom Alter. 29 Bestimmungen an Großhirncortex.

Besprechung

Die mitgeteilten Untersuchungen zeigen, daß vor allem die Gliome, weniger die Meningeome einen geringeren Sauerstoffverbrauch als der cerebrale Cortex aufweisen. Da die Meningeome zudem eine intensivere anaerobe Glycolyse als die Gliome aufweisen, dürfte ihr Gesamtstoffwechsel pro Gewichtseinheit denjenigen der Gliome wesentlich übersteigen (Tab. 1).

Neurochirurgen und Neurologen sind oft gerne bereit, perifokale neurologische Ausfallserscheinungen mit einem perifokalen Hirnödem zu erklären. Wenn einem solchen eine Bedeutung zukommt, dann offenbar nicht über eine primäre Störung des energetischen Ruhestoffwechsels des umgebenden Gewebes. Denn nach unseren Untersuchungen scheint das Hirnödem nicht zu einer Schädigung der an der Atmung und aeroben Glycolyse beteiligten Enzymsysteme zu führen.

Die mitgeteilten Versuche an überlebenden Gewebsschnitten erfassen nicht den effektiven Stoffwechsel, wie er in vivo sich vorfindet. Denn alle auf eine eventuelle Störung der Blutzirkulation zurückzuführenden nachteiligen Einflüsse sind ausgeschaltet. Umgekehrt wird das Gewebe bei der Entnahme und bei der Herstellung der Schnitte mechanisch geschädigt. Zu-

Tabelle 1. *Atmung und aerobe Glycolyse im menschlichen Großhirnhemisphären-cortex und in intracraniellen Tumoren*

Patient (Krankheit) Alter	O_2-Atmung in mm³		Acrobe Glycolyse. Säureproduktion in mm³ äquivalentem CO_2	
	pro mg Trockengewicht in 60 Minuten	pro 100 mg Feuchtgewicht in 60 Minuten	pro mg Trockengewicht in 60 Minuten	pro 100 mg Feuchtgewicht in 60 Minuten
Cortex				
C. R. (Epilepsie) 4 J.	2,2	41,5	5,07	96,2
B. M. (Epilepsie) 34 J.	4,0	86,1	2,2	47,4
W. F. (Astrocytom) 54 J.	3,6	76,1	3,5	74,4
S. G. (Astrocytom) 32 J.	6,1	123,8	8,67	176,1
G. J. (Glioblastom) 65 J.	5,5	122,0	3,11	69,0
B. H. (Metastase) 54 J.	7,4	108,0	26,14	383,0
Astrocytom				
B. M. 49 J.	1,0	15,6	2,7	42,1
M. M. 45 J.	1,54	13,6	33,2	293,0
Glioblastom				
M. E. 53 J	0,53	7,4	6,1	85,2
R .W. 65 J.	0,69	10,6	1,9	29,2
G. E. 64 J.	0,25	4,6	1,15	21,6
B. A. 60 J.	0,17	3,7	1,5	32,6
B. A. 24 J.	0,85	16,9	0,71	14,1
S. H. 54 J.	1,37	23,5	5,5	94,5
Oligodendrogliom				
P. W. 28 J.	0,26	4,3	5,0	82,6
K. M. 62 J.	1,68	25,6	0,5	7,6
Meningeom				
C. G. 50 J.	2,68	47,7	19,9	354,0
B. M. 64 J.	2,26	45,5	8,9	180,0
C. E. 47 J.	3,54	35,8	22,2	225,0
H. G. 20 J.	2,18	43,2	6,0	119,0
B. G. 59 J.	1,18	21,5	2,6	47,5
G. F. 52 J.	2,79	52,7	4,1	77,5
W. O. 59 J.	1,47	29,4	2,81	56,0
St. H. 60 J.	1,27	24,5	0,385	7,45
W. R. 58 J.	4,84	89,4	7,126	132,0
K. L. 49 J.	3,91	84,5	6,46	140,0

dem steht es unter dem Einfluß der dem Patienten verabreichten ·Narkotika. Die erhaltenen Werte sind also nur unter sich vergleichbar bei gleichbleibender Narkose- und Untersuchungstechnik.

Zusammenfassung

In frischen, bei Operationen gewonnenen Schnitten von menschlichen intracraniellen Tumoren und von dem darüberliegenden cerebralen Großhirnhemisphärencortex wurden die Sauerstoffatmung und die aerobe Glycolyse bestimmt. Die Untersuchungen wurden in der Warburgapparatur durchgeführt.

Es ergab sich, daß die Gliome eine geringere Atmung aufweisen als die Meningeome, gleichgültig ob man die Atmungsgröße auf die Einheit des Feucht- oder des Trockengewichts bezieht. Der Sauerstoffverbrauch von Glioblastomgewebe ist nicht sicher verschieden von demjenigen von Astrocytomgewebe. Meningeome weisen eine ausgeprägtere aerobe Glycolyse als die Gliome auf.

Meningeome und Gliome verändern den Sauerstoffverbrauch in Schnitten aus dem darüberliegenden Cortex nicht faßbar. Auch das Ausmaß des Wassergehaltes als Ausdruck des Hirnödems hat keinen Einfluß auf die Sauerstoffatmung. Der Sauerstoffverbrauch dieser corticalen Gewebsschnitte ist nicht sicher abhängig vom Alter des Patienten, von denen sie stammen.

Summary

The oxygen consumption and the aerobic glycolysis has been estimated in fresh specimens of human intracranial tumour and of the overlying cerebral cortex removed at operation. The investigations were carried out in the Warburg apparatus.

The results showed that the gliomata had a lower respiration rate, as compared with meningiomata, regardless as to whether one measured the respiration on a basis of wet or dry weight. There is no definite difference between the oxygen consumption of Glioblastoma and Astrocytoma tissue. Meningiomas show a more pronounced aerobic glycolysis as compared with Gliomas.

Meningiomas and Gliomas do not detectably alter the oxygen consumption in specimens of neighbouring Cortex. An increase of the water content, as in cerebral oedema, has no influence on the oxygen consumption. The oxygen consumption of these cortical tissue slices is not detectably influenced by the age of the patient.

Résumé

Sur des tranches fraiches de tumeurs intracrâniennes humaines et de cortex sus-jacent, prélevées opératoirement, l'auteur a mesuré la respiration d'oxygène et la glycolyse aérobie. Ces mesures ont été faites dans l'appareil de *Warburg*.

Il en résulte que les gliomes ont une respiration moindre que les méningiomes, qu'on rapporte l'activité respiratoire à l'unité de poids de tissu humide ou sec.

Il n'est pas certain que la consommation d'oxygène du tissu glioblastomateux soit différente de celle du tissu astrocytomateux. Les méningiomes présentent une glycolyse aérobie plus importante que celle des gliomes. Les méningiomes et les gliomes ne modifient pas appréciablement la consommation d'oxygène dans les tranches de cortex sus-jacent.

De même la teneur en eau, traduisant l'oedème cérébral, n'a aucune influence sur la respiration d'oxygène. La consommation d'oxygène de ces tranches de tissu cortical ne dépend pas de façon certaine de l'âge du malade dont elles proviennent.

Riassunto

Il consumo di ossigeno e la glicolisi aerobia vengono misurati su sezioni fresche operativamente prelevate da tumori cerebrali e dalla corteccia cerebrale corrispondente. L'indagine fu eseguita con l'apparato di *Warburg*.

Si è dimostrato che i gliomi hanno una respirazione meno intensa dei meningiomi, e ciò è stato riscontrato misurando la intensità della respirazione rispetto all'unità di peso tanto sui campioni umidi quanto su quelli asciutti. Il consumo di ossigeno del tessuto glioblastomatoso non è certamente diverso da quello del tessuto degli astrocitomi. I meningiomi dimostrano una glicolisi aerobia maggiore di quella dei gliomi.

I meningiomi ed i gliomi non alterano in maniera apprezzabile il consumo di ossigeno della corteccia cerebrale corrispondente. Anche la misura del contenuto acquoso quale espressione di edema cerebrale non ha influenza sulla respirazione di ossigeno. Il consumo di ossigeno delle sezioni corticali non è sicuramente dipendente dalla età dei pazienti ai quali tali sezioni appartengono.

Resumen

La consumición de oxigeno y la glicolisis aerobica ha sido estimada en tumores intracraneanos humanos y en tejido cerebral sano circundante. Las investigaciones fueron hechas con un aparato de *Warburg*. Los resultados muestran que los gliomas tienen un cociente respiratorio menor que los meningiomas, indistintamente si las mediciones se efectuaban sobre la base de tejido humedo o desecado. No hay diferencia segura entre los glioblastomas y los astrocitomas. Los meningiomas muestran una glicolisis aerobica mas pronunciada que los gliomas. Tanto los meningiomas como los gliomas no alteran la consumición de oxigeno de los tejidos circundantes. Un aumento del tejido en agua, como por ejemplo en el edema cerebral no tiene influencia sobre la consumición de oxigeno, como tampoco la edad del paciente.

Literatur

Victor, J., und *A. Wolf*, Metabolism of brain tumours. Res. Publ. Ass. Nerv. Ment. Dis, N. Y., *16* (1935), 44—58. — *McIlwain, H., P. J. W. Ayres* und *O. Forda*, Metabolic response to electrical stimulation in separated portions of human cerebral tissues. J. Ment. Science *98* (1952), 265—272.

Aus der Neurochirurgisch-Neurologischen Klinik der Freien Universität Berlin im
Städtischen Krankenhaus Westend (Direktor: Dr. *A. Stender*)

Histologisch differente multiple Hirntumoren

Von

A. Schulze

Mit 2 Textabbildungen

An das Vorliegen multipler intracranieller Tumoren wird der Kliniker
am ehesten im Sinne der häufig zu beobachtenden Metastasen von malignen
Tumoren anderer Körperregionen denken. Der Verdacht multipler *primärer*
intracranieller Geschwülste wird bei einer durch einen Einzelherd nicht zu
erklärenden Symptomatik dann aufkommen, wenn bei dem Patienten eine
Hämatoblastomatose, insbesondere die *von Recklinghausen*sche Krankheit
vorliegt, bei der sowohl Multiplizität von intracraniellen Neurinomen als
auch die Kombination mit anderen primären Tumoren, insbesondere Meningeomen, aber auch Spongioblastomen gut bekannt ist. Erst kürzlich haben
Wertheimer und Mitarbeiter die in dieser Richtung bereits vorliegende
Literatur weiter bereichert.

Außerhalb des Formenkreises der systematischen familiären Blastom-
bildungen sind multiple primäre intracranielle Tumoren, vor allem in der
Kombination histogenetisch unterschiedlicher Geschwülste erheblich seltener, so daß entsprechende Beobachtungen mehrfach kasuistischer Mitteilung für wert gehalten wurden.

Für die Multiplizität *gleichartiger* primärer Tumoren fanden wir in der
Literatur die folgenden, besonders für die multiplen Gliome stark schwan-
kenden Angaben über die Häufigkeit:

Häufigkeit multipler primärer intracranieller Tumoren

Gärtner (Sektionsmaterial) . . . . . rund 1,6% (8/486)

a) *Multiple Gliome:*
    Courville . . . . rund 7,8% (21/269)
    Manzani . . . . rund 7,3% (6/82)
    Scherer . . . . rund 7,1% (5/70)
    Henschen . . . . rund 0,9% (7/800)
    Bailey und *Cushing* . . . . . . rund 0,5% (2/414)

b) *Multiple Meningeome:*
    Horrax . . . . rund 5,8% (4/60)
    Frazier und *Alpers* . . . . rund 1,3% (1/75)
    Cushing und *Eisenhardt* . . . . . rund 1,0% (3/295)

14a*

c) *Doppelseitige Acusticusneurinome:*
　　Olivecrona . . . . rund 2,3% (3/130)
　　Cushing . . . . rund 0,6% (1/176)

Unser eigenes Krankengut der multiplen Gliome bedarf noch einer kritischen Durcharbeitung, um die durch feine Zellstrangverbindung zwischen den einzelnen Knoten und Metastasierung in das Gehirn selbst vorgetäuschte Fälle von Multiplizität auszuschließen. Doppelseitige Acusticusneurinome sahen wir unter 104 operierten Fällen nur einmal, kombiniert mit multiplen kleinen Meningeomen entsprechend der zentralen Form der *von Recklinghausen*schen Krankheit.

Für die Einordnung der multiplen intracraniellen Tumoren ist das Schema von *Roger* und *Crémieux* am bekanntesten:

Einteilungsschema der multiplen intracraniellen Tumoren nach Roger und Crémieux:

A. *Multiple primäre intracranielle Tumoren.*
　1. Multiple primäre Tumoren des Gehirns (Gliome).
　2. Multiple Tumoren der Hirnnerven.
　　a) Doppelseitige Acusticustumoren.
　　b) Zentrale Neurofibromatose.
　3. Multiple primäre Tumoren der Meningen.
　　a) Tumoren der äußeren Meningen.
　　b) Tumoren der inneren Meningen (ependymale Gliome).
　4. Tumoren verschiedener Struktur.
　　a) Meningeale Tumoren + Hirnnerventumoren.
　　b) Hirnnerventumoren + Gliome.
　　c) Meningeale Tumoren + Gliome.
B. *Multiple sekundäre bzw. metastatische Tumoren.*

Nach dem Schrifttum zu urteilen *(Henschen)* dürfte die Kombination eines solitären Acusticustumors mit einem Gliom ohne allgemeine Neurofibromatose besonders selten sein. Aber auch das gleichzeitige Auftreten eines Meningeoms mit einem Gliom ist nicht häufig. *Alexander* fand bis 1948 nur 4 Fälle dieser Kombination im Schrifttum, denen er einen eigenen 5. Fall hinzufügte. In der nachfolgenden Tabelle haben wir alle Fälle dieser Kombination zusammengestellt, die uns aus der Literatur zugänglich geworden sind:

Den umstehend aufgeführten 13 Fällen sollen zwei eigene Beobachtungen angeschlossen werden.

Fall 1 (4027/50).
M. K., 57 Jahre alt, Sekretärin.
Anamnese: Seit 6 Monaten Schmerzen im rechten Arm, seit 4 Wochen starke Kopfschmerzen, vorwiegend in der linken Schläfengegend. Schlechte Konzentrationsfähigkeit. Seit 2 Wochen Ungeschicklichkeit des rechten Armes und Schwäche im rechten Bein. 8 Tage lang Beobachtung in einer auswärtigen neurologischen Klinik, dort rasche Verschlechterung, zeitweise Somnolenz, Entwicklung einer

doppelseitigen Stauungspapille. Verlegung in die hiesige Klinik unter dem Verdacht auf einen malignen Tumor, wegen einer gewissen Nackensteifigkeit, Bsg.-Beschleunigung, leichter Pleocytose im Liquor (39/3) und Leukocytose wurde differentialdiagnostisch auch an einen Hirnabszeß gedacht.

Literaturzusammenstellung der Fälle von multiplen intracraniellen Tumoren in der Kombination: Meningeom + Gliom

Autor	Meningeom	Gliom
Hosoi, 1930	Meningeom	Astrocytom
Campailla, 1936	Meningeom (Falx)	Glioblastom
Cushing und *Eisenhardt*, 1938	Meningeom (Falx-Tentorium-Winkel)	Glioblastom (Balken)
Myerson, 1942	2 Meningeome (rechte Hemisphäre)	4 Gliome (rechte Hemisphäre)
Arieti, 1944	Meningeom (rechts frontal)	Astrocytom (rechts frontal)
Arieti, 1944	Meningeom (linke Hemisphäre)	Astrocytom (linke Hemisphäre)
Kirschbaum, 1945	Meningeom (intrasellär)	Glioblastom (multipel)
Feiring und *Davidoff*, 1947	Meningeom (Falx, rechts frontal)	Glioblastom (links frontal)
Alexander, 1948	Meningeom (rechts frontal)	Spongioblastoma ependymale (Balken und Dach des linken Seitenventrikels)
Hoffmann	Meningeom (Tentorium)	Astrocytom (linke Hemisphäre)
Gass und *van Wagenen*, 1950	Meningeom	Oligodendrogliom
Kuss, 1951	Meningeom	Glioblastom
Brihaye und Mitarbeiter, 1951	Meningeom (Fasc. opticus)	Glioblastom (Fornix)

Befund: Stauungspapille beiderseits von 2 bis 3 Dioptrien, Somnolenz, durchgehende motorische, ausgeprägter, aber sensible Halbseitenlähmung rechts, Carotisarteriographie links: raumfordernder Prozeß links parietal, keine Tumoranfärbung.

Verlauf: Bohrloch und Probepunktion links parieto-temporal: Entleerung von 10 ccm gelber Cystenflüssigkeit.

Schnelle Verschlechterung, zunehmende Bewußtseinseintrübung. Tod innerhalb weniger Tage.

Autopsie:

1. Kleinapfelgroßes Glioblastoma multiforme im linken Parietallappen.

2. Kirschgroßes Meningeom rechts frontal.

Das Meningeom war in diesem Fall klinisch stumm und stellte lediglich einen Nebenbefund bei der Autopsie dar. Weder nach Vorgeschichte noch nach dem klinischen Befund ergab sich der Verdacht auf das Vorliegen eines zweiten Tumors.

Fall 2 (5360/52 und 203/53).
H. D., 22 Jahre alt, Student.
Anamnese: Seit 12 Jahren mit zunehmender Häufigkeit anfallsweise für zirka
15 Minuten Flimmern vor den Augen und Sehverschlechterung. Seit 6 Jahren im
Anschluß an diese Erscheinungen für eine halbe bis eine Stunde diffuser, dumpfer
Kopfschmerz, der allmählich an Stärke zunahm. Seit einem Jahr bleibende Sehver-

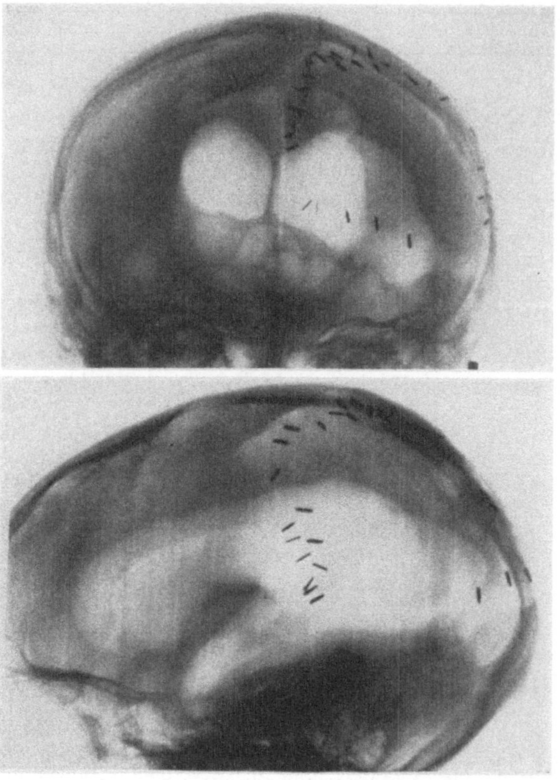

Abb. 1. Fall 2. Ventriculogramm vor der 2. Operation.

verschlechterung. 6 Wochen lang stationäre Beobachtung in einer auswärtigen
Nervenklinik: doppelseitige Stauungspapille, leichte Halbseitenerscheinungen
rechts, Quadrantenhemianopsie rechts oben für Farben. Im Liquor Eiweiß-
vermehrung (60 mg%) bei normaler Zellzahl. Luftencephalographie: keine Ventrikelfüllung, dabei aber epileptiformer Anfall.

Ventrikelpunktion: Ventrikel nicht getroffen, aber Entleerung gelber Flüssigkeit aus einer Cyste links parietal, die mit Luft gefüllt und röntgenologisch dargestellt wird.

Befund: Entsprechend dem auswärts erhobenen Befund.

Verlauf: Operation am 25. X. 1952 (Prof. *Stender*): Entfernung eines pflaumen-
großen, tief links parieto-occipital gelegenen Tumors mit großer subcorticaler
Begleitcyste. Histologische Untersuchung (Prof. *Zülch*): Oligodendrogliom.

Nach Entlassung Wiederaufnahme $2^1/_2$ Monate später wegen weiterhin anhaltender Kopfschmerzen, die sich anfallsweise verstärken. Fortbestehen der Stauungspapille, allgemeine Gangunsicherheit, zunehmende geistige Verlangsamung.

Ventrikelpunktion am 16. IV. 1953: raumfordernder Prozeß in der hinteren Schädelgrube mit Abknickung und Verschluß des Aquäduktes, erheblicher Stauungshydrocephalus.

2. Operation am 24. IV. 1953 (Privatdozent Dr. *Penzholz*): Entfernung eines infratentoriellen Meningeoms, das besonders den Wurm, etwas weniger auch die linke Kleinhirnhemisphäre komprimiert hatte.

Komplikationslose Heilung und postoperativ schnelle Erholung.

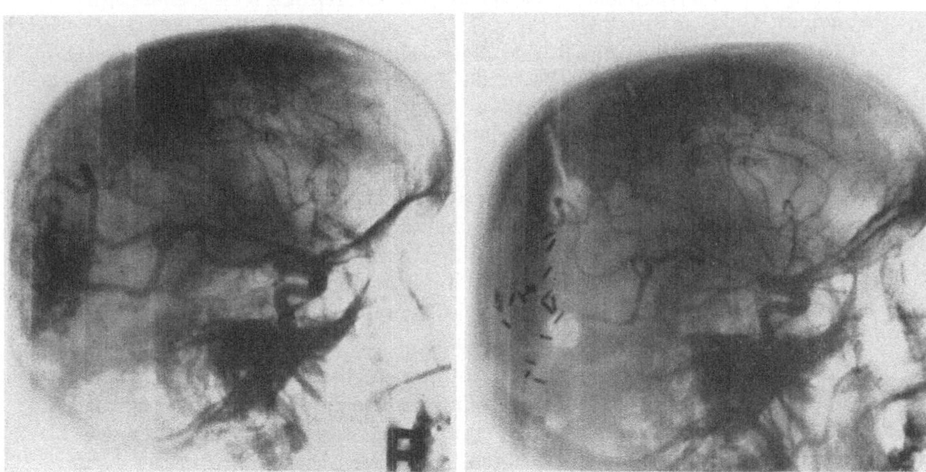

Abb. 2. Carotisarteriogramm rechts vor und nach Entfernung des Angioms im Occipitallappen.

Als der Patient der Klinik überwiesen wurde, stand bereits fest, daß ein sehr wahrscheinlich gliomatöser Tumor der linken Parieto-occipital-Region vorlag, so daß ergänzende Kontrastmitteluntersuchungen, welche die Situation schon früher hätten klären können, vor der ersten Operation unterblieben, allerdings hätte auch die Vorgeschichte mit seit 12 Jahren auftretenden anfallsweisen Hirndruckerscheinungen Zweifel aufkommen lassen können an der Auslösung dieser Beschwerden durch die zunächst nachgewiesene Geschwulst. Entscheidend für die schließlich doch noch rechtzeitige Erkennung des zweiten Tumors war die ambulante Weiterbeobachtung des Patienten.

Eine andere Kombination primärer intracranieller Tumoren findet sich in dem dritten, nachstehend noch kurz berichteten Fall.

Fall 3 (3838/54 und 144/55).

L. H., 38 Jahre alt, Verkäuferin.

Anamnese: Seit 6 Monaten anfallsweise Schwindelgefühl und Kopfschmerzen in der rechten Schläfengegend, die an Stärke allmählich zunahmen. 3 Wochen lang stationäre Beobachtung in einer auswärtigen neurologischen Klinik: Stauungspapille beiderseits, rechts stärker als links, homonyme Quadrantenhemianopsie nach links, übriger neurologischer Befund unauffällig. EEG: Deltafocus rechts temporal.

Befund: Entsprechend dem auswärts erhobenen Befund. Carotisarteriographie rechts: Angioma racemosum des rechten Occipitallappens.

Verlauf: Operation am 19. VIII. 1954 (Prof. *Stender*): Entfernung des Angioms. Komplikationslose Heilung. Bei Entlassung bis auf die homonyme Hemianopsie Beschwerdefreiheit.

Ab Januar 1955 anfallsweise Kopfschmerzen und zunehmende Halbseitenlähmung links. Ab März 1955 wiederholt anfallsweise kurze Bewußtlosigkeit. Am 6. IV. 1955 erneute stationäre Aufnahme: Links Stauungspapille von 2 Dioptrien, rechts Papillenunschärfe, leichte Hemiparese links, geistige Verlangsamung, Antriebsarmut, Unkonzentriertheit.

EEG: Schwerer Allgemeinschaden ohne sicheren Herdbefund. Luftencephalogramm: keine Ventrikelfüllung. Bevor die Diagnostik weitergeführt, insbesondere eine Ventrikulographie gemacht werden konnte, verstarb die Patientin.

Autopsie: Gliom des Balkens mit infiltrativem Wachstum in beide Großhirnmarklager.

Das Balkengliom wäre während des ersten stationären Aufenthaltes durch eine Luftfüllung mit großer Wahrscheinlichkeit entdeckt worden, doch bestand zu dieser diagnostischen Maßnahme damals kein Anlaß, da die Beschwerden zu diesem Zeitpunkt durch das arteriographisch nachgewiesene Angiom hinreichend erklärt waren. Die Symptome von seiten des Balkenglioms setzten erst 5 Monate später ein.

Wenn ebenso wie von anderen Autoren auch von uns die Abtrennung der berichteten Fälle von der Neurofibromatose erfolgte, drängt sich doch die Frage auf, ob dieses Vorgehen ganz berechtigt ist. Zwar sahen wir in keinem unserer Fälle eine voll ausgebildete oder abortive Form der Neurofibromatose, jedoch macht die intra- und interfamiläre Variabilität dieses Leidens die Zuordnung uncharakteristischer Fälle ohne erbpathologische Untersuchungen schwierig, wenn nicht unmöglich. Die Gedanken an einen möglichen Zusammenhang *aller* Fälle multipler primärer Tumoren mit der *von Recklinghausen*schen Krankheit ergeben sich aus den Tatsachen, daß dieses Leiden pathogenetisch auf einer sowohl das Ektoderm wie das Mesoderm betreffenden Entwicklungsstörung beruht, und anderseits auch für die Hirngeschwülste die *Cohnheim*sche Lehre der Geschwulstentstehung auf dem Boden einer Unregelmäßigkeit der embryonalen Anlage heute noch weitgehende Anerkennung findet. Die Kombination der Neurofibromatose mit multiplen intracraniellen, vom Neuroektoderm wie Mesoderm ausgehenden Tumoren ist hinreichend bekannt. Nach *Curtius* litten in der Familie *Struwe* und *Steuers* die Mutter und 4 von 7 Kindern an cerebralen Tumoren, wie auch *Schaltenbrand* über eine entsprechende Beobachtung berichtete. *Paß* führte erbpathologische Untersuchungen an 30 Familien von Probanden mit Hirngeschwülsten durch und sah selbst bei Solitärtumoren mehrere Fälle von Neurofibromatose in den untersuchten Familien; er kam zu dem Schluß, daß diese Beobachtung auf Beziehungen der Hirngeschwülste zu dieser erblichen geschwulstähnlichen Nervenkrankheit hinweist. Erbpathologische Familienuntersuchungen von Probanden mit mul-

tiplen primären intracraniellen Tumoren ohne eindeutige Zeichen der Neurofibromatose wären in diesem Zusammenhang von besonderem Interesse. Im
Schrifttum sind wir jedoch derartigen Mitteilungen bisher nicht begegnet;
auch unsere hier berichteten und dafür geeigneten Fälle konnten in dieser
Richtung noch nicht untersucht werden.

Zusammenfassung

Zusammenstellung von 13 Fällen der Kombination eines intracraniellen
Meningeoms mit einem Gliom aus der Literatur. Bericht über zwei eigene
entsprechende Fälle (Glioblastom links parietal + Meningeom rechts frontal und Oligodendrogliom links parieto-occipital + Meningeom links infra-
tentoriell) und einen dritten Fall von histogenetisch unterschiedlichen,
multiplen, intracraniellen Tumoren in der Verbindung eines Angioms rechts
occipital mit einem Balkengliom. Empfehlung erbpathologischer Untersuchungen zur Klärung eventueller Zusammenhänge mit der Neurofibromatose auch bei Fällen, die klinisch und pathologisch-anatomisch in dieser
Richtung sonst keinen Anhaltspunkt bieten.

Summary

Report of 13 cases of the literature of combination of a meningioma with a
glioma and of two own cases (glioblastoma in left parietal region + meningioma
in right frontal lobe, oligodendroglioma in left parieto-occipital region + infratentorial meningioma left). A third case showed multiple histogenetically different
intracranial tumors, in the combination of an angioma in the right occipital lobe
and a glioma of the corpus callosum. The author advises to study hereditary
factors to clear eventual relations to neurofibromatosis, even in cases where there
is no clinical nor patho-anatomical sign.

Résumé

Rassemblement de 13 cas de la littérature, où l'on signale l'existence simultanée
d'un méningiome et d'un gliome. L'auteur communiqué 2 cas semblables personnels (glioblastome pariétal gauche + méningiome frontal droit et oligodendrogliome pariéto-occipital gauche + méningiome infratentoriel gauche) et un
troisième cas de tumeurs intracrâniennes multiples d'histogénèse différente, c. à. d.
un angiome occipital droit avec un gliome du corps calleux. Des recherches
d'hérédité pathologique seraient indiquées pour élucider éventuellement des relations avec la neurofibromatose. Ceci est également vrai pour des cas qui sinon
n'offrent aucun point d'appui dans ce sens, aussi bien au point de vue clinique
que anatomopathologique.

Riassunto

Sono raccolti dalla letteratura 13 casi in cui un meningioma intracranico coesi-
steva con un glioma.

Vengono riferiti 2 casi personali (glioblastoma parietale sinistro con meningioma
frontale destro, ed un oligodendroglioma parieto occipitale sinistro con un meningioma infratentoriale sinistro), ed un terzo caso di tumori endocranici multipli
a diversa istogenesi, coesistenti con un angioma occipitale destro ed un glioma del
corpo calloso. Sono menzionate ricerche patogenetiche intese a chiarire i rapporti
con la neurofibromatosi, anche in casi mancanti dei segni clinici di questa
affezione.

Resumen

Presentación de 13 casos de la literatura de combinación de un meningioma con un glioma, y de dos casos correspondientes propios (glioblastoma parietal izquierdo + meningioma frontal derecho, oligodendroglioma parieto-occipital izquierdo + meningioma infratentorial izquierdo). Un tercer caso presenta tumores histogenéticamente distintos en la combinación de un angioma occipital derecho y un glioma del cuerpo calloso. Se aconseja la investigación de factores hereditarios para aclarar posibles conecciones con la neurofibromatosis, tambien en casos que no presentan evidencia clinica ni anatomo-patológica en esta dirección.

Literatur

Alexander, W. S., Multiple primary intracranial tumours. Meningioma associated with a glioma; report of a case. J. Neuropath., Baltimore, 7 (1948), 81—88. — *Arieti, S.,* zit. bei *Feiring* und *Davidoff.* — *Bailey, P.,* und *H. Cushing,* A classification of the tumors of the glioma group on a histogenetic basis with correlated study of prognosis. J. B. Lippincott Co., Philadelphia, 1956. — *Brihaye, J., P. Danis* und *P. Drochmans,* Tumeurs cérébrales multiples avec syndrome de Foster Kennedy: gliomes du corps calleux et du lobe temporal, méningiome du nerf optique. Acta neurol. psychiatr. Belg. *51* (1951), 35—55. — *Campailla, G.,* zit. bei *Henschen.* — *Courville, C. B.,* Multiple primary tumors of the brain. Review of the literature and report of twenty-one cases. Amer. J. Cancer *26* (1936), 703—731. — *Curtius, F.,* Die Erbkrankheiten des Nervensystems. Enke-Verlag, Stuttgart, 1935. — *Cushing, H.,* Tumors of the nervus acusticus. Saunders Comp., 1917. — *Cushing, H.,* und *L. Eisenhardt,* Meningeomas. Springfield und Baltimore, 1938. — *Feiring, E. H.,* und *L. M. Davidoff,* Two tumors, meningioma and glioblastoma multiforme in one patient. J. Neurosurg., Springfield, *IV* (1947), 282—289. — *Frazier, C. H.,* und *B. J. Alpers,* zit. bei *Feiring* und *Davidoff.* — *Gärtner, J.,* Statistische Untersuchungen an 654 intrakraniellen raumfordernden Prozessen. Zbl. Neurochir. *6* (1955), 333—351. — *Gass, H.,* und *W. P. van Wagenen,* Meningioma and oligodendroglioma adjacent in the brain. Case report. J. Neurosurg., Springfield, *VII* (1950), 440—443. — *Greenwood, J.,* und *T. H. McGuire,* Multiple primary neoplasmas of the central nervous system. J. Neurosurg., Springfield, *XIV* (1957), 462—465. — *Henschen, F.,* Hdb. spez. path. Anatomie u. Histologie. Bd. 13, Teil 3, S. 618—622. Springer-Verlag, Berlin-Göttingen-Heidelberg, 1955. — *Horrax, C.,* zit. bei *Feiring* und *Davidoff.* — *Hosoi, K.,* zit. bei *Zülch.* — *Kessel, F. K.,* Über multiple Hirngeschwülste. Nervenarzt, Berlin, *11* (1938), 13—19. — *Kirschbaum, W. R.,* zit. bei *Zülch* und *Christensen.* — *Myerson, J.,* zit. bei *Alexander.* — *Paß, K. E.,* Erbpathologische Untersuchungen in Familien von Hirntumorkranken. Zbl. ges. Neurol. *161* (1938), 204—211. — *Roger, H.,* und *A. Crémieux,* Les tumeurs cérébrales multiples. Ann. méd., Paris, *26* (1929), 5—29. — *Schaltenbrand, G.,* Hirngeschwulst und Lebensalter. Zbl. Neurochir. *3* (1938), 169—188. — *Wertheimer, P., J. Dechaume, J. Lecuire* und *J. Moulin,* Réflexions sur la coexistence de neurinoms multiples, de méningiomes et de gliomes encéphaliques dans la maladie de Recklinghausen. Neurochirurgie, Paris, *3* (1957), 145—154. — *Zülch, K. J.,* Die Hirngeschwülste. Joh.-Ambr.-Barth-Verlag, Leipzig, 1951. — *Zülch, K. J.,* und *E. Christensen,* Hdb. Neurochir., Pathol. Anatomie d. raumbeeng. intrakran. Prozesse. Springer-Verlag, Berlin-Göttigen-Heidelberg, 1956.

Aus der Neurochirurgischen Abteilung (P. D. Dr. *A. Werner*) der Chirurgischen Universitätsklinik Genf (Prof. Dr. *J. C. Rudler*)

Über multiple Gliome

Von

A. Werner

Diese kurze Mitteilung hat nur den Zweck, die Frage wieder einmal aufzuwerfen, wie zwei Gliome, welche bei dem gleichen Patient auftreten, aber zeitlich und sogar topographisch verschieden sind, in Zusammenhang stehen. Handelt es sich das zweite Mal um ein Recidiv, bzw. um eine Metastase der ersten Geschwulst, oder doch nicht um eine zweite, von der ersten ganz unabhängige Geschwulst, was wohl auf eine besondere Anlage des ZNS der betreffenden Patienten hindeuten würde?

Fall 1. *Radikal extirpiertes Glioblastom des Occipitallappens. Zweieinhalb Jahre später Auftreten eines intramedullären Rückenmarksglioms.*

Bei einem 51jährigen Mann habe ich am 16. V. 1952 ein mächtiges linksseitiges Occipitalglioblastom radikal entfernt. Der Operation folgte eine Röntgentherapie von 15.500 r auf drei Felder. Am 6. XII. 1954 Probelaminectomie D 8 bis D 10. Breite Dekompression des stark geschwollenen Rückenmarks. Biopsie eines intramedullären Glioms. Der Patient starb am 16. III. 1955, d. h. 34 Monate nach der Craniotomie.

Die Autopsie zeigte, daß sich im Bereich des linken Parietooccipitallappens kein Recidiv gebildet hatte. Der histologische Befund des intramedullären Tumors war sehr ähnlich demjenigen des zweieinhalb Jahre früher operierten Hirnglioms [*].

Fall 2. *Radikaloperation eines fibrillären Kleinhirnastrocytoms, Telekobalt-Therapie. Exitus 18 Monate später in einer anderen Klinik an einem nicht erkannten Stirnhirngliom.*

Es handelt sich um eine 33jährige Frau, die im Februar 1956 an Kopfweh zu leiden begann, dann an Erbrechen. Am 9. IV. sehe ich die Patientin als Notfall in der Medizinischen Klinik, wo eine Lumbalpunktion einen Druck von 38 cm im Liegen gezeigt hatte, während der Liquor normal war. Die Untersuchung ergibt nun alle Zeichen eines linksseitigen Kleinhirntumors: starken Hirndruck (Stauungspapillen, Erbrechen, Kopfweh), und typische linksseitige Kleinhirnsymptome. Am 10. IV. Exploration der hinteren Schädelgrube und makroskopisch totale Entfernung eines soliden Tumors des unteren medialen Teils der linken Hemisphäre. Die histologische Untersuchung ergibt ein fibrilläres Astrocytom. Guter post-

---

[*] Fall 1 wurde in extenso veröffentlicht: *Werner, A., H. Wildi* und *M. Tchicaloff,* Sur un cas de glioblastome multiforme médullaire survenant plus de deux ans après excision d'une même tumeur dans un lobe occipital. Schw. Arch. Neurol. *78* (1956), 334—341.

operativer Verlauf. Entlassung aus der Klinik am 5. V. und Beginn einer intensiven Bestrahlung mit der Kobaltbombe (5550 r pro Tumor; 3 Felder; 36 Sitzungen; Prof. *Sarasin*).

Die deutsch-schweizerische Patientin verlies Genf einige Monate später und wurde offenbar wegen psychischen Störungen im Burghölzli Zürich interniert; Oktober 1957 trat sie in die Neurochirurgische Abteilung der Chirurgischen Klinik Bern ein. Herr Dr. *Markwalder* schrieb mir: „Im Vordergrund standen psychischen Störungen ...; es bestand leichte Unsicherheit, leichte Adiadochokinese und Dysmetrie links, Augenfundus ohne Befund. Der Zustand verschlechterte sich sehr rasch ... von zwei Bohrlöchern aus wurden die erweiterten Ventrikel entlastet, die Patientin starb aber bald. Die Sektion zeigte im Gebiete des Kleinhirns abgesehen von narbigen Veränderungen normale Befunde. Es fand sich aber ein riesiger Frontalhirntumor rechts, er wies ungefähr Faustgröße auf."

Fall 3. *Auftreten eines sich rasch entwickelten Glioblastoms an der gleichen Stelle, wo 18 Jahre früher ein Astrocytom entfernt worden war.*

Der 63jährige Patient wurde im März 1939 durch Herrn Prof. *Jentzer* wegen eines rechtsseitigen subcorticalen parieto-occipitalen Glioms operiert. Die histologische Untersuchung durch Herrn Prof. *Askanazy* ergab das Bild eines fibrillären Astrocytoms. Röntgenbestrahlung wurde nicht durchgeführt. Der Patient blieb während 18 Jahren gesund.

Am 16. VII. 1957 machte ich die Trepanationslücke wieder auf, weil der Patient seit einem Monat Hirndruckzeichen und diejenigen eines sich rasch entwickelnden Tumors gleicher Lokalisation aufwies. Es fand sich ein mächtiges Glioblastom, das bis in den Ventrikel reichte. Der postoperative Verlauf war zu Beginn sehr befriedigend. Ende September aber klagte der Patient wieder über Kopfschmerzen und begann zu erbrechen. Anfangs Oktober trat er in die Klinik mit einer seit einigen Tagen bestehenden linksseitigen Hemiparese und homonymen Hemianopsie, mit Rigidität und Tremor wieder ein. Eine Woche später starb er [*].

Bemerkungen

Alles, was wir über das biologische Verhalten der Gliome wissen, läßt doch die Annahme eines Recidives im Fall 3 als sehr fragwürdig erscheinen: wären Tumorenreste nach der 1939 durchgeführten Operation zurückgeblieben, so muß man sehr bezweifeln, daß solche Tumorreste 18 Jahre lang inaktiv geblieben wären. Bemerkenswert ist der Umstand, daß keine Röntgentherapie durchgeführt wurde, ebenso, daß es sich das zweite Mal nicht um ein Astrocytom sondern um ein Glioblastom mit typischer Anamnese und Katamnese handelte. Die Annahme liegt also nahe, daß sich bei diesem Patient das Gliagewebe zweimal blastomatös entdifferenzierte, daß somit eine besondere Anlage dafür bestand.

Bei den Fällen 1 und 2 wird man natürlich zunächst an Metastasen denken; solche finden sich im Innern der Duraräume nicht allzu selten vor. Wiederum aber, besonders im Fall 1, wäre die Latenszeit abnorm lang gewesen, auch wenn experimentelle Untersuchungen gezeigt haben, daß transplantierte Glioblastomzellen etwas später als Zellen anderer maligner Geschwülste nachwachsen.

---

[*] Fall 3 wurde an der Wintersitzung der Société de Neurochirurgie de langue française in Paris vorgebracht, 3. XII. 1957.

Somit liegt auch in diesen Fällen die Annahme nahe, daß das Glia-gewebe gewisser Leute mehrmals und an verschiedenen Orten zur Ent-differenzierung neigt, womit die Rolle des Terrains bei den Gliomen, be-sonders bei Fällen multipler Gliome, unterstrichen wird.

Zusammenfassung

An Hand von 3 Fällen von multiplen Gliomen wird die Rolle der Anlage zur blastomatomatösen Entdifferenzierung der Glia unterstrichen.

Summary

On the basis of three cases of multiple gliomata the role of the disposition in the dedifferentation of the glia cells is underlined.

Résumé

Trois cas de gliomes multiples sont l'occasion d'insister sur le rôle du terrain dans la dédifférentiation maligne du tissu glial.

Riassunto

Sulla base di 3 casi di gliomi multipli viene sottolineata l'importanza della predisposizione alla sdifferenziazione della glia.

Resumen

Sobre la base de tres casos de gliomas multiples se discute el papel de la disposición celular de la glia en la desdiferenciación tumoral.

Aus der Neurochirurgischen Abteilung der Städtischen Krankenanstalten Düsseldorf
(Dozent Dr. *Kuhlendahl*)

Das Verhalten der Blutkörperchensenkungsreaktion bei Gliomen

Von

V. Hensell

Mit 1 Textabbildung

Die Frage, ob die technisch so einfache Blutkörperchensenkungsreaktion, die sich seit ihrer Einführung durch *Fahraens* und *Westergreen* in allen klinischen Fächern als Hilfsuntersuchung vielfach bewährt hat, auch bei der präoperativen Artdiagnose der Hirngeschwülste helfen kann, ist wiederholt untersucht worden. Leider widersprechen sich die bisher über die Blutkörperchensenkungsreaktion bei raumfordernden intracraniellen Prozessen veröffentlichten Arbeiten weitgehend in ihren Ergebnissen. So kamen *Ask-Upmark, Abrahamsen, Klingmann* und Mitarbeiter sowie *Frick* und *Folkers*, die allerdings nur eine relativ kleine Anzahl von Fällen auswerteten, zu anderen Ergebnissen als *Hass* und *Harter*, die vor einem Jahr erstmalig der Blutkörperchensenkungsreaktion bei einer repräsentativen Zahl von 558 raumfordernden intracraniellen Prozessen verschiedener Genese nachgingen. Als *Kuhlendahl* auf unserem Wintercolloquium im Januar 1958 angab, daß sich bei Glioblastomen im allgemeinen eine normale Blutkörperchensenkungsreaktion finde, blieb er nicht unwidersprochen.

Wir haben die Blutkörperchensenkungswerte bei insgesamt 326 Gliomkranken zusammengestellt und mit dem klinischen und anatomischen Befund sowie mit dem klinischen Verlauf verglichen. Gegenübergestellt haben wir die im gleichen Zeitraum angefallenen Hirnmetastasen.

Wie die meisten Untersucher haben wir entsprechend dem Vorschlag von *Westergreen* nur den Senkungswert der ersten Stunde berücksichtigt. Eine Beschleunigung von 10 mm in der ersten Stunde sahen wir als obere Grenze des Normalen an. *Hass* und *Harter* nahmen bis zu 20 mm in der ersten Stunde als normal. Eine Senkungsbeschleunigung von 20 mm in der ersten Stunde haben wir als mäßig, eine darüber hinausgehende als stark beschleunigt angesehen. Dagegen muß bei der Beurteilung des Verhaltens der Blutkörperchensenkungsgeschwindigkeit in den einzelnen Gruppen sicher das jeweilige Durchschnittsalter mitberücksichtigt werden. Bekanntlich ist bei Kindern und Jugendlichen die Blutkörperchensenkungsreaktion auf Noxen sehr viel weniger ausgiebig als bei Erwachsenen. Anderseits steigt, wie *Bürger* u. a. erwähnen, die normale Blutkörperchensenkungsgeschwindigkeit im höheren Lebensalter deutlich an, wobei nicht geklärt ist, ob die statistisch gesicherte Senkungsbeschleunigung im Alter durch eine erhöhte Anfälligkeit gegenüber Infekten oder eine verminderte Stabilität der Plasmakolloide bedingt ist.

Entsprechend der Altersabhängigkeit der Senkungsbeschleunigung haben bei unseren Fällen die Kleinhirngliome (Astrocytome und Medulloblastome), die ja fast ausschließlich Kinder und Jugendliche befallen, den höchsten Prozentsatz normaler Senkungen. 89% der Blutsenkungen lagen unter 10 mm in der ersten Stunde; die übrigen 11% hatten eine *mäßig* beschleunigte Senkung. Das Durchschnittsalter dieser Gruppe betrug 15,6 Jahre.

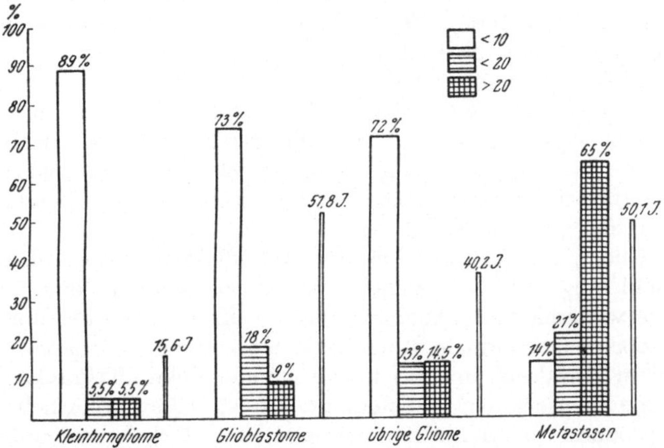

Abb. 1. Prozentuales Verhalten der Blutkörperchensenkungsgeschwindigkeit und Durchschnittsalter in den einzelnen Tumorgruppen.

An die zweite Stelle rückt bei uns die mit 51,8 Jahren Durchschnittsalter altersmäßig ungünstigste Gruppe der Glioblastome mit 73% normalen und 18% mäßig beschleunigten Senkungen. Nur in 9% der Fälle war die Senkung stärker beschleunigt.

Fast dieselben Verhältnisse fanden wir bei den übrigen Gliomen. Wir haben hier wegen der niedrigen Fallzahl die diffusen Gliome, Astrocytome und Oligodendrogliome zusammengefaßt. Wir haben in 72% eine normale und in 13,5% eine mäßig beschleunigte Senkung gefunden. In 14,5% der Fälle war die Senkung stärker beschleunigt. Das Durchschnittsalter dieser Gruppe liegt bei 40,2 Jahren. In dieser Gruppe fällt auf, daß von den 85 Astrocytomen nur 70% eine normale Senkung hatten, während in den übrigen Schriftveröffentlichungen die Astrocytome bezüglich ihrer Senkungsgeschwindigkeit immer am günstigsten von allen Gliomen abschnitten.

Im Gegensatz zu den Gliomen weisen nur 14% der Kranken mit Hirnmetastasen eine normale Senkung auf, während bei 86% die Blutsenkung beschleunigt war; davon waren 65% sehr stark beschleunigt. Unter unseren insgesamt 110 Fällen mit Metastasen finden sich neun Melanome. Von diesen haben fünf eine normale, vier eine leicht beschleunigte Blutkörperchensenkungsgeschwindigkeit. Wenn wir *die Melanome, von denen ja seit langem bekannt ist, daß sie sich in bezug auf die Blutkörperchensenkungsgeschwindigkeit und auch sonst biologisch anders verhalten als die Carcinome, aus der Gruppe der Metastasen herausnehmen, wird das Verhältnis von normaler zu beschleunigter Senkung noch sehr viel ungünstiger:* nämlich bei 90% eine Senkungsbeschleunigung.

Die 9% Glioblastomkranken mit stärker beschleunigter Blutkörperchensenkung kamen meist unter den Zeichen dekompensierten Hirndruckes somnolent zur Aufnahme. Bei vielen fanden sich sekundäre Lungenkomplikationen oder hin und wieder eine Blaseninfektion.

Einzelne Patienten hatten eine von ihrem Geschwulstleiden unabhängige Erkrankung (Lebercirrhose, Genital-Carcinom), die ihrerseits eine beschleunigte Blutsenkung bedingte.

Vier Glioblastompatienten haben wir in den letzten Jahren an einer Lungenembolie verloren, zwei davon ohne operiert worden zu sein. Alle vier Patienten wiesen eine stark beschleunigte Blutkörperchensenkungsgeschwindigkeit auf. Die Embolie ging jeweils von einer ausgedehnten Beckenvenenthrombophlebitis aus, die zur Erklärung der beschleunigten Senkungsreaktion wohl ausreicht.

Bei 33 Gliompatienten, die bei der Aufnahme in unsere Klinik eine stärker beschleunigte Blutkörperchensenkung hatten, ergab eine Rückfrage bei dem überweisenden Krankenhaus, daß die Kranken vorher dort bei der Aufnahme noch eine normale Blutkörperchensenkung aufwiesen. Erst mit zunehmendem Hirndruck und oft hinzutretender Sekundärkrankheit wurde die Blutkörperchensenkung beschleunigt. Es ist daher erklärlich, daß die Operationsprognose bei den Gliompatienten mit stark beschleunigter Senkung besonders schlecht war.

Bei Vergleich der anatomischen Befunde mit dem Verhalten der Blutkörperchensenkung fiel auf, daß auch bei sehr ausgedehnten, im Innern weitgehend nekrotisch zerfallenen Gliomen eine normale Blutkörperchensenkungsgeschwindigkeit bestand. Im Gegensatz zu den Metastasen muß man bei den Gliomen trotz des relativen Gefäßreichtums wohl eine gut funktionierende Tumor-Blutschranke annehmen, die den Übertritt der Gewebszerfallstoxine in die Blutbahn verhindert. Diese Vermutung findet eine Stütze in den Befunden von *Lüthy*, der darauf hinwies, daß ein Einwachsen des Tumors in das Gefäßlumen bei den Gliomen nicht beobachtet wird.

Bei allen Hirngliomen fanden wir bei höchstens 30% der Fälle eine Senkungsbeschleunigung. Davon war gut die Hälfte nur mäßig beschleunigt. Zwischen den einzelnen Gruppen bestehen zwar geringgradige Unterschiede, die aber nicht so groß sind, daß sie diagnostisch zu verwerten wären. Die von einzelnen Untersuchern angegebenen größeren Unterschiede zwischen den verschiedenen Tumorgruppen sind wahrscheinlich durch die zu kleine Zahl der jeweils ausgewerteten Fälle bedingt. Wir glauben uns zu dieser Annahme um so mehr berechtigt, als *Hass* und *Harter*, die als einzige eine größere Patientenzahl auswerteten, zu ähnlichen Ergebnissen kamen wie wir.

Da man bei dem größten Teil der Patienten mit stark beschleunigter Senkung eine Sekundärkrankheit oder eine von der Primärkrankheit unabhängige Ursache der Senkungsbeschleunigung finden kann, wird man für den verbleibenden kleinen Rest wohl kaum das Tumorwachstum als ursächlich für die Senkungsbeschleunigung annehmen können, dies um so weniger, als bei eingehendem Vergleich keine Beziehung zwischen Wachstumsart und Ausdehnung des Tumors und dem Verhalten der Blutkörperchensenkungsgeschwindigkeit besteht. Man wird vielmehr annehmen müssen, daß die von fast allen Untersuchern bei etwa 30% ihrer Fälle gefundene Senkungsbeschleunigung nicht tumorspezifisch ist, sondern daß der rasante Krankheitsverlauf mit schnell zunehmenden Hirndruckerscheinungen und das Betroffensein vor allem der höheren Altersgruppen besonders günstige Bedingungen für entzündliche Sekundärkrankheiten schafft, die ihrerseits eine beschleunigte Senkung nach sich ziehen.

Zusammenfassung

Es wird das Verhalten der Blutkörperchensenkungsgeschwindigkeit bei 326 Kranken mit Gliomen mit dem klinischen Verlauf und anatomischen Befund verglichen und dem Befund bei 110 Kranken mit cerebralen Metastasen gegenübergestellt. Es fand sich kein diagnostisch verwertbarer Unterschied zwischen den einzelnen Gliomgruppen. Es kann keine durch das Gliomwachstum bedingte Senkungsbeschleunigung angenommen werden. Die in einer Häufigkeit von 20 bis 30% von allen Untersuchern gefundene Blutkörperchensenkungsbeschleunigung wird durch die im Krankheitsablauf häufig auftretenden Sekundärkrankheiten erklärt. Bei einem raumfordernden intracraniellen Prozeß mit beschleunigter Blutkörperchensenkung wird man am ehesten an eine Metastase denken müssen.

Summary

Erythrosedimentation rate, clinical course and anatomical findings are compared between a group of 326 patients with gliomas and a group of 110 patients with cerebral metastases. There were no significant differences between the groups of gliomas, and no increase in erythrosedimentation rate caused by gliomas can be postulated. The increase in this rate is sufficiently explained through the occurrence of secondary diseases. Increase of erythrosedimentation rate favors the existence of metastases in a patient with signs of an intracranial expanding lesion.

Résumé

La vitesse de sédimentation de 326 malades avec gliome est confrontée avec l'évolution clinique et les constatations anatomiques.

Les résultats sont comparés avec ceux, trouvés chez 110 malades porteurs de métastases cérébrales. L'auteur n'a pas trouvé de différence, utile pour le diagnostic, entre les différents groupes de gliomes. On ne peut accepter une accélération de la sédimentation, provoquée par la croissance du gliome. Tous les auteurs ont pourtant signalé une vitesse de sédimentation augmentée en 20—30% des cas. Ceci s'expliquerait par les maladies secondaires fréquentes. Devant un processus expensif intracrânien avec vitesse de sédimentation accélérée, il faut penser tout d'abord à une métastase.

Riassunto

In 326 casi di gliomi è stato paragonato il comportamento della VSE col decorso clinico ed il riscontro anatomico; e messo in rapporto con quello trovato in 110 casi di metastasi cerebrali.

Non si riscontrarono differenze fra i vari gruppi di gliomi, nè si può affermare che lo sviluppo del glioma provochi un aumento della VSE. Questa fu constatata nel 20—30% dei casi, ma venne attribuita a malattie intercorrenti.

Quando un'affezione endocranica occupante spazio si accompagna ad un aumento della VSE si deve anzitutto pensare ad un processo metastatico.

Resumen

Eritrosedimentación, curso clínico y hallazgos anatómicos en un grupo de 326 pacientes con gliomas son comparados a valores obtenidos en un grupo de 110 pacientes con metastasis cerebrales. No se hallaron diferencias significantes entre los diversos grupos de gliomas, y un aumento de la velocidad de eritrosedimentación no puede ser postulado para los gliomas. El incremento de la eritrosedimentación hallado por varios autores en un 20 a 30% de los casos puede ser explicado en base a las enfermedades secundarias que presentan muchos de estos pacientes. El aumento de la velocidad de eritrosedimentación habla en favor de la presencia de metastasis en un paciente con signos de un proceso expansivo intracraneano.

Literatur

Abrahamsen, D., Sedimentation in Cerebral Tumor. Norsk Mag. Laegevidensk. *96* (1935), 1181—1184. — *Ask-Upmark, E.*, The Sedimentation Rate of the Red Blood Corpuscels in Expansive Affections of the Brain. Acta med. Scand. *88* (1936), 283—294. — *Bürger, M.*, Altern und Krankheit. 2. Auflage, 1954. — *Fahraeus, R.*, The Suspension Stability of the Blood. Acta med. Scand. *55* (1921), 1—228. — *Frick, E.*, und *B. Folkers*, Über die Bedeutung der Blutkörperchensenkungsgeschwindigkeit für die Diagnose der Hirntumoren. Nervenarzt, Berlin, *23* (1952), 209—217. — *Hass, W. K.*, und *D. H. Harter*, Erythrocyte Sedimentation Rate in Patients with Intracranial Masslesions. Neurology 7 (1957), 480—482. — *Klimak* und *E. Bodart*, Die Blutkörperchensenkung. Wien-Berlin, 1947. — *Klingmann, W. O.*, *R. W. Laidlaw* und *H. Spotwitz*, The Value of Blood Sedimentation Rate in Intracranial Tumors. N. Y. State J. Med. *40* (1940), 117—121. — *Lüthy*, Diskussionsbemerkung. Zürich, 1958. — *Westergreen, A.*, On the Stability Reaction of the Blood in Pulmonary Tuberculosis. Brit. J. Tbc. *15* (1921), 13. — *Westergreen, A.*, Die Senkungsreaktion. Erg. inn. Med. *26* (1924), 577—732.